Checkliste
Traumatologie

Checklisten
der aktuellen Medizin

Herausgegeben von Felix Largiadèr
Otto Wicki · Alexander Sturm

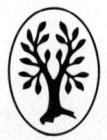

Georg Thieme Verlag Stuttgart · New York

Checkliste
Traumatologie

Otmar Trentz, Urs Heim,
Jürg Baltensweiler

4., überarbeitete und ergänzte Auflage
369 Abbildungen in 742 meist
zweifarbigen Einzeldarstellungen

1995
Georg Thieme Verlag Stuttgart · New York

Die Deutsche Bibliothek – CIP-Einheitsaufnahme

Trentz, Otmar:
Checkliste Traumatologie / Otmar Trentz ; Urs Heim ; Jürg Baltensweiler.
– 4., überarb. und erg. Aufl. – Stuttgart ; New York : Thieme, 1995
  (Checklisten der aktuellen Medizin)
    Bis 3. Aufl. u.d.T.: Heim, Urs: Checkliste Traumatologie
NE: Heim, Urs.; Baltensweiler, Jürg:

Zeichnungen von Rudolf Brammer, Joachim Hormann und Katharina Schumacher

Wichtiger Hinweis:

Wie jede Wissenschaft ist die Medizin ständigen Entwicklungen unterworfen. Forschung und klinische Erfahrung erweitern unsere Erkenntnisse, insbesondere was Behandlung und medikamentöse Therapie anbelangt. Soweit in diesem Werk eine Dosierung oder eine Applikation erwähnt wird, darf der Leser zwar darauf vertrauen, daß Autoren, Herausgeber und Verlag große Sorgfalt darauf verwandt haben, daß diese Angabe dem Wissensstand bei Fertigstellung des Werkes entspricht.

Für Angaben über Dosierungsanweisungen und Applikationsformen kann vom Verlag jedoch keine Gewähr übernommen werden. Jeder Benutzer ist angehalten, durch sorgfältige Prüfung der Beipackzettel der verwendeten Präparate und gegebenenfalls nach Konsultation eines Spezialisten festzustellen, ob die dort gegebene Empfehlung für Dosierungen oder die Beachtung von Kontraindikationen gegenüber der Angabe in diesem Buch abweicht. Eine solche Prüfung ist besonders wichtig bei selten verwendeten Präparaten oder solchen, die neu auf den Markt gebracht worden sind. Jede Dosierung oder Applikation erfolgt auf eigene Gefahr des Benutzers. Autoren und Verlag appellieren an jeden Benutzer, ihm etwa auffallende Ungenauigkeiten dem Verlag mitzuteilen.

1. Auflage 1981	1. japanische Auflage 1984
2. Auflage 1984	1. italienische Auflage 1985
3. Auflage 1989	1. spanische Auflage 1988
	1. französische Auflage 1993
	1. polnische Auflage 1995

© 1981, 1995 Georg Thieme Verlag, Rüdigerstraße 14, D-70469 Stuttgart
Printed in Germany

Satz: Druckhaus Götz GmbH, D-71636 Ludwigsburg
Gesetzt auf CCS Textline (Linotronic 630)
Druck: Druckhaus Beltz, D-69494 Hemsbach

ISBN 3-13-598104-5   1 2 3 4 5 6

Privatdozent Dr. med. Jürg Baltensweiler
Chefarzt Chirurgie
Spital Bethanien
Toblerstraße 51
CH-8044 Zürich

Privatdozent Dr. med. Dr. h. c. Urs F. A. Heim
Chirurgie FMH
Mattenstraße 17
CH-3073 Gümlingen

Professor Dr. med. Felix Largiadèr
Vorsteher des Departments Chirurgie und
Direktor der Klinik für Viszeralchirurgie
Universitätsspital
Rämistraße 100
CH-8091 Zürich

Professor Dr. med. Alexander Sturm
Direktor der medizinischen Klinik des Marienhospitals
Ruhruniversität Bochum
Hölkeskampring 40
D-44625 Herne

Professor Dr. med. Otmar Trentz
Direktor der Klinik für Unfallchirurgie
Universitätsspital
Rämistraße 100
CH-8091 Zürich

Dr. med. Otto Wicki
Chirurgie FMH
CH-6707 Iragna

Die Checklisten der aktuellen Medizin sind übersichtliche Informationsquellen und fachspezifische Gedächtnisstützen.

Sie sind konzipiert für den klinischen Alltag von Studenten und Assistenten, können in der Kitteltasche mitgetragen werden und erlauben so eine rasche Information über anzuordnende Untersuchungen, differentialdiagnostische Überlegungen und mögliche Therapien.

Es liegt im Wesen der Checkliste, daß häufige und wichtige Krankheiten und Verletzungen ausführlicher behandelt werden als Raritäten und Spezialitäten.Die Angaben zur Therapie und zu den Operationen sind aktuell und klinisch erprobt. Die vollständige Operationslehre und das große Lehrbuch kann und will diese Checkliste nicht ersetzen, gegenüber diesen Werken hat sie jedoch den Vorteil der Übersichtlichkeit und der Aktualität der Therapie.

Die vorliegende 4. Auflage der Checkliste Traumatologie ist von Grund auf neu konzipiert und gestaltet worden. Dies ist vor allem dem neu hinzugekommenen Autor, Professor Dr. Otmar Trentz, zu verdanken, der seine langjährige Erfahrung als Direktor großer unfallchirurgischer Universitätskliniken in dieses Buch einbringen konnte und so die Arbeit der bisherigen Autoren PD Dr. U. Heim und PD Dr. J. Baltensweiler ideal ergänzt hat.

Die Unfallchirurgie ist eine Säule der Allgemeinchirurgie und tägliches Brot für alle in der Chirurgie tätigen Mediziner.

Wir zweifeln deshalb nicht daran, daß auch diese Auflage ein großer Erfolg werden wird.

Zürich, Iragna und Herne,   Felix Largiadèr
im Frühjahr 1995   Otto Wicki
                                                                                  Alexander Sturm

Die Halbwertszeiten des aktuellen Wissensstandes in der klinischen Medizin sind sehr kurz geworden. So hat sich auch in der Traumatologie seit dem Erscheinen der letzten Auflage dieser Checkliste vor 6 Jahren so viel geändert, daß eine gründliche Überarbeitung und Ergänzung des Inhalts erforderlich wurde.

Es sind vor allem Weiterentwicklungen in der bildgebenden Diagnostik und bei den Osteosyntheseverfahren berücksichtigt worden. Dem zunehmenden Trend zur größeren Beachtung der Biologie der Frakturheilung und einer entsprechend differenzierteren Verfahrenswahl wurde Rechnung getragen und auf die Klassifizierung von Verletzungen als Grundlage der Qualitätssicherung vermehrt eingegangen. Die Stoffauswahl, was wichtig und häufig vorkommend erscheint, unterliegt naturgemäß subjektiver Einschätzung.

Thematische Ergänzungen gab es auf den Gebieten „Scoring" und „Outcomeprediction", kindliche Frakturen, Verbrennungen und Kallusdistraktion.

Bei den Verfahrenstechniken wurde auf das Hirndruck-Monitoring, die Kompartment-Druckmessung und auf Klammernaht-Techniken am Darm eingegangen.

Die Autoren vertreten das Konzept einer ganzheitlichen Unfallchirurgie, zeigen aber dennoch die vielen Schnittstellen auf, wo nach Möglichkeit Organspezialisten involviert werden sollten.

Wir anerkennen dankbar die Hilfe und Ratschläge von zahlreichen Kollegen aus den Nachbardisziplinen, die in viele Ausführungen eingeflossen sind.

Frau Katharina Schumacher danken wir für die instruktiven ergänzenden Zeichnungen dieser Auflage. Bei der Manuskriptbearbeitung haben uns unsere Sekretärinnen Frau Elisabeth Oberholzer, Frau Sandra Schoch-Lehnherr und Frau Lucia Naef in dankenswerter Weise mit großer Geduld und Sorgfalt unterstützt. Schließlich sei dem Einsatz der Mitarbeiter des Georg Thieme Verlages gedankt, die das Entstehen dieser Auflage begleitet, gefördert und die Checkliste in dieser ansprechenden Form herausgebracht haben.

Zürich und Bern, Frühjahr 1995

Otmar Trentz
Urs Heim
Jürg Baltensweiler

Allgemeines

◆ Untersuchung und Beurteilung erfassen den ganzen Menschen und seine Verletzungen. Beim Leichtverletzten beschränken sie sich auf das für Diagnosestellung und Therapie notwendige Maß (Lokalbefund).

◆ Bei einfacher lokaler Verletzung können Diagnose und Indikation oft mit Anamnese und klinischem Befund allein gestellt werden.

◆ Bei komplexen Verletzungen oder vorher schon bestehender Erkrankung sind weitere klinisch-technische Untersuchungen notwendig. Umfang und Reihenfolge ergeben sich aus der Erstbeurteilung.

◆ Neben den lokalen Verletzungen muß ihre Systembelastung abgeschätzt werden.

◆ Bei Kontakt mit Körperflüssigkeiten und Blut müssen Handschuhe getragen werden.

Anamnese

◆ Sie geht jeder Untersuchung und Beurteilung voraus. Sie beinhaltet Unfallanamnese und persönliche Anamnese. Unterscheide:

◆ Objektive Anamnese = Aussage von Drittpersonen (Unfallzeugen, Begleitung, Sanitätswesen, Polizei). Sie dient der Einschätzung des Unfallherganges, der stattgehabten Energieeinwirkung (Impakt) und gibt Hinweise auf weniger offensichtliche Verletzungslokalisationen.

◆ Subjektive Anamnese = Aussagen des Patienten (mit der objektiven Anamnese vergleichen!). Sie dient der Registrierung des Geschehens und der Beurteilung des allgemeinen und psychischen Zustandes. Bewußtseinslage (Amnesie? Orientierung?: Ort, Zeit, Person). Lebhafte und präzise Angaben lassen ein Hirntrauma (nicht aber ein Schädeltrauma) und einen Schockzustand mit großer Wahrscheinlichkeit ausschließen. Obligate Fragen:

◆ Frage 1: Ort und Zeit des Unfalles, genaue Umstände, z. B. Sturzhöhe, Haltung, verletzender Gegenstand, Fahrweise und Position von Fahrzeugen, beteiligte Personen usw.

◆ Frage 2: Schmerzempfindung und Lokalisation: Spontan wird meist nur ein dominierender Schmerz angegeben. Die Untersuchung muß weitere Verletzungen auffinden bzw. ausschließen.

◆ Frage 3: Allgemeinbefinden: Durst, Brechreiz, Atemnot.

◆ Frage 4: frühere Unfälle, Krankheiten, Hospitalisationen, Operationen (Jahre, Spitäler). Ermöglicht Rückfragen.

◆ Frage 5: Gesundheitszustand: behandelnder Arzt? (Rückfragen), Medikamente? (Auflisten von Handelsnamen, Applikationsart und Dosierungen). Auch unvollständige Angaben notieren, z. B. „Tabletten für Herz, für Blutverdünnung". Allergien? Alkohol? Nikotin?

◆ Bei lückenhafter Anamnese: systematische Durchuntersuchung, speziell auf weitere Verletzungen, s. S. 4 ff.

Erstbeurteilung

Einschätzung des Schweregrades und Entscheid über weitere diagnostische Maßnahmen aufgrund folgender Kriterien:

◆ Erscheinung des Patienten: gehend (aufrecht/hinkend), liegend (wegen Allgemeinzustand oder lokaler Verletzung).
◆ Verhalten und Reaktion: lebhaft/verlangsamt, aufmerksam/apathisch, wach/somnolent, ruhig/erregt, klar/verwirrt.
◆ Gesichtsfarbe, Haut, Atmung, Kreislaufgrößen (s. unten).
◆ Geschlossene Verletzung: Aussehen des schmerzhaften Gebietes (Deformation/Schwellung/Hautverfärbung). Palpation.
◆ Wunden s. S. 3. Notverbände erst nach Erstbeurteilung öffnen.
◆ Offene Fraktur: Transportverband *nicht öffnen* (S. 28).

Allgemeinuntersuchung

◆ Radialispuls: Frequenz und Qualität, Pulse der A. poplitea, Fußpulse. Im Zweifel s. Blutgefäße (S. 13).
◆ Blutdruck: systolischer Wert unter 100 mmHg (13,3 kPa) ist schockverdächtig. Hoher Druck ist die übliche Traumareaktion, solange Blutvolumen und Herzleistung dies gestatten.
◆ Haut: Farbe (rosig/blaß/zyanotisch), Feuchtigkeit, Schweiß. Temperatur: Stirn, Nase, Hände, Füße.
◆ Inspektion der Körperoberfläche (Deformation, Schwellungen, Verfärbungen, Schürfwunden, Blasen, Effloreszenzen, Pyodermien, Injektionsspuren an Armen, Beinen, Sternum und Hals).
◆ Inspektion der Körperöffnungen: Blutung (Ohren, Nase, Mund, Genitale, Anus). Zeichen von Erbrechen. Fötor (Alkohol, Blut).
◆ Fiebermessung.
◆ Allgemeine körperliche Untersuchung: entsprechend Anamnese. Immer bei stationären Patienten oder vor Anästhesie (toxisch allergische Reaktion). Sie umfaßt mindestens: Augen (Skleren und Konjunktivae, Motilität, Pupillen), Mund und Rachen, Lungen (Auskultation und Perkussion), Herzauskultation, Abdomenpalpation.

Hypovolämischer Schock

◆ Definition: kalte hypotone Tachykardie (Puls > 100 > BD).
◆ Symptome: schwerkrank, Unruhe, Verwirrung, Angst, Somnolenz, Tachypnoe, Dyspnoe, blaßgraue Zyanose, kalt-schweiße Haut.
◆ Zentralvenendruck (ZVD) erniedrigt (unter 5 mmHg) Oligurie, Temperaturdifferenz Zentrum-Peripherie.
◆ Diese Zeichen treten meist erst nach erheblichem Blutverlust (2 l) auf und entsprechen einem Abfall des Herz-Zeit-Volumens von über 50%.

Anamnese

◆ Unfallhergang, verletzendes Agens, Verletzungsrichtung (besonders bei Stich- und Schußwunden).
◆ Blutverlust einschätzen (Unfallort und Transport, Zeit).
◆ Stand der Tetanusimmunisierung abklären.

Inspektion

◆ Protokollierung: links/rechts.
◆ Aktuelle Blutung beurteilen.
◆ Lokalisation, Form und Länge der Wunde.
◆ Wundränder: glatt, zerfetzt, gequollen, verschmiert.
◆ Verschmutzung: Art (z. B. Erde, Kleiderfetzen usw.).
  Ausmaß: oberflächlich, tief, gering, hochgradig.
◆ Umgebung: Schwellung, Schürfung, Kontusion, Blasen, Rötung.
◆ Frakturzeichen in der Umgebung einer Wunde sprechen für eine offene Fraktur.

Periphere Kontrollen

◆ Motorik (Innervation, Sehnenverletzung, Frakturen):
  Aktive Bewegungen der peripheren Gelenke gegen Widerstand prüfen.
◆ Zirkulation: Haut, Farbe, Temperatur, Arterienpulse.
◆ Sensibilität: Prüfung von Berührung und Schmerz (Nadelstiche) im Vergleich mit Umgebung und gesunder Seite.

Ergänzendes

◆ Umschnürungen entfernen. Pneumatische Manschette anlegen.
  Aufpumpen nur bei manifester arterieller Blutung.
◆ Verdacht auf Begleitverletzung: Erweiterungsinzision: Abb. 126, S. 195, Abb. 197, S. 248.
◆ Röntgen: bei Verdacht auf Fraktur, Luxation, Metall- oder Glasfremdkörper.

Diagnose

◆ Schnitt-, Hieb-, Rißquetsch-, Schürf-, Biß-, Schußwunde mit ... (Begleitverletzungen angeben).
◆ Nervenverletzung (S. 22 f).
◆ Sehnenverletzung (S. 108 ff).
◆ Arterienverletzung (S. 36 ff).
◆ Offene Fraktur (S. 28 ff).

Allgemeines

◆ Bei lückenhafter Anamnese oder Verdacht auf multiple Verletzungen ist eine systematische Untersuchung der Körperoberfläche sowie eine passive und aktive Prüfung des Bewegungsapparates angezeigt.

Passive Prüfung

◆ Palpieren und komprimieren, passives Durchbewegen von Gelenken und Gliedern im Liegen:

◆ Vorfuß, Fußgelenke (Stabilität S. 181 ff), Unterschenkel.

◆ Knie (Stabilität S. 164 ff), Patella, Oberschenkel, Hüftgelenk.

◆ Symphyse und Beckenschaufel vorn und seitlich.

◆ Sakrum, LWS und BWS in Seitenlage.

◆ Sternum vorn, Thoraxwand seitlich drücken.

◆ Klavikula, Akromioklavikulargelenk und Schulter.

◆ Oberarm und Ellenbogen (Flexion, Extension, Pronation und Supination).

◆ Vorderarm, Handgelenk, Daumen und Fingergelenke. Druck auf Tabatiere. Axiale Stauchung.

◆ Kopfneigung und Drehung.

◆ Zahnreihen fassen und bewegen (Handschuhe).

◆ Wirbelsäule sitzend (nur wenn keine neurologischen Ausfälle und kein Verdacht auf instabile BWS/LWS-Fraktur besteht) (S. 8).
Stauchung: Druck auf Schulter bzw. Scheitel.
Abklopfen: Sakrum, Iliosakralgelenke, Dornfortsätze.
Palpation und Abklopfen: paravertebrale Muskulatur.

Aktive Prüfung

◆ Patient bewegt der Reihe nach alle Gelenke. Beobachtung von Schmerzäußerungen und Asymmetrie:

◆ Großzehe: Extension/Flexion, Zehenextension.

◆ Fuß: Inversion/Eversion, Dorsalflexion/Plantarflexion.

◆ Knie: Extension/Flexion.

◆ Hüftgelenk: Flexion/Rotation.

◆ Schulter: Elevation/Abduktion/Außen- und Innenrotation.

◆ Ellenbogen: Flexion/Extension, Pronation und Supination.

◆ Handgelenk: Dorsal-, Palmarflexion, Radial-, Ulnarduktion.

◆ Daumen: Extension/Flexion, Abduktion, Opposition.

◆ Metakarpophalangeal- und Fingergelenke: Extension/Flexion.

◆ HWS: Flexion/Extension des Kopfes, Rotationen.

◆ Kiefer: Zähne zusammenbeißen, Okklusionskontrolle.

Position

◆ Allgemeinuntersuchung und klinischer Neurostatus in Rückenlage.
◆ Bei tiefer Bewußtlosigkeit/Aspirationsgefahr zunächst Notintubation und Trachealtoilette als Elementarmaßnahmen.
◆ Möglichst Thorax und Kopf hochlagern (30°).

Inspektion

◆ Wunden im Bereich von Gesicht und Kopfschwarte.
◆ Orifizien: Blutung aus Nase, aus Ohr, in den Rachen? Liquorbeimengung: Kompresse an Ohr oder Nase halten, wässeriger Hof um das Blut bedeutet Liquorrhö. Hirnaustritt, Reste von Erbrochenem.
◆ Deformität des Gesichtsschädels: Abflachung (Oberkieferfraktur, besonders Le Fort III), Deformität der Nase (Nasenbeinfraktur, Septumhämatom), der Orbita (Jochbein- oder Oberkieferfraktur). Zahnstatus.
◆ Brillenhämatom, Monokelhämatom, Galeahämatom?
◆ Achten auf und Entfernen von Zahnprothesen und Haftschalen.

Palpation

◆ Gesichtsschädel: falsche Beweglichkeit von Oberkiefer oder Unterkiefer (subjektiv Okklusionsstörung), Nasenbein. Orbitaumrandung: Stufe am Infraorbitalrand?
◆ Kalotte: Impression?
◆ Aktives und passives Bewegen des Kopfes: Schmerz im Bereich der HWS, Meningismus?

Neurostatus

Hauptkriterien sind Bewußtseinslage (1.), Pupillen (2.) und Halbseitensyndrome (3.).

1. Bewußtseinslage:
◆ Wachzustand: adäquate Reaktionen? Erregungszustand, Amnesie?
◆ Bewußtseinstrübung: Somnolenz = Verlust der Spontaneität, Schläfrigkeit. Patient auf Anruf weckbar, psychisch verlangsamt, Aufforderungen werden bei leichter Somnolenz noch befolgt.
◆ Bewußtseinsverlust: Sopor. Auf Anruf keine Reaktion mehr, auf Schmerzreiz Fluchtbewegungen oder gezielte Abwehrbewegungen.
◆ Bewußtseinsverlust: Koma = Reaktion weder auf Anruf noch Schmerzreiz. Spontanatmung vorhanden, Eigenreflexe meist vorhanden, Fremdreflexe erloschen. Streckkrämpfe (Hirnstammschädigung)?
◆ Interpretation: einmalige Untersuchung ermöglicht keine Beurteilung bezüglich Schwere des Hirntraumas. Das Verlaufsprofil entscheidet (Verbesserung, freies Intervall, Verschlechterung nach freiem Intervall oder ohne freies Intervall). Fremdanamnese (Angaben des einweisenden Personals) ermöglicht Extrapolation des Verlaufs vor Einweisung ins Krankenhaus.

2. Pupillensymptomatik:
◆ Normalfall: Pupillen rund, isokor, prompte direkte und konsensuelle Reaktion auf Lichteinfall.

Untersuchungstechnik

◆ Anisokorie: einseitige Pupillenerweiterung mit verlangsamter Lichtreaktion auf direkte oder indirekte Belichtung = Verdacht auf homolaterale intrakranielle Massenverlagerung.

◆ Beiderseits maximal erweiterte, lichtstarre Pupillen: Hirnstammschädigung (Dezerebration).

◆ Differentialdiagnose Anisokorie/Pupillenstarre: Optikusläsion, Okulomotoriusläsion, Augenkontusion, vegetatives Syndrom nach Commotio, Synechien nach Iritis, Status nach Augenoperationen, Augenprothese.

3. Halbseitensymptomatik:

◆ Untersuchungsgang abhängig von Bewußtseinslage!

◆ Patient wach und adäquat reagierend: Willkürmotorik, rohe Kraft.

◆ Fazialis: Stirnrunzeln, Lidschluß, Zähne zeigen, lachen.

◆ Okulomotorius: Bulbusmotorik koordiniert?

◆ Basale Hirnnerven: Bewegungen der Zunge, des Gaumensegels.

◆ Arme: in allen Gelenken gegen Widerstand frei beweglich?
Positionsversuch? Prädilektionsparesen (Fingerspreizen), Diadochokinese, Finger-Nase-Versuch.

◆ Beine: Anheben, Knieflexion gegen Widerstand, Dorsal- und Plantarflexion des Fußes. Positionsversuch, Knie-Hacken-Versuch.

◆ Eigenreflexe:
Arm: Brachioradialis-, Bizeps- Trizepssehnenreflex.
Beine: Achillessehnenreflex, Patellarsehnenreflex.

◆ Fremdreflexe: Ziliarreflex, Bauchdecken- und Kremasterreflex: bei frischen Paresen abgeschwächt oder fehlend.
Pathologische Reflexe: Babinski, Gordon, Oppenheim, Rossolimo als Ausdruck einer Schädigung der Pyramidenbahn.

◆ Patient befolgt keine Aufforderungen:
Spontanbewegungen beobachten. Wird eine Seite weniger bewegt? Symmetrische Schmerzreize an den Innenseiten der Oberarme und Oberschenkel: Reaktion seitengleich? Reaktionstypen: Fluchtbewegungen, gezielte Abwehrbewegungen, Streckkrämpfe (Pronations-, Extensionsspasmen). Eigen- und Fremdreflexe wie oben.

Ergänzendes

◆ Computertomographie (CT) bei allen Patienten, die bei der Untersuchung im Krankenhaus noch nicht wach sind oder sekundär eintrüben, bei Schädelfrakturen.

Glasgow Coma Scale

◆ Die Glasgow Coma Scale (GCS) erlaubt eine numerische Klassifikation von Bewußtseinstrübungen.

◆ Sie ist verwendbar zur klinischen Verlaufskontrolle von Schädel-Hirn-Verletzten, zusammen mit anderen klinischen Parametern (Pupillenreaktion, Augenbewegungen).

◆ Schließlich erlaubt sie eine Abschätzung der Prognose unter Mitberücksichtigung des Alters des Patienten und des Hirndrucks.

◆ Resultat: durch Addition der einzelnen Werte, liegt zwischen 3 und 15.

Berechnung der GCS

		Punkte
Augenöffnen:	spontan	4
	auf Anruf	3
	auf Schmerz	2
	nicht	1·
Motorische Antwort:	befolgt Befehle	6
	lokalisiert Schmerz (Abwehr)	5
	normale Flexion (Rückzug)	4
	abnorme Flexion	3
	Extension	2
	keine	1
Verbale Antwort:	orientiert	5
	spricht verwirrt	4
	unzusammenhängende Worte	3
	unverständliche Laute	2
	keine	1

Schweregradeinteilung des Schädel-Hirn-Traumas nach GCS: ▬

Leichtes SHT	13 – 15 Punkte
Mittleres SHT	9 – 12 Punkte
Schweres SHT	3 – 8 Punkte

Grundsätzliches zur Erstuntersuchung

◆ Die klinische Untersuchung der frischverletzten Wirbelsäule basiert zunächst auf Vermutungsdiagnosen; diese werden mitbestimmt durch Unfallanamnese und subjektive Angaben.

◆ Um bei unklarer Situation (Stabilitätsverlust?) nicht iatrogene Sekundärläsionen zu verursachen, erfolgt der Untersuchungsgang in liegender Position.

◆ Aktive Funktionsprüfungen der Wirbelsäule analog wie beim orthopädischen Untersuchungsgang treten in den Hintergrund.

Anamnese

◆ Schmerzangabe in einem Wirbelsäulenabschnitt: spontan oder auf Befragen. Läßt sich der Schmerz durch schonende Palpation der Dornfortsätze näher lokalisieren?

◆ Parästhesien: Angaben des Patienten gezielt ergänzen: Seit wann aufgetreten? Bei bestimmten Bewegungen? (Besonders Bewegungen der Halswirbelsäule nach den Seiten.)

◆ Lähmungen: Bei Rückenmarksläsion verspürt der Patient augenblicklich an der Unfallstelle neben dem lokalen Schmerz die motorischen und sensorischen Ausfälle. Diesen Zeitpunkt des Erstauftretens protokollieren. Neurologischer Untersuchungsgang, s. Querschnittsläsion (S. 58).

◆ Falls vom Patienten keine Angaben erhältlich (Bewußtseinsverlust): Röntgenaufnahmen der HWS in 2 Ebenen sind obligat. Symmetrische Schmerzreize an den Innenseiten der Oberarme und Oberschenkel zum Ausschluß einer Querschnittsläsion.

Palpation

◆ Palpation der Dornfortsatzreihe ergibt Lokalisierungshinweis. In Seitenlage ist die Untersuchung genauer durchführbar: Perkussion der Dornfortsatzreihe mit dem Reflexhammer.

◆ Mit dieser summarischen Untersuchung verbunden wird die Beurteilung, ob Bewegungen in den betroffenen Wirbelsäulenabschnitten Schmerz verstärken oder Parästhesien verursachen.

◆ Überprüfung der langen Rückenmarksbahnen: Arme, Beine, Eigenreflexe.

Röntgen

◆ Übersichtsaufnahmen mit konventioneller Röntgentechnik (a.-p., seitlich, evtl. halbschräg) zur Lokalisation von Frakturen und Erfassung von Fehlstellungen.

◆ Bei eindeutig stabilen Frakturen ohne neurologische Ausfälle ist die konventionelle Röntgentechnik genügend.

◆ Computertomographie bei fraglich stabilen und instabilen Frakturen und neurologischer Mitbeteiligung sowie bei mangelhafter Abklärung des zervikothorakalen Überganges durch konventionelle Röntgentechnik.

Position

◆ Patient liegend, Oberkörper flach oder leicht angehoben. Sofern möglich anschließend Untersuchung im Sitzen.

Inspektion

◆ Atemexkursionen: symmetrisch? Einseitig nachhinkend? Paradoxe Atmung = inspiratorisch Einziehung, exspiratorisch Vorwölbung der Thoraxwand?
◆ Äußere Verletzungsmarken, penetrierende Wunden zwischen Hals und Leiste?
◆ Venöse Stauung: Hals, Gesicht (akute obere Einflußstauung)?
◆ Petechiale Blutungen an oberer Thoraxapertur, am Hals, im Gesicht, in den Konkunktiven (nach Kompressionstrauma)?

Palpation

◆ Thoraxwand: Druckschmerz, Kompressionsfernschmerz? Krepitation?
◆ Subkutanes Emphysem?
◆ Claviculae, passive Beweglichkeit der Schultergelenke, der HWS.

Perkussion

◆ Hypersonorer Schachtelton: Pneumothorax?
◆ Dämpfung: Hämatothorax?

Auskultation

◆ Atemgeräusche abgeschwächt (Hämatothorax, Pneumothorax)?
◆ Pleuritische Reibegeräusche?
◆ Darmgeräusche (besonders in linker Axilla)?
◆ Herztöne und Herzgeräusche an Herzbasis und Spitze: Abschwächung, Reibegeräusche? Frequenz, Rhythmusstörungen?

Röntgen, konventionell

◆ Wenn möglich im Stehen, dorsoventral und seitlich (Kassette der verletzten Seite anliegend).
◆ Wenn stehende Aufnahme nicht durchführbar: Thorax a.-p. im Liegen oder halbsitzend.
Beurteilung: Thoraxskelett (Frakturen), Lungen (Ausdehnung, Verschattungen, Pneumothorax, Pleuraerguß/Hämatothorax).
Emphysem (mediastinal, subkutan). Herzschatten (Größe, Verlagerung), Breite des Aortenbogens. Zwerchfellkuppen (Zwerchfellruptur).

Aortographie

◆ Indikation ist der Verdacht auf traumatische Aortenruptur aufgrund des Unfallmechanismus und der Thoraxübersichtsaufnahme (s. S. 125).

Untersuchungstechnik

Computertomographie (CT)

◆ Die CT liefert axiale Schnittbilder der anatomischen Strukturen im Thorax. Die Aussagekraft wird durch Kontrastmittelverstärkung (Enhancement) noch erweitert.
Mit der Spiral-CT-Technik lassen sich die Untersuchungszeiten verkürzen, Bewegungsartefakte eliminieren und eine Angio-CT realisieren.
◆ Skelettbefunde: Wirbelfrakturen einschließlich Darstellung des Spinalkanals.
◆ Ergüsse (Hämatothorax), die mit konventionellem Röntgen im Liegen nicht erfaßt werden.
◆ Aufschluß über Mediastinalverbreiterung (Sickerblutung durch Aortenruptur).
◆ Zwerchfellruptur.

Sonographie

◆ Nicht-invasives, rasch durchführbares und beliebig oft wiederholbares Verfahren. Geeignet zum Nachweis von Hämoperikard, Zwerchfellruptur und Pleuraergüssen.

Echokardiographie

◆ Mit der Echokardiographie lassen sich Herzklappenverletzungen, Perikardergüsse und Herzkontusionen diagnostizieren. Die transösophageale Sonographie hat für die Diagnostik der Aortenruptur großen Stellenwert gewonnen.

Untersuchungstechnik

Position

◆ Patient liegend, Kopf mit Kissen unterlegt.
◆ Zugang von allen Seiten, Untersucher rechts stehend.

Inspektion

◆ Prellmarken, Schürfungen an Bauchdecken, Rippenbogen, Rücken und Flanken? Penetrierende Verletzung im Bereich der Bauchdecken, aber auch zwischen Hals und Leiste?
◆ Hämatome an Bauchdecken, Rücken und Flanken, im Bereich der Genitalien und des Perineums? Blutaustritte an Harnröhre, Vagina und Anus.
◆ Narben früherer Laparotomien? Gezielte Anamnese.
◆ Respiration: thorakal, seitengleich? Bauchdeckenatmung?

Palpation

◆ Bauchdecken: systematische Palpation aller vier Quadranten: Abwehrspannung, Loslaßschmerz, Klopfschmerz. Schmerz bei Rüttelbewegungen. Schmerzmaximum lokalisierbar? Ausstrahlung in die Schultern?
◆ Rektaluntersuchung: wird leicht unterlassen – aus „Vergessen", Eile oder psychischer Hemmung. Untersuchung in Rückenlage, Oberschenkel angehoben und gespreizt. Kriterien: Schmerzangabe (Douglas-Raum, Blasen-, Steißbeingegend). Hochstand der Prostata? Blut am Handschuh? Blutung aus Anus?
◆ Spezifische Organdiagnose ist am traumatisierten Abdomen – anders als in der elektiven viszeralen Chirurgie – nur selten, ein kompletter Schadenstatus kaum jemals möglich. Es fehlt die organspezifische Anamnese; bei eingeschränktem Sensorium werden klinischer Befund und subjektive Schmerzäußerungen maskiert.

Perkussion

◆ Nachweis von Luft in der freien Bauchhöhle: tympanitischer Klopfschall des Darmes geht im rechten Oberbauch in den Lungenschall über, Leberdämpfung verschwindet.
◆ Blasendämpfung: gefüllte Blase, präperitoneales Hämatom bei vorderer Beckenringfraktur.
◆ Flankendämpfung: freie intraperitoneale Flüssigkeit (Blutung!).

Auskultation

◆ Hyperperistaltik: frische Blutung in die freie Bauchhöhle, nur initial und venig konklusiv.
◆ Verminderung oder Verschwinden der Darmgeräusche: reflektorische Darmparalyse bei Perforation, bei retroperitonealem Hämatom.

Allgemeine Maßnahmen

◆ Kreislauf: Überwachung der Kreislaufparameter (hämorrhagischer Schock?). Evtl. Subklaviakatheter, Volumensubstitution.

◆ Urinieren lassen, bei Unmöglichkeit der spontanen Miktion Blasendauerkatheter (außer bei Verdacht auf Harnröhrenruptur). Urinstatus.
◆ Blutentnahme für Labor und Testung von Transfusionsblut.

Röntgen, konventionell

◆ Thorax stehend: Freie Luft unter den Zwerchfellkuppen?
Zwerchfellhochstand? Darmhaustrierung im linken Unterfeld (Zwerchfellruptur)?
◆ Abdomen liegend ventrodorsal: Psoasschatten beachten (retroperitoneales Hämatom?).
◆ Abdomen liegend seitlich: Freie Luft unter den Bauchdecken.
◆ Verdacht auf Zwerchfellruptur: Kontrastmittelschluck, Kopftieflage, evtl. Tubusdiskonnektion.

Sonographie, Computertomographie

◆ Während mit der konventionellen Röntgentechnik (s. oben) nur indirekte Hinweise auf das Vorliegen intraabdominaler Organverletzungen zu gewinnen sind, lassen sich durch Sonographie und Computertomographie parenchymatöse Organe, große Gefäße, Harnblase und intraperitoneale Flüssigkeitsansammlungen darstellen.
◆ Die Sonographie findet ihre hauptsächliche Anwendung zum raschen Nachweis von Flüssigkeit (Blut) in der freien Bauchhöhle und von retroperitonealen Hämatomen. Sie ersetzt damit in einem weiten Bereich auf nicht invasive Art die diagnostische Peritoneal-Lavage (s. S. 278 f).
Weniger aussagekräftig ist sie für den Nachweis parenchymatöser Organverletzungen und Prozesse in der Tiefe des Abdomens, vor allem bei starker Gasüberlagerung.
◆ Die Computertomographie hat ihre größten Pluspunkte in der Aufdeckung von Verletzungen parenchymatöser Organe (Leber, Milz, Nieren, Pankreas), daneben auch von kleineren intra- und retroperitonealen Hämatomen. Bei gleichzeitiger Verabreichung eines nierengängigen Kontrastmittels ermöglicht sie eine funktionelle Beurteilung der renalen Ausscheidungsfunktion sowie eine Differenzierung zwischen Blut und anderen Flüssigkeiten. Mit der Spiral-CT-Technik lassen sich die Untersuchungszeiten verkürzen, Bewegungsartefakte eliminieren und eine Angio-CT realisieren.
Cave: Zeitverlust: Die CT ist in der Notfallsituation, bei instabilem Kreislauf meist nicht durchführbar → sofortige Laparotomie!

Abdominozentese, Peritoneallavage

◆ Diese bewährte Technik zur raschen Diagnostik von Blutungen und Austritt von Hohlorganinhalten in die freie Bauchhöhle ist durch die Sonographie weitgehend verdrängt worden und nur noch besonderen Indikationen vorbehalten.

Laparoskopie

◆ Mit zunehmender Erfahrung durch „minimal invasive Chirurgie" im Bauchraum gewinnt die Laparoskopie für bestimmte Verletzungen (Stichwunden) einen gewissen diagnostischen Stellenwert.

Position

◆ Liegend.
◆ Bei äußerer Massivblutung sofortige Kompression mit sterilem Verbandmaterial, Einleitung der Schockbehandlung während des Untersuchungsgangs.

Inspektion

◆ Kolorit des verletzten Gliedabschnittes: Blaß, livide, marmoriert? Venenfüllung (venöse Stauung)? Schwellung lokal (Hämatom) oder allgemein (Ödem)?
◆ Äußere Verletzungen, Achsenfehlstellung?
◆ Hämatome: Hals, Flanken, Symphysengegend, Perineum?

Palpation

◆ Unterkühlung einer verletzten Extremität im Vergleich zur gesunden Seite.
◆ Pulsqualität: immer mit Gegenseite vergleichen! Hals: Karotispuls. Arm: A. axillaris, A. brachialis, A. radialis. Kapillarzirkulation (Fingernägel rosig?).
Aorta: Palpation bei schlanken Individuen auf Nabelhöhe, links paravertebral.
Bein: A. femoralis, A. poplitea, A. dorsalis pedis, A. tibialis posterior.
◆ Bei Seitendifferenzen Gefäßanamnese erheben (vorher schon bestehendes chronisches Ischämiesyndrom?).

Auskultation

◆ Strömungsgeräusche (vorher schon bestehende Gefäßerkrankung?).
◆ Doppler-Sonographie.

Röntgen

◆ Arteriographie (A. axillaris, A. femoralis). *Im Notfall:* Nadelpunktion und „Schuß"-Angiographie. *In der Regel:* Kathetertechnik und arterielle DSA (digitale Subtraktions-Angiographie), Zeit- und Kontrastmittelersparnis (Polytrauma).
◆ Aortographie: retrograd perkutan von A. axillaris oder A. femoralis aus.
◆ Phlebographie: Abklärung posttraumatischer Ödeme.
◆ Skelettaufnahmen: Fraktur oder Luxation im Bereich einer verletzten Arterie.
◆ Spezielle Indikation bei „Mangled extremity" (Zermalmung mit ausgedehnten Weichteil- und Knochenverletzungen) und „Proximity injury" (Stich- oder Schußwunde in der Nähe von Gefäßstämmen).

Allgemeines

◆ Polytrauma = Syndrom von Verletzungen mehrerer Körperregionen oder Organe mit konsekutiven systemischen Funktionsstörungen. Dabei sind die einzelnen Komponenten der Verletzungen und Funktionsstörungen meistens überlebbar, können jedoch in ihrer Kombination und Kumulation, vor allem bei inadäquater Behandlung, tödlich enden.

◆ Untersuchung und dringliche Erstversorgung in speziell eingerichtetem Trauma-Schock-Reanimations-Raum.
Fahrbare Untersuchungsliege, höhenverstellbar, kippbar, röntgentransparente Transportmatte.

◆ Kopfende der Untersuchungsliege = Bereich des Anästhesisten. Anästhesieschwester: Blutdruckmanschette anlegen, laufend Puls und Blutdruck registrieren, Überwachungsprotokoll führen.

◆ Beurteilung beginnt mit Elementardiagnostik und Elementartherapie als Voraussetzung für das unmittelbare Überleben.

◆ Die Elementarmaßnahmen sind räumlich und zeitlich untrennbar verbunden, ergänzen sich laufend und erfordern wegen der Gleichzeitigkeit verschiedener Maßnahmen einen hohen personellen Aufwand: mindestens ein Chirurg mit 2 Chirurgieschwestern/Pflegern, ein Anästhesiearzt mit Anästhesieschwester, zusätzlich Hilfspersonal für interne Botengänge.

◆ An die Elementarmaßnahmen schließt sich die erweiterte Diagnostik an (Organdiagnosen): daraus ergeben sich Therapieplan, Festlegung operativer Prioritäten und deren Reihenfolge.

Elementardiagnostik, Elementartherapie

◆ Kontaktnahme mit dem Patienten: summarisch und rücksichtsvoll, kein quälendes Insistieren auf Einzelheiten! Wachzustand, Bewußtseinsstörung?

◆ Klinische Hauptkriterien im Rahmen der Elementardiagnostik: Atmung und Kreislauf.

◆ Zuständigkeit delegieren:
Obere Luftwege = Anästhesist.
Äußere Massivblutung, Spannungspneumothorax, offener Pneumothorax = Chirurg.
Zentralvenöser Zugang (Subklaviakatheter) durch den geübtesten frei verfügbaren Arzt (Chirurg oder Anästhesist). Mindestens zwei periphere venöse Zugänge (großlumig).

◆ Atemwege: Freie Atmung? Stridor, Preßatmung? Verlegung der oberen Atemwege durch Aspiration/Ödem?

◆ Thorax: Atembewegungen, Thoraxwandinstabilität? Offener Pneumothorax, Spannungspneumothorax?

◆ Hämorrhagischer Schock?

◆ Massivblutung nach außen, andauernd? Auswärts angelegter Kompressionsverband? Oder Schockursache nicht von außen erkennbar?

◆ Elementartherapie:
1. Aspiration: Voller Nasen-Rachen-Raum bei Bewußtseinstrübung, Preßatmung, Zyanose, abgeschwächte Atemgeräusche. Nasen-Rachen-Raum absaugen. Intubation und Trachealtoilette.

2. Spannungspneumothorax: Thoraxröntgen nur, wenn am Ort der Untersuchung ohne zeitlichen Verzug möglich. Pleuradrainage im 2. ICR in der Medioklavikularlinie (S. 273), Dauersog mit 25 cm H_2O. Als Notfallmaßnahme (präklinisch): Kanüle im 2. ICR einstechen zur Entlastung des Überdrucks, Kanüle mit eingeschnittenem Gummifingerling versehen. (Bei beatmetem Patienten ungenügend!)
3. Offener Pneumothorax: penetrierende Thoraxwunde, blasendes und zischendes Strömungsgeräusch, Mediastinalflattern. Sofortige Intubation und Beatmung. Lockerer Deckverband bis zur definitiven Versorgung und Pleuradrainage.
4. Thoraxwandinstabilität: Rippenserienfrakturen, evtl. Sternumfraktur. Analgetika (Dolantin). Blutgasanalyse. Bei respiratorischer Insuffizienz und/oder Bewußtseinsverlust: Intubation und Beatmung unter prophylaktischem Einlegen einer Pleuradrainage (Spannungspneumothorax).
5. Massivblutung nach außen: manuelle Kompression mit sterilem Verbandmaterial, evtl. Kompressionsverband. Kein Anlegen von Gefäßklemmen: Versorgung von Arterienverletzung wird erschwert, ungezieltes Fassen in die Tiefe erzeugt evtl. Begleitverletzungen.
6. Schock: Volumenersatz mit Plasmaexpander und Ringer-Laktat-Lösung, bis getestetes Blut zur Verfügung steht. Ungetestetes Blut: Gruppe 0 rh negativ ist Universalspender. EKG- und Blutdruckmonitoring. Pulsoxymetrie.

Erweiterte Diagnostik, Therapie

◆ Voraussetzung: Durch Sicherstellung der Atmung und Volumenersatz ist unmittelbares Überleben kurzfristig gewährleistet.
◆ Kriterien:
1. Innere Blutung: stumpfes Bauch- oder Thoraxtrauma. Untersuchungsgang s. S. 9, 11, 112 ff, 128 ff.
Thoraxröntgen; bei Hämatothorax Pleuradrainage.
Abdomen: Sonographie oder Peritoneal-Lavage. Evtl. Laparotomie.
2. Akuter Hirndruck: intrakranielles Hämatom, kontusionelles Hirnödem. Klinischer Neurostatus, Spezialuntersuchungen s. S. 5 ff, 44 ff
Kraniotomie S. 207.
3. Herzbeuteltamponade: akute Einflußstauung mit kardiogenem Schock, S. 124.
Perikardpunktion (S. 275).
4. Paraplegie (S. 57 ff). Genügende Spontanatmung?
5. Weichteilwunden, offene Frakturen: sterile Abdeckung, Schutzverband, Schienung.
6. Ischämiesyndrom.
Angiographie.
7. Luxationen: dringliche Reposition.
8. Geschlossene Frakturen: Grobreposition, Schienung.
Cave: Compartment-Syndrom (S. 31 f).

Laborstatus

- Bei kollabierten peripheren Venen Punktion der V. femoralis: diese liegt unmittelbar medial vom Puls der A. femoralis. Nadel senkrecht einstechen, wenig zurückziehen. Blut wird gewonnen in 2 cm Tiefe.
  Bestimmung von Blutgruppe und Rhesusfaktor, Hb, Hk, Gerinnungsstatus, Harnstoff/Kreatinin, Elektrolyte, Blutzucker.
- Arterielle Blutgasanalyse: Punktion der A. femoralis.
  pO_2, pCO_2, Basenüberschuß.

Röntgen

- Bei jedem Polytraumatisierten: Thoraxaufnahme im Liegen: Ausgangsbasis für die Verlaufskontrollen analog der Blutgasanalyse.
- Bei jedem Bewußtlosen: Schädel *und* HWS a.-p. und seitlich.
- Gezielter Röntgenstatus verletzter Organsysteme und Regionen.
- Minimal-Röntgen-Programm vor dringlicher Operation: Thorax, HWS seitlich, Becken.

Ergänzende Maßnahmen

- Blasenkatheter. Blase entleeren, Urinstatus. Makrohämaturie? Cave: Harnröhrenruptur. Nach Entleerung der Blase Anhängen eines Urimeters und Protokollieren der stündlichen Urinportionen.
- Analgetika: grundsätzlich i.-v. Verordnung durch den Anästhesisten unter Berücksichtigung der Narkoseprämedikation. Pethidin i.-v. (Dolantin).
- Traumaprotokoll: Dokumentation und Scoring (Messen und Klassifikation der Schwere der Einzelverletzungen und des Gesamttraumas).
- Benachrichtigung der Angehörigen.

„Scoring" und „Outcome-prediction"

◆ Scoring-Systeme dienen bei der Traumaversorgung nicht nur der Qualitätskontrolle und dem Leistungsvergleich unterschiedlicher Therapiekonzepte, sondern auch der Prognoseeinschätzung und im Einzelfall der Abschätzung der stattgehabten Traumabelastung. Letzteres ist eine wichtige Entscheidungshilfe bei der Indikationsstellung bezüglich Timing, Monitoring und Verfahrenswahl beim Polytraumatisierten.

◆ Physiologische Scores erfassen die Reaktion der physiologischen Systeme auf ein Trauma, die anatomischen Scores basieren auf den verletzten anatomischen Strukturen.

◆ Typische Vertreter physiologischer Scores sind:
 – GCS („Glasgow Coma Scale"),
 – CRAMS („Circulation, Respiration, Abdomen, Motor, Speech"),
 – RTS („Revised Trauma Score"), der auf der GCS, dem systolischen Blutdruck und der Atemfrequenz basiert.

◆ Während die genannten physiologischen Scores sich für die präklinische Situation und die Erstbilanz im Schock-Trauma-Reanimations-Raum eignen, kommen für die Intensivbehandlungsphase andere Systeme zum Tragen:
 – APACHE III („Acute Physiology and Chronic Health Evaluation"),
 – MOF-Score („Multiple Organ Failure").

◆ Von den zahlreichen anatomischen Scores hat sich vor allem die AIS („Abbreviated Injury Scale") bewährt – nach mehreren Revisionen jetzt in der Version 1990 (AIS-90). Die AIS gewichtet Verletzungen in 6 definierten Regionen nach Schweregraden (1–6) aufgrund von Expertenkonsens. Bereits die AIS-85 bewertete penetrierende und stumpfe Trauma unterschiedlich und erlaubte einen (begrenzten) Quervergleich zu den ICD-9-CM-Codes („International Classification of Diseases, 9th Revision, Clinical Modification").
Basierend auf AIS hat sich der ISS („Injury Severity Score") als summierender Score beim Polytrauma international durchgesetzt: Er summiert die Quadrate der 3 höchsten AIS-Zahlen (1–5) an verschiedenen Körperregionen, wobei er bis 75 reicht (3×5^2). Eine AIS-6-Verletzung (fast immer tödlich) gilt allein als ISS 75.

◆ Beim PTS (Polytraumaschlüssel) handelt es sich um einen gemischten, überwiegend anatomischen Score: In seiner 1989 revidierten Form bewertet er Verletzungen in 5 Regionen (gewichtet nach Diskriminanz-Analysen), das Lebensalter, den „Base excess" und den Quotienten aus arteriellem Sauerstoffpartialdruck und inspiratorischer Sauerstoffkonzentration (paO_2/FiO_2).

◆ Zur Prognoseeinschätzung („Trauma Outcome Evaluation") werden Scores mit unterschiedlichen statistischen Verfahren ausgewertet. Wesentliche Erkenntnisse stammen aus der seit 1982 laufenden „Major Trauma Outcome Study (MTOS)", in der bis 1990 über 170 000 Schwerverletzte aus über 150 nordamerikanischen Kliniken (85% Level-I- und Level-II-Traumacenters) erfaßt wurden. In dieser Studie wird die Überlebenswahrscheinlichkeit (Ps = Probability of Survival) mit Hilfe der TRISS-Methode bestimmt, wobei RTS (bei Klinikaufnahme), ISS, Lebensalter und Verletzungsmechanismus (penetrierend/stumpf) verrechnet werden.

Als einfaches Instrument der Qualitätssicherung hat sich aus diesen Untersuchungen „Pre-Chart (Preliminary outcome based evaluation)" ergeben:

Mit Hilfe von RTS und ISS können individuelle Verläufe, die von erwarteten „Outcome" abweichen, spezifisch analysiert werden.

Eine weitere Verbesserung der Überlebensvoraussage ist von der ASCOT-Methode zu erwarten, die RTS (bei Klinikaufnahme), den Verletzungsmechanismus, eine genauere Altersverteilung und Komponenten des AP („Anatomic Profile"), das alle schweren Verletzungen (AIS > 2) erfaßt, berücksichtigt.

Einzelheiten s. Gerber, P., Wicki, O.: Stadien und Einteilungen in der Medizin, 2. Aufl. Thieme, Stuttgart 1995

Allgemeines

◆ Bei einfachen Verletzungen der Extremitäten sind keine Laboruntersuchungen erforderlich.

◆ Bei größeren Extremitätenverletzungen des jüngeren Menschen genügen in Abstimmung mit den Anästhesisten wenige rasch bestimmbare Werte (einfacher Laborstatus).

◆ Bei größeren Extremitätenverletzungen des älteren Menschen wird ein erweiterter Laborstatus, ein Elektrokardiogramm und ein Thoraxröntgenbild verordnet.

◆ Transfusionsblut testen bei einem möglichen Blutverlust von 1 l und mehr.

◆ Beim Polytrauma: s. S. 16 ff.

Einfacher Laborstatus

◆ Normalwerte in Klammern.

◆ Hämatologie:
Hämatokrit ($\male$ 41–53%, $\female$ 37–47%),
Hämoglobin ($\male$ 14,5–17 g% [9–10,55 mmol/l], $\female$ 12,5–16 g% [7,76–9,93 mmol/l]),
Leukozyten (3700–9600/mm^3 [3,7–9,6 G/l]),
Prothrombinzeit („Quick") (70–120%; 100 = 12 s).
Blutgruppe: AB0-System und Rh.

◆ Urinstatus:
Eiweiß (negativ),
Zucker (negativ),
Sediment (0–4 Lc, 0–2 Ec, wenig Epithelien pro Gesichtsfeld).

Erweiterter Laborstatus

◆ Hämatologie:
Gerinnungsstatus,
Thrombozyten (150 000–350 000/mm^3 [150–350 G/l]).

◆ Blutchemie:
Harnstoff (15–45 mg/dl [2,5–7,5 mmol/l]).
Kreatinin (0,6–1,3 mg/dl [53,0–115 mmol/l]).
Kalium (3,5–4,8 mval/l [3,5–4,8 mmol/l]).
Blutzucker

◆ Blutgasanalyse:
pO_2, pCO_2, pH, Basenüberschuß, O_2-Sättigung.

Grundsätzliches

◆ Die Indikation zur Röntgenuntersuchung wird aufgrund eines präzisen klinischen Befundes bzw. anamnestischen Verdachtes gestellt. Ausnahme: Beim älteren hospitalisierten Verletzten wird routinemäßig eine Thoraxaufnahme hergestellt.

◆ An den Extremitäten werden immer Aufnahmen in zwei Ebenen ausgeführt. Bei langen Röhrenknochen Abbildungen der benachbarten Gelenke, bei Femurfrakturen Beckenübersichtsaufnahme obligat. Ausnahmen: extreme Schmerzhaftigkeit der Verletzung oder Kontraindikation zur Umlagerung (z. B. instabile Wirbelfraktur mit neurologischen Ausfällen).

◆ Bei zweifelhaftem Befund, insbesondere bei Gelenkverletzungen und beim Kind: Vergleichsaufnahmen der gesunden Seite. Evtl. zusätzlich Schrägaufnahmen, Tomogramme oder CT (s. S. 21).

Kontrastdarstellungen

Röntgenuntersuchungen mit Kontrastmitteln sind u. U. erforderlich für die Beurteilung folgender Organsysteme:
◆ Arterielle Strombahn: Aortographie, Arteriographie (S. 13).
◆ Harnsystem: i.-v. Urographie (evtl. kombiniert mit Arteriographie), Zystographie (S. 138, 141).
◆ Gelenke: Arthrographie bei Kapsel-Band-Rissen (S. 164).

Funktionelle Röntgenuntersuchung

Band-Kapsel-Risse und gewisse Gelenkfrakturen können eine Gelenkinstabilität hervorrufen. Diese läßt sich mit Röntgenaufnahmen in forcierter Stellung, im Vergleich zur gesunden Seite, nachweisen („Aufklappbarkeit"). Die Untersuchung ist nur unter Anästhesie (Ausschaltung der Muskelkräfte) zuverlässig. Die Techniken sind beschrieben für das Sprunggelenk (S. 182), Daumengrundgelenk (S. 101). Bei Durchleuchtung mit Bildwandler ist die funktionelle Beurteilung durch Drehen in alle Richtungen besser. Die Strahlenbelastung ist größer. Befunddokumentation durch „Hard copies" vom Bildschirm.

Computertomographie (CT)

◆ Die CT liefert axiale Schnittbilder auf jedem Niveau. Einzelne Organe können differenziert (Kontrast-Enhancement) dargestellt werden, ebenso Ergüsse und Hämatome (Dichtemessung).

◆ Die CT wird im Liegen durchgeführt; die laufende Überwachung des Patienten ist gewährleistet.

◆ Wiederholte Untersuchung ergibt Verlaufskontrollen, die anders nicht zu gewinnen sind (z. B. Hirnödem, Leberhämatome).

◆ 3-D-Rekonstruktion und Stereolithographie erlauben bessere Bilanzierung schwieriger Frakturen (Becken, Azetabulum, Wirbelsäule, Kalkaneus).

◆ Die Spiral-CT verkürzt die Untersuchungszeit erheblich, eliminiert Bewegungsartefakte und bietet die Möglichkeit zur Angio-CT.

Sonographie

◆ Indikationsbereich sind Abdomen und Thorax; parenchymatöse Organe, große Gefäße, Harnblase und freie Flüssigkeit in Pleura- und Peritonealhöhlen lassen sich erfassen.

◆ Überlagerung durch Skelettanteile oder Gas beeinträchtigt die Bildqualität.

◆ Pluspunkte sind die rasche Durchführbarkeit und Schadlosigkeit der Untersuchung, die daher beliebig wiederholt werden darf. Voraussetzung ist jedoch ein erfahrener Untersucher, der auch die Verlaufskontrollen selbst durchführen sollte.

Kernspintomographie (MRI)

◆ Prinzip des MRI (Magnetic Resonance Imaging):
Der Patient wird kurzfristig einem elektromagnetischen Feld ausgesetzt, wobei die körpereigenen Wasserstoffatome (Protonen) Energie aufnehmen und sich im Magnetfeld wie eine Kompaßnadel ausrichten. Nach Abschalten des Magnetimpulses „relaxieren" die Protonen in einen niederenergetischen Zustand. Die dabei abgegebene Energie wird von Meßinstrumenten aufgefangen und nach Relaxationszeiten (T1 und T2) sowie Protonendichte ausgewertet.

◆ MRI stellt die inneren Organe morphologisch und im Zusammenhang dar, und zwar in jeder gewünschten Schnittebene (längs-sagittal, längs-frontal, quer).

◆ Die Wiedergabe (auch von Gelenken und am ZNS) erfolgt plastischer als im CT.

◆ Den Vorzügen stehen einige markante Nachteile gegenüber:
1. Die Verfügbarkeit des MRI ist nicht generell gegeben.
2. Die Untersuchung ist zeitaufwendig (30–45 min) und erfordert einen kooperativen Patienten.
3. Bei unruhigen Patienten und Mehrfachverletzten ist das MRI nur begrenzt einsatzfähig, da Narkose, Beatmung und Monitoring einen speziellen apparativen Aufwand erfordern.

◆ Unfallchirurgische Indikationen für MRI:
Verletzungen von Hirnstamm und Rückenmark sowie diskoligamentäre Läsionen der Wirbelsäule. Gelenkverletzungen: Knorpel, Menisken, Bänder. Weichteiltraumen: Muskulatur, Sehnen.

Nervenverletzung

Allgemeines

◆ Bei frischer Verletzung ist die Beurteilung der peripheren Innervation oft unsicher. Die periphere Sensibilität kann nach Durchtrennung eines Nervs anfänglich scheinbar erhalten sein. Die Nervenrevision ist deshalb bei jeder benachbarten Wunde obligat.

◆ Unter Verwendung optischer Vergrößerung und mikrochirurgischer Technik ist die Prognose der Nervennaht (primär und in den ersten Wochen) besser als diejenige der sekundären Versorgung.

◆ Die Neurotisation erfolgt nur bei spannungsfreier Anastomose und gut durchbluteter Umgebung (Bett- und Hautmantel). Daher wird heute die Naht gleichzeitig durchtrennter Kollateralarterien empfohlen.

◆ Die Beurteilung einer Nervenverletzung und deren Regeneration erfolgt zuerst klinisch. Die Elektromyographie ist frühestens nach 3 Wochen aussagekräftig.

Einteilung

◆ Neurapraxie: Leitungsunterbrechung ohne anatomische Veränderungen (Kontusion). Erholt sich in der Regel nach 6–12 Wochen.

◆ Axonotmesis: Unterbrechung der Axone (Quetschung, Überdehnung) bei intaktem Stützgewebe. Periphere Degeneration. Regeneration von der Verletzung aus nach distal: höchstmögliche Geschwindigkeit 1 mm pro Tag.

◆ Neurotmesis: Nervendurchtrennung scharf, stumpf oder durch Distraktion (Plexus bracchialis). Nach der Nervennaht ist die periphere Regeneration immer unvollständig. Höchstmögliche Geschwindigkeit 1 mm pro Tag.

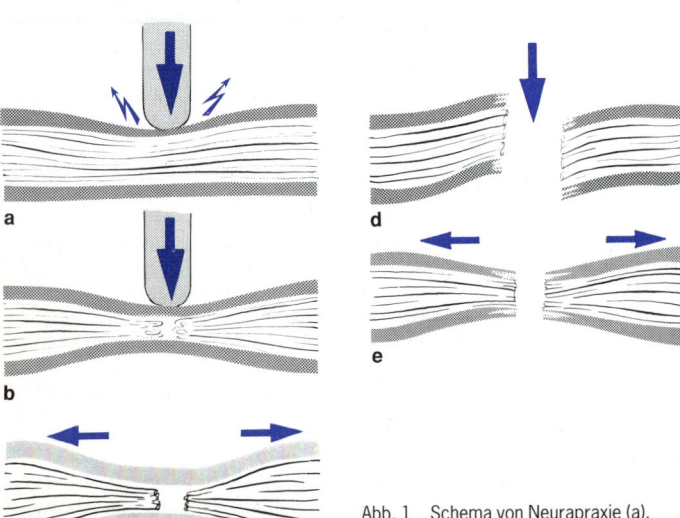

Abb. 1   Schema von Neurapraxie (a), Axonotmesis (b u. c), Neurotmesis durch scharfe Durchtrennung (d) und durch Zerreißung (e)

Operationsindikationen

◆ Durchtrennte Finger- und Kollateralnerven (primär).
◆ Partiell durchtrennte Nervenstämme (primär).
◆ Durchtrennte Nervenstämme (N. medianus, N. ulnaris, N. radialis, N. tibialis, N. peronaeus): Primärnaht unter günstigen Umständen (geeignete Verletzung, mikrochirurgisch geschulter Operateur). Wundnaht. Frühsekundärnaht der Nerven in den ersten 3 Wochen.
◆ Nervendefekte werden in der Regel durch frühsekundäre Nerventransplantation überbrückt.
◆ Chronisch oder akute Kompression (Karpaltunnelsyndrom, S. 264, Tarsaltunnel, N. peronaeus usw.).
◆ Intraneurale Hämatome mit Neurapraxie: Epineurotomie und Hämatomausräumung bei Revision wegen benachbarter Fraktur.

Operative Verfahren

◆ Epineurale Naht (Nervenäste), S. 198.
◆ Epi-perineurale oder faszikuläre Naht (Nervenstämme), S. 196.
◆ Autologe Nerventransplantation (Defekt), S. 198.
◆ Dekompression, S. 264.

Prognose

◆ Die Resultate der Nervennaht sind sehr verschieden und abhängig von: Lage und Art der Verletzung, Präzision und Übung des Operateurs (Mikrochirurgie), Vaskularität der Anastomosen und des Nervenbettes, Alter des Patienten (nur unter 40 Jahren erfolgversprechend).
◆ Allgemeine Regeln: Die Sensibilität erholt sich besser als die Motorik. Periphere Verletzungen heilen besser als zentrale. Obere Extremität heilt besser als untere Extremität. Medianus heilt besser als Ulnaris. Ulnaris heilt besser als Radialis. Tibialis heilt besser als Peronäus.
◆ Die Beurteilung des Verlaufes erfolgt durch wiederholtes EMG, welches ab ca. 3. Woche aussagekräftig ist.

Morphologische Fraktur-Klassifikation

Allgemeines

◆ Die Klassifikation ist ein unerläßliches Mittel der gegenseitigen Verständigung. Sie muß auf Biologie und Klinik beruhen, memorierbar und alphanumerisch aufgebaut, um EDV-kompatibel zu sein. Voraussetzung dafür ist eine Vereinheitlichung der Begriffe in allen Sprachen.

◆ Die ABC-Klassifikation der AO (Arbeitsgemeinschaft für Osteosynthese), aufgegabelt nach der Zahl 3, lehnt sich an die Linné-Einteilung der Pflanzenwelt an. Aufgrund der Morphologie (Röntgendokument) entsteht eine Hierarchie des ossären Schweregrades, welche die therapeutischen Anforderungen und die Prognose berücksichtigt. Der begleitende Weichteilschaden muß miterfaßt werden (S. 26). Damit läßt sich der Schweregrad der gesamten Verletzung definieren und kodifizieren.

Lokalisation

◆ Diese wird mittels 2 Zahlen festgelegt. Die 1. Zahl bezeichnet den Knochen: Humerus = 1, Unterarm (Radius und Ulna) = 2, Femur = 3, Tibia und Fibula = 4, Wirbelsäule = 5, Becken = 6, Hand = 7, Fuß = 8.

◆ Die 2. Zahl bezeichnet das Segment: Lange Röhrenknochen haben 3 Segmente: 2 endständige (1 und 3) und ein diaphysäres (2). Malleolarfrakturen werden wegen der Komplexität der Gabel als eigenes Segment (= 44) definiert.

◆ Beispiele:
42 = Unterschenkel-Diaphyse
13 = Humerus distal

Grenzen

◆ Die Segmentgrenzen werden individuell bestimmt. Die größte Breite des endständigen Segments (meist in der Frontalebene) wird vom Gelenk aus auf die Schaftachse projiziert: „Quadratmessung" (Abb. 2).

◆ In Grenzfällen entscheidet für die Zuteilung einer Fraktur zu Diaphyse oder Metaphyse die Mitte der Bruchlinie. Bei komplexen Frakturen ist es das „mechanische Zentrum" der Fragmentation.

Morphologie

◆ Die Frakturtypen werden mit den Buchstaben A, B und C definiert. Diese zeigen eine Steigerung des Schweregrades an:

◆ In der Diaphyse sind A einfache Frakturen (Torsion, schräg, quer). B sind Keilbrüche (an einer Stelle ist nach Reposition der Kontakt zwischen den Hauptfragmenten erhalten). C sind komplexe Frakturen (kein morphologischer Kontakt zwischen den Hauptfragmenten: Mehrfragmentbrüche, Etagenbrüche) (Abb. 3).

◆ Bei den endständigen Segmenten sind A extra-artikuläre metaphysäre Frakturen. B sind artikuläre partielle (teilweise erhaltene Verbindung zwischen Gelenkfläche und Diaphyse) und C artikuläre vollständige Frakturen (keine morphologische Verbindung zwischen Gelenkanteil und Diaphyse) (Abb. 3).

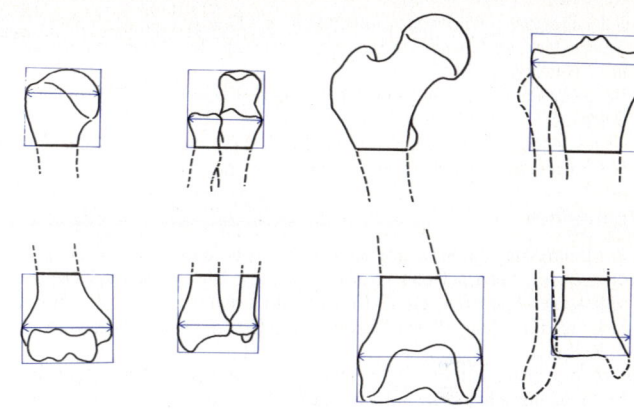

Abb. 2 Die Grenzen der endständigen Segmente der langen Röhrenknochen

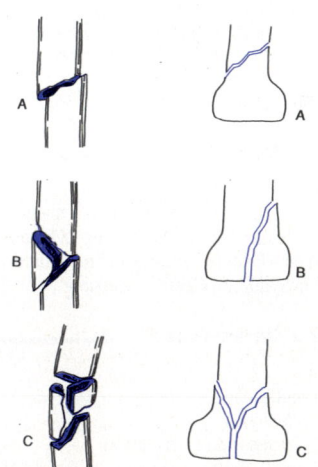

Abb. 3 Die Frakturtypen bei diaphysären und endständigen Segmenten der langen Röhrenknochen

◆ Jeder Frakturtyp wird weiter aufgeteilt in je 3 Gruppen mit den Zahlen 1, 2, 3, welche dem zunehmenden Schweregrad entspricht. Jede Gruppe enthält wiederum 3 Untergruppen.

◆ Bei mehreren Frakturlokalisationen wird diese Klassifikation abgebildet.

◆ Beispiele:
43 A1 bedeutet Tibia-Metaphyse (keine Gelenkbeteiligung), einfache Fraktur.
12 C3 bedeutet Humerus-Diaphyse, komplexe Fraktur.

Allgemeines

◆ Zur Beurteilung des Schweregrades einer Fraktur muß die Weichteilschädigung differenziert miterfaßt und kodifiziert werden. Die Weichteilschäden bei geschlossenen Frakturen und die Kontamination sind mit zu berücksichtigen. Die bisherige Einteilung offener Frakturen nach Grad 1–3 ist ergänzt worden (Abb. 4, S. 28).

Die Arbeitsgemeinschaft für Osteosynthese (AO) hat in der 3. Aufl. des Manuals für die Kodifizierung Abkürzungen der englischen Sprache und eine Zahlenskala eingeführt.

Haut (I = Integument)

◆ IC = Integument closed (geschlossene Fraktur):
IC1 = geschlossene Haut, keine manifeste Weichteilschädigung
IC2 = Prellung
IC3 = Schürfung, umschriebenes Décollement (Ablederung)
IC4 = ausgedehntes Décollement (Ablederung)
IC5 = geschlossene Hautnekrose

◆ IO = Integument open (offene Fraktur):
IO1 = Anspießung von innen (bisher offen 1. Grades)
IO2 = Wunde durch äußere Einwirkung bis 5 cm Ausdehnung
IO3 = Wunde größer als 5 cm
IO4 = Hautverlust oder großes Décollement

Muskel-Sehnen (MT = Muscle-Tendon)

◆ MT1 = keine Läsion
MT2 = umschriebene Verletzung einer Muskel-Sehnen-Gruppe
MT3 = ausgedehnte Muskel-Sehnen-Verletzung (2 Kompartimente betroffen)
MT4 = Sehnen- und Muskeldefekte (ausgedehnte Kontusion)
MT5 = Compartment-Syndrom, Crush-Verletzung

Nerven-Gefäße (NV = Nerve-Vessel)

◆ NV1 = keine Läsion
NV2 = isolierte Nervenläsion
NV3 = isolierte Gefäßläsion
NV4 = kombinierte Nerven- und Gefäßläsion
NV5 = subtotale oder vollständige traumatische Amputation

Beispiele

42 A1/IC1 – MT1 – NV1 = Tibia-Diaphyse, einfache Fraktur. Geschlossen. Kein Weichteilschaden.

12 C3/IO3 – MT4 – NV4 = Humerus-Diaphyse, komplexe Fraktur. Offen mit großer Hautwunde. Ausgedehnte Muskelläsion. Verletzung der A. brachialis und des N. radialis.

Taktik bei Frakturen mit Weichteilschaden

Einteilung

Frühere Grobeinteilung offener Frakturen:
- ◆ Grad 1: Haut von innen angespießt oder aufgerissen.
- ◆ Grad 2: Weichteildurchtrennung von außen.
- ◆ Grad 3: Zerstörung, Defekte (Haut, Muskeln, Gefäße, Sehnen, Nerven).

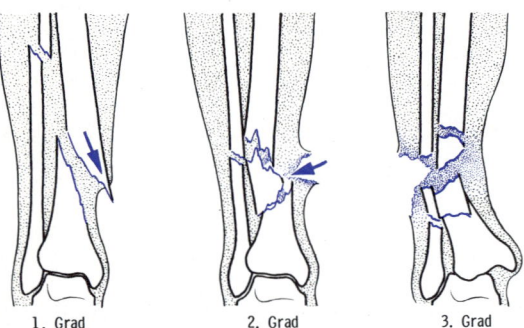

1. Grad   2. Grad   3. Grad

Abb. 4   Schema der Grobeinteilung in Grade

Allgemeines

- ◆ Für die Operationstaktik und die Prognose sind entscheidend:
  1. Der Weichteilschaden, S. 26.
  2. Morphologie und Vitalität der Fragmente, S. 24.
  3. Verschmutzung (Kontamination).
  Die Fraktur mit Weichteilschaden ist ein dringlicher Notfall. Bei offenen Frakturen leitet der Operateur die Vorbereitung persönlich. Ziel: Infektionsprophylaxe durch Débridement und gewebeschonende Stabilisierung des Skeletts.

Untersuchungen

- ◆ Allgemeinuntersuchung: Schock (S. 2), Polytrauma (S. 14 f), arterielle Verletzung (S. 13 u. 36 ff). Compartment-Syndrom (S. 31 ff).
- ◆ Eine arterielle Verletzung mit Ischämie muß innerhalb 6 Stunden versorgt werden. Der Entscheid über die Verlegung ins Zentralspital ist dringlich.
- ◆ Beurteilung bei geschlossener Fraktur S. 26.
- ◆ Bei offener Fraktur Transportverband nicht öffnen. Röntgen im Verband (S. 20).
- ◆ Der Patient verspürt nur *einen* Hauptschmerz. Weitere Verletzungen müssen durch systematische Untersuchung (S. 4) festgestellt bzw. ausgeschlossen werden.

Vorbereitungen bei offener Fraktur

- ◆ Infusion stecken. Schockbehandlung vor Operation.
- ◆ Thromboembolieprophylaxe präoperativ beginnen.

◆ Tetanusprophylaxe.
◆ Antibiotika kurzdauernd („Single-shot"-Prophylaxe oder hochdosiert 2–3 Tage): Cephalosporine 2. Generation.

Im Operationsvorraum

◆ Narkose, wenn Schock beherrscht.
◆ Blutsperre nur vorbereiten (wenn möglich nicht verwenden).
◆ Operateur (gewaschen, sterile Instrumente) öffnet den Verband, inspiziert die Verletzung und läßt sie dokumentieren (Photo). Er entscheidet über Operationstechnik und Implantate.
◆ Wundreinigung: steriles Rasieren der Wundumgebung. Wundspülung mit Betadine und Ringer-Lösung.
◆ Desinfektion der Umgebung. Steriles Einwickeln. Einfahren in den Operationsraum.
◆ Bei größeren Defekten wird die frühsekundäre Versorgung in Zusammenarbeit mit dem plastischen Chirurgen vorbereitet.

Im Operationssaal

◆ 2. Desinfektion durch den Operateur und Abdecken.
◆ Débridement: Entfernung von Fremdkörpern und devitalisierten Fragmenten. Sparsames Anfrischen von Hauträndern. Exzision von gequetschtem Subkutangewebe und sicher nekrotischer Muskulatur. Vitale Muskulatur: KKKK = Konsistenz, Kolorit, Kontraktilität, Kapillarblutung.
◆ Wechsel von Instrumenten und Bekleidung. 3. Desinfektion und steriles Abdecken des Operationsfeldes.

Osteosynthese

◆ Gemäß lokalem Befund individuelles Vorgehen:
  – Einfache Fraktur, geringer Weichteilschaden, dicker Weichteilmantel: solider, nicht aufgebohrter Marknagel mit Verriegelung (S. 325 u. 346) oder Platte durch die Wunde nach sparsamer Erweiterung oder durch separate wundferne Inzision.
  – Erheblicher Weichteilschaden oder komplexe Fraktur oder Kombination: Fixateur externe (S. 372) bzw. solider, nicht aufgebohrter Marknagel mit Verriegelung, evtl. spezielle Plattentechnik (Interlocking Plate, S. 343).
◆ Ausgedehnte entlastende Faszienspaltungen.

Wundbehandlung

◆ Offene Wundbehandlung:
  – Nur spannungsfreie Randbezirke werden locker adaptiert.
  – Wundbedeckung mit dünner Fettgaze oder Kunsthaut (Polyurethanschaumfolie „Epigard").
  – Von vitalem Gewebe müssen bedeckt sein: Implantate, Sehnen, Gefäße, Nerven.
  – Frei liegen darf: Muskulatur.
◆ Ein primärer Wundverschluß ist gefährlich, weil das Ausmaß der postoperativen Schwellung nicht voraussehbar ist.

◆ Primäre Plastiken (Haut-, Muskel-, myokutane Lappen) sind riskant und aufwendig. Bei großen Defekten: frühsekundäre plastische Deckung (2.–4. Tag) einplanen.
◆ Äußere Ruhigstellung:
Druckfreie Hochlagerung auf Schienen oder Aufhängen mit Fixateur externe (S. 372) unter laufender Kontrolle der arteriellen Zirkulation.

Nachbehandlung

◆ Überwachung bezüglich Zirkulation und Logensyndrom.
◆ Antibiotika kurzdauernd, falls präoperativ eingeleitet, weiterführen.
◆ Medikamentöse Thromboembolieprophylaxe weiterführen.
◆ Täglicher Verbandwechsel. Die Kunsthautbedeckung muß regelmäßig gewechselt werden. Ein zweites Débridement ist nach 2–4 Tagen erforderlich (weitere evtl. später). Kombination mit plastischem Eingriff.
◆ Verschluß offener Wunden in Etappen nach Abschwellung, evtl. Spalthauttransplantat.
◆ Beginn mit aktiv-passiver Mobilisation, sobald die Wundheilung gesichert ist.
◆ Die weitere Nachbehandlung richtet sich nach der Fraktur.

Prognose

◆ Bei kompetenter Primärversorgung Infektrate gering.
◆ Verzögerte Frakturheilung und trophische Störungen möglich.
◆ Verfahrenswechsel und spätere plastische Korrektureingriffe sind zur Beschleunigung der Frakturheilung und zur Verbesserung des Resultates oft erforderlich.

Weichteilmantel

Allgemeines

◆ Definition: Ausfall der nutritiven Kapillarperfusion durch Druckanstieg in geschlossenem Muskelkompartiment (Faszienloge) oder durch Abfall des arteriellen Blutdrucks führt zuerst zum Funktionsausfall von Nerven und Muskeln, dann zur Nekrose.

◆ Gewebedruckerhöhung entsteht durch:
  – Kompartimentverkleinerung von außen: Verschüttung, Lagerungsdruck beim Bewußtlosen. Bandagedruck, Gipsdruck, Fasziennähte.
  – Zunahme des Kompartimentinhaltes: Ödem (kontusionell, postischämisch, postoperativ), Hämatom.

◆ Arterielle Hypotonie entsteht durch Schock, Arterienverletzung, Hochlagerung.

◆ Logensyndrome sind in der Traumatologie häufiger geworden:
  – Polytrauma mit Muskelkompression am Unfallort, Blutdruckabfall bei Schockphasen, arterielle Verletzungen.
  – Frakturbehandlung ohne Faszieneröffnung: geschlossene Marknagelung, transmuskuläre Fixateur-externe-Systeme.

◆ Das Syndrom kann bei *allen* von Faszien umgebenen Muskeln oder Muskelgruppen entstehen.

Symptomatologie

◆ Auftreten: wenige Stunden bis höchstens 3 Tage nach dem Trauma.

◆ Leitsymptome:
  – unverhältnismäßiger, zunehmender Schmerz,
  – harte, druckdolente Schwellung der Muskelloge,
  – funktioneller Ausfall und Distensionsschmerz der Muskulatur.
  – intakte periphere Zirkulation (Haut rosig, Pulse normal),
  – ischämisch bedingte sensible Ausfälle der die Loge durchziehenden Nerven.

◆ Erweiterte Diagnostik: Gewebedruckmessung (Abb. 5 u. 6): fortlaufende Überwachung von polytraumatisierten, bewußtlosen, schockierten oder speziell gefährdeten Patienten. Die Differenz zwischen subfaszialem und diastolischem Blutdruck (Perfusionsdruck) sollte mehr als 30 mm Hg betragen. Intrafaszialer Druck über 30 mm Hg ist pathologisch.

Differentialdiagnose

◆ Thrombose und Thrombophlebitis (schmerzarme Schwellung).

◆ Traumatische, operative oder postoperative Nervenschädigung (keine Schwellung, keine Schmerzen).

◆ Akuter Infekt nach Osteosynthese (Wundrötung, Fieber, Leukozytose).

Typische Lokalisationen

◆ Obere Extremität: dorsale und ventrale Oberarmlogen. Unterarmbeuger und Streckerlogen (Spätzustand = Volkmann-Kontraktur). Interossei, Thenar.

◆ Untere Extremität: Glutaei. Dorsale und laterale Oberschenkellogen. Tibialis-anterior-Syndrom am Unterschenkel (häufigste Lokalisation, S. 175 f). Tiefe und oberflächliche hintere Unterschenkellogen, Peronealmuskelloge.

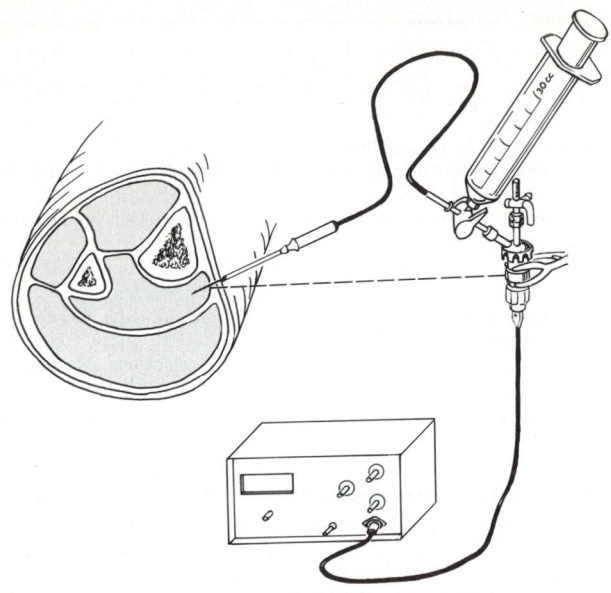

Abb. 5   Kompartment-Druckmessung in der tiefen Beugerloge des Unterschenkels: Schema einer möglichen Messanordnung

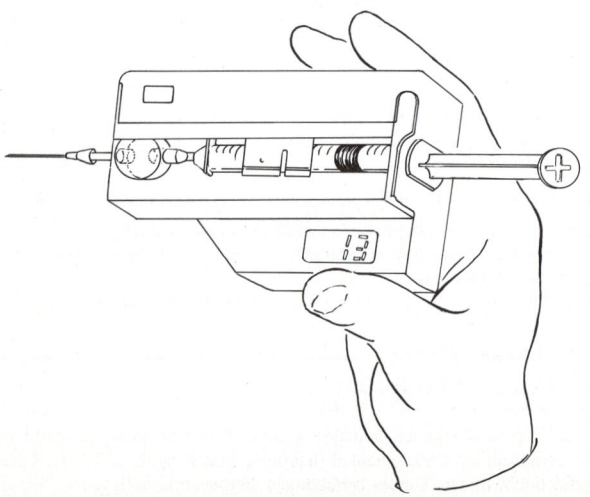

Abb. 6   Fertiges „Stic"-Manometer zur einmaligen bzw. diskontinuierlichen Messung des Muskellogendrucks

Weichteilmantel

◆ Kombinationen verschiedener Logensyndrome oder von Logensyndrom mit Nervenläsion ist möglich.

Indikation

◆ Notfallmäßige Operation bei jedem Verdacht. Diagnose klinisch stellen. Rasch handeln. Keine wertvolle Zeit mit Spezialuntersuchungen verlieren.
◆ Prophylaktische Logenspaltung bei offener Osteosynthese und verzögerter arterieller Rekonstruktion.
◆ Bei Überwachungsfällen mit laufender intrafaszialer Druckmessung (Polytrauma, Bewußtlose): operative Entlastung, wenn intrafaszialer Druck gegen 40 mmHg ansteigt.

Therapie

Operative Entlastung der Loge durch ausgedehnte Spaltung der Faszien aller befallenen Kompartimente. Hautinzision in der ganzen Ausdehnung der entlasteten Loge mit offener Wundbehandlung (nach Abschwellung Sekundärnaht oder freies Hauttransplantat). Die gedeckte Fasziotomie aus kleiner Inzision entlastet meistens ungenügend.

Prognose

Abhängig von der Vitalität der Muskelfasern im Zeitpunkt der Entlastung (Biopsie). Bei früher Operation Restitutio ad integrum. Bei verspäteter Operation partielle oder vollständige Nekrosen (Infektbegünstigung), später Fibrose (Tenodese-Effekt, evtl. mit Kontraktur). Volkmann-Kontraktur, Krallenzehen, Hohlfuß. Oft schwerwiegende Invalidität.

Allgemeines

◆ Unterscheiden zwischen Brandverletzung, Verbrühung, Explosionstrauma und Stromverletzung. Ggf. an Inhalationstrauma der oberen Luftwege, Barotrauma der Lunge und mechanische Traumen (Sturz aus Höhe) denken. Beachte neben der lokalen Verbrennungswunde die Systembelastung durch Schock, Mediatoren und Toxine.
Sofortmaßnahmen: kaltes Wasser auf alle Verbrennungen, steril abdecken und Volumensubstitution zur Schockprophylaxe.

Beurteilung der Verbrennungswunde

◆ Abschätzen der verbrannten Körperoberfläche nach Handflächenregel oder 9er-Regel (Abb. 7).

◆ Die Tiefe der Verbrennung wird in Grade unterschieden:
1. Grad: hyperämische Hautrötung ohne Blasenbildung.
2. Grad:
– Oberflächlich dermale Verbrennung umfaßt nur Epidermis und die obersten Anteile des Koriums:
Blasenbildung, normale Hautkonsistenz, Wundgrund naß, durchblutet, rot, schmerzhaft, Haare und Nägel halten.

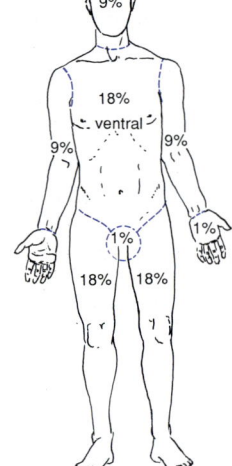

Abb. 7 Schema zur Abschätzung der verbrannten Körperoberfläche. Handflächenregel: die Handfläche entspricht 1% der Körperoberfläche, 9er-Regel: Kopf, Stamm und Extremitäten entsprechen jeweils 9% oder deren Vielfaches der Körperoberfläche

– Tief dermale Verbrennung reicht weit ins Korium:
Blasenbildung, erhöhte Hautkonsistenz, Wundgrund feucht, weißlich, wenig schmerzhaft, nur tiefe Nadelstiche spürbar und blutend, Haare halten knapp.
3. Grad: die ganze Haut mit Hautanhangsgebilden ist zerstört:
trockene Hautfetzen, trockene Wunden, harte Hautkonsistenz, Wundgrund: weiße Denaturierung oder nicht wegdrückbare Rötung oder gelblich wachsartig mit sichtbar thrombosierten Venen. Schmerzlos auch auf Nadelstiche, die nicht bluten, Haare und Nägel fallen aus.
4. Grad: Verkohlung.

Indikation zur stationären Behandlung ━━━━━━━━━

◆ Verbrennungen 2. und 3. Grades über 10–15% der Körperoberfläche, bei Kindern ab 5–10% der Körperoberfläche, Verbrennungen von Gesicht, Händen, Füßen, Genitalien, Inhalationsschaden, Elektroverbrennungen, chemische Schäden sowie zusätzliche Traumen, Intoxikationen oder Grunderkrankungen.

Indikation zur Verlegung in ein Zentrum ━━━━━━━━━

◆ Verbrennungen von über 30% der Körperoberfläche, Verbrennungen des Gesichtes, Verbrennungen mittlerer Ausdehnung bei betagten Patienten. Zusätzliche Inhalationsschäden, schwere Elektroverbrennungen oder chemische Schäden, schwere Begleitverletzungen.

Vorgehen bei großen Verbrennungen ━━━━━━━━━

1. Wunden kühlen
2. Patient entkleiden und auf sterile Unterlage legen
3. Venöser Zugang, Ringer-Laktat-Infusion
4. Schmerzmittel i.-v.
5. Beurteilung von Ausdehnung und Tiefe der Verbrennung
6. Berechnung der Infusionsmenge: 4 ml Ringer-Lactat/kg KG/% Verbrennung/24 h, davon die Hälfte in den ersten 8 h nach der Verbrennung
7. Urin-Dauerkatheter, darüber Flüssigkeitsbilanzierung. Ziel: 1 ml Urin/kg KG/h. Bei Myohämoglobinurie 2 ml
8. Tetanusprophylaxe
9. Laboruntersuchungen: Blut und Urin, Blutgasanalyse
10. Bei Inhalationsschaden evtl. Intubation und Beatmung erforderlich
11. Prüfen, ob Verlegung in ein Verbrennungszentrum erforderlich ist
12. Operative Versorgung: Wunddébridement, Fasziotomien, Escharotomien
13. Intensivüberwachung und Intensivbehandlung

Lokalbehandlung der Verbrennungswunde ━━━━━━━━━

◆ Kühlen, Desinfektion mit Polyvidon-Iod, Entfernung von Haaren, Blasen und Hautfetzen, Infektionsbekämpfung durch lokal applizierte antimikrobielle Salbentüll oder Crème, enge Verbrennungsschorfe werden gespalten (Escharotomie), bei tiefen Verbrennungen und bei Elektroverbrennungen häufig Spalten der Muskelfaszien nötig.
Als antimikrobiell wirksame Substanzen haben sich bewährt: Silbersulfadiazine, Polyvinyl-Pyrolidon-Iod, Fusidin-Säure, Silbernitrat-Lösung und Chlorhexidine.
Die chirurgische Behandlung unterscheidet die tangentiale Exzision und die tiefe Exzision, die häufig gestaffelt zum Einsatz kommen.
Die débridierten Wunden können der Spontanheilung überlassen werden (Granulationsmethode), oder sie erfordern eine operative Deckung durch freie Hauttransplantate (Mesh-graft) oder auch Lappenplastiken.
◆ Einzelheiten s. Glinz, W. u. Mitarb.: Checkliste Chirurgische Intensivtherapie. Thieme, Stuttgart 1990.

Allgemeines

◆ Verletzungen durch stumpfe oder scharfe Einwirkung.
◆ Anatomisch verschiedene Schweregrade, von partiellem Wandschaden bis zu Lumeneröffnung und Kontinuitätsverlust.
◆ Leitsymptome sind Blutung und/oder Ischämiesyndrom.

Untersuchungen

◆ Verletzungsmodus, Lokalisation des Traumas.
◆ Blutung nach außen? Pulsierendes Weichteilhämatom? Begleitverletzungen (Frakturen, Luxationen)?
◆ Ischämiesyndrom: periphere Pulse? Strömungsgeräusche über dem lädierten Gefäßabschnitt? Extremität rasch abkühlend, blaß. Doppler-Sonographie. Ischämisch bedingte motorische und sensorische Paresen mit zeitlicher Latenz.
◆ Ischämieschmerz: von anderweitigem Wundschmerz gelegentlich nicht abzugrenzen.

Arteriographie

◆ Schlüsseluntersuchung zur Lokalisation und Dokumentation.
◆ Periphere Gefäße: Arteriographie durch Punktion der A. axillaris oder A. femoralis.
◆ Stammnahe Gefäße (A. subclavia, A. carotis, A. iliaca): retrograde Aortographie mit selektiver Darstellung der großen Abgänge.

Differentialdiagnose

◆ Ischämisierender Arterienspasmus.
◆ Kompressionssyndrom in einer Muskelloge (S. 31 ff).

Klinische Topographie

◆ A. subclavia: ganzer Arm ist gefährdet, Rekonstruktion unerläßlich (Osteotomie der Klavikula). Begleitverletzung des Plexus brachialis darf sekundär versorgt werden.
◆ A. axillaris und A. brachialis: Läsion oberhalb des Abganges der A. profunda brachii führt zu totaler Ischämie ab distalem Oberarmdrittel. Rekonstruktion unerläßlich.
◆ A. brachialis zwischen Abgang der A. profunda brachii und Kubitalisgabel: subtotales Ischämiesyndrom am Vorderarm ohne unmittelbar drohende Nekrose (Kollateralnetz zu A. radialis und A. ulnaris). In Ausnahmesituationen Ligatur gestattet. Wegen Ischämieschmerz und funktioneller Beeinträchtigung Rekonstruktion unbedingt empfehlenswert, ggf. sekundär.
◆ A. radialis, A. ulnaris: einzeln verletzt resultieren Unterkühlung, Schwäche und Atrophie der Handbinnenmuskeln, jedoch keine Nekrosegefahr. Ligatur von A. radialis oder A. ulnaris einzeln in Ausnahmesituationen statthaft. Restitutio ad integrum erfordert jedoch Rekonstruktion mindestens der (hämodynamisch wichtigeren) A. radialis unter Lupen- oder Mikroskopvergrößerung.

◆ A. femoralis communis: Rekonstruktion zur Erhaltung des Beines unerläßlich. Evtl. temporäre Hämostase durch retroperitoneale Freilegung und Abklemmung der A. iliaca externa.

◆ A. femoralis superficialis: totales Ischämiesyndrom des ganzen Unterschenkels. Rekonstruktion unerläßlich.

◆ A. poplitea: Nekrosegefahr ab Unterschenkelmitte. Rekonstruktion von medialem Zugang aus nach präliminarer Stabilisation der Fraktur bzw. Transfixation des Gelenks. Nach Rekonstruktion meist schweres postischämisches Ödem: frühzeitige Spaltung der Faszien (3 Muskellogen!).

Operative Verfahren

1. Arteriotomie, Intimaversorgung, Thrombektomie.
2. Arteriennaht: Verschluß direkt oder unter Erweiterung durch autologen Venenstreifen.
3. Anastomose: direkt End-zu-End oder mit Erweiterung durch Venenstreifen.
4. Defektüberbrückung: autologes Veneninterponat. Für zentrale und großkalibrige Arterien haben sich gestrickte oder gewobene Kunststoffprothesen bewährt.

Prognose

◆ Abhängig einerseits von technisch einwandfreier Rekonstruktion und Nachbehandlung, andererseits von Ischämiedauer und lokalen Begleitverletzungen.

◆ Frühverschluß: unzureichende operative Technik. Mangelnde Ruhigstellung. Ungenügender Abstrom nach distal bei peripheren Verletzungen, Ödem, Embolien.

◆ Nachblutung früh postoperativ: mangelhafte Gefäßnaht. Zu massive Heparinisierung.

◆ Nachblutung spät/Aneurysma spurium: schleichender Infekt.

Vorgehen bei stumpfen Verletzungen

◆ Unter Friedensverhältnissen überwiegender Verletzungsmodus.

◆ Aufgrund des Unfallmechanismus (Schlag, Aufprall, Zerrung, Überfahrenwerden) sind Begleitverletzungen häufig: Frakturen, Luxationen, Venen- und Nervenverletzungen, Läsionen des bedeckenden Weichteilmantels.

◆ Schädigung durch stumpfe Gewalt beginnt in den inneren Wandschichten (Intimariß) und reicht mit zunehmender Schwere über die Ruptur der Media bis zu Lumeneröffnung und Kontinuitätsdurchtrennung.

◆ Symptomatik entspricht einem totalen oder subtotalen Ischämiesyndrom, das u. U. mit zeitlicher Latenz manifest wird (arterielle Thrombose nach Intimaschädigung).

◆ Begleithämatom in den umgebenden Weichteilen kann vorhanden sein oder fehlen.

◆ Prädilektionsstellen sind Verletzungen im Bereich des Schultergürtels, Ellenbogens, des distalen Femurs sowie komplexe Knieverletzungen.

Untersuchungen

◆ Ischämiesyndrom?

◆ Röntgen: betroffener Skelettabschnitt. Beachte topographische Beziehung einer Dislokation zum Gefäßverlauf.

◆ Begleitverletzungen lokal und allgemein?

◆ Festlegung der Prioritäten in Abklärung und Therapie.

Arteriographie

◆ Grundsätzlich indiziert auf den klinischen Verdacht hin, es könnte eine Gefäßläsion vorliegen.

◆ Lokalisation des Verschlusses und etwaiger von der Verletzungsstelle nach distal gestreuter Embolien.

◆ Differenzierung gegenüber einem arteriellen Spasmus.

Operationsindikationen

◆ Jedes periphere Ischämiesyndrom durch stumpfes Arterientrauma.

◆ Von einer Arterienrekonstruktion ausgenommen sind Spasmen (angiographisch dokumentiert) sowie Kompressionssyndrome in einer Muskelloge.

Vorgehen bei scharfen Verletzungen

◆ Schnitt und Stich: durch gezielte Gewalteinwirkung sind Nebenverletzungen seltener als beim stumpfen Trauma.

◆ Scharfe Schädigung der Arterie mit zunehmender Schwere von außen nach innen. Reine Adventitiaverletzung (Zufallsbefund), partielle oder völlige Durchtrennung des Gefäßes.

◆ Schuß: ein Sonderfall: möglich sind direkter Treffer der Arterie mit Zerfetzung und Defekt, sodann stumpfe Schädigung durch Schockwelle und Kavitationseffekt. Nebenverletzungen aufgrund der Topographie des Schußkanals.

◆ Blutung nach außen und/oder in den Weichteilmantel.

◆ Temporäre Spontanhämostase ist bei Kontinuitätsdurchtrennung möglich zufolge Retraktion der inneren Wandschichten.

◆ Keine Spontanhämostase bei schlitzförmiger Lumeneröffnung, da Intimaretraktion unvollständig bleibt.

◆ Ischämiesyndrome weniger konstant als nach stumpfem Trauma.

Sofortmaßnahmen

◆ Unfallanamnese: Angaben über arteriellen Blutverlust und Erste Hilfe. Einlieferung des Patienten meist mit auswärts angelegten Kompressionsverbänden oder Abbindungen.

◆ Pulsierendes Hämatom? Ischämiesyndrom?

◆ Zentralvenöser Zugang, Volumenersatz.

◆ Klinische Allgemeinuntersuchung (Nebenverletzungen?).

◆ Arteriographie diagnostisch von untergeordneter Bedeutung, da Ort und Art der Läsion bekannt.

◆ Einleitung der Narkose.

◆ In Operationsbereitschaft Abnahme von Umschnürung oder Kompressionsverband. Bei sofortiger Massivblutung erneute Kompression mit sterilem Material, improvisiertes Desinfizieren und Abdecken des Operationsfeldes. Bei nur leichter Blutung routinemäßige Operationsvorbereitung.

Operationsindikationen

◆ Jede Arterienverletzung durch scharfe Gewalt.

◆ Rekonstruktion oder allenfalls Ligatur der verletzten Arterie aufgrund der klinisch-topographischen Beurteilung (s. S. 36), der technischen Gegebenheiten (Mikrotechnik) und dominanter anderweitiger Operationen.

Allgemeines

◆ Undislozierte Fissuren oder Berstungsfrakturen beim stumpfen Aufprall des Hirnschädels.
◆ Bei zirkumskripter Gewalteinwirkung Impressionsfrakturen mit oder ohne Eröffnung der Weichteilbedeckung und Dura.
◆ Zentralnervöse Primärläsionen sind häufig: Commotio cerebri; bei lokalisierter Schädigung Paresen und fokale Frühanfälle.
◆ Typische Begleitverletzung der Schädelfraktur: Distorsionen und Frakturen der HWS. Durch die zirkumskriptere Gewalteinwirkung bei Impressionsfraktur sind extrakranielle Läsionen seltener nachzuweisen.

Untersuchungen

◆ S. S. 5 u. 42.
◆ Röntgen: Schädel a.-p. und seitlich: Beurteilung der Fraktur bezüglich Überkreuzung von Gefäßfurchen und Impression.
◆ CT: bei allen Impressionsfrakturen zum Nachweis/Ausschluß von Hirnparenchymläsionen.

Konservative Therapie

◆ Keine Impression, oder Impressionsstufe geringer als halbe Kalottendicke bei fehlenden fokalen Symptomen.

Operationsindikationen

◆ Impressionstiefe mehr als halbe Kalottendicke.
◆ Fokale neurologische Zeichen bei Impressionsfraktur.
◆ Offene Impressionsfraktur mit oder ohne Duraläsion.

Operative Verfahren

◆ Anhebung eines kompakten Imprimates.
◆ Débridement des Schädeldachs bei ausgedehnter Zertrümmerung, sekundäre Schädeldachplastik.
◆ Débridement von Weichteilbedeckung, Dura und nekrotischem Kortex bei penetrierendem Hirntrauma.

Prognose

◆ Abhängig vom Ausmaß der zentralnervösen Läsion.

Allgemeines

◆ Prototyp der primären zentralnervösen Läsion beim stumpfen Schädel-Hirn-Trauma.

◆ Commotio cerebri ist ein klinischer Begriff und definiert die Bewußtlosigkeit, die mit dem Unfallereignis einsetzt und während weniger Minuten oder Viertelstunden andauert.

◆ Contusio cerebri ist ein morphologischer Begriff und beinhaltet die organische Läsion oberflächlicher und/oder tieferer Hirnstrukturen.

◆ Eine zwingende Verknüpfung zwischen den Begriffen der Commotio und Contusio cerebri besteht demzufolge nicht: sowohl Commotio als auch Contusio können für sich allein oder in Kombination vorliegen. Je schwerer die Gewalteinwirkung, desto wahrscheinlicher ist allerdings dem Kommotionssyndrom das organische Substrat einer Contusio cerebri überlagert.

◆ Kontusion ohne Kommotionssyndrom ist vorwiegend bei engumschriebener Gewalteinwirkung (Beispiel offene Impressionsfraktur) zu beobachten.

◆ Sekundäre Läsionen betreffen intrakranielle Hämatome (s. S. 44) und raumforderndes Hirnödem.

◆ Ein intrakranielles Hämatom liegt potentiell immer im Bereich des Möglichen, auch bei nur leichter Commotio cerebri ohne primäre Läsion des Gehirns. Das Hirnödem als Sekundärläsion ist dagegen stets Folge einer organischen Beschädigung (Contusio, Hypoxie).

Untersuchungen

◆ Äußere Verletzungen: Prellmarken, Platzwunden, Galeahämatom, Monokel- oder Brillenhämatom.

◆ Bewußtseinslage? Amnesie beweist stattgehabte Bewußtlosigkeit und damit ein Kommotionssyndrom.

◆ Pupillen: seitengleich? Lichtreaktion?

◆ Bewegungen des Kopfes: Schmerz im Bereich der HWS?

◆ Periphere Motorik: Paresen? Reflexdifferenzen?

◆ Begleitverletzungen. Besondere Beachtung ist zu schenken dem Thoraxtrauma (respiratorische Insuffizienz fördert Entstehung eines Hirnödems). Bei bewußtseinsgestörten Patienten deutet instabile Kreislauflage insbesondere auf die Möglichkeit einer intraabdominalen Blutung hin.

◆ Röntgen: Schädel a.-p. und seitlich: Kalottenfraktur? Schädel halbaxial: Beurteilung der Gesichtsschädelstrukturen. Bei Bewußtseinsverlust grundsätzlich Aufnahmen der HWS a.-p. und seitlich.

Konservative Therapie

◆ Im Zentrum der konservativen Therapie stehen die Sicherstellung der äußeren Atmung und die Früherkennung eines intrakraniellen raumfordernden Prozesses durch engmaschige neurologische Überwachung.

◆ Kontrolle von Sensorium, Pupillen und Motorik beim Bewußtlosen viertelstündlich, im Wachzustand anfänglich alle 30 min. Bei klinischer Verbesserung allmähliche Verlängerung der Überwachungsintervalle.

◆ Aspirationsgefahr: Intubation, regelmäßige Tracheobronchialtoilette.

◆ Bei nicht rasch aufhellender, initialer Bewußtlosigkeit: CT als nichtinvasive Abklärung mit dem höchsten Informationsgehalt.

◆ Therapie des Hirnödems bei persistierender Bewußtseinstrübung:

◆ Das Hirnödem gefährdet die regionale zerebrale Durchblutung und führt damit zu einer zerebralen Hypoxie. Die zerebrale Durchblutung ist abhängig vom zerebralen Perfusionsdruck, der sich im wesentlichen aus der Differenz des arteriellen Mitteldruckes in der A. carotis interna und dem intrakraniellen Druck (ICP) ergibt. Wichtigste Maßnahme zur Bekämpfung des Hirnödems ist demnach die Erhaltung eines stabilen Kreislaufs und einer guten Oxygenierung. Der ICP läßt sich über mehrere Mechanismen beeinflussen, die auf einer Volumenminderung eines oder mehrerer der 3 Hauptkompartimente des Schädelinhaltes (Blutvolumen, Liquorvolumen, Wassergehalt des Hirngewebes) beruhen. Die Behandlungsresultate sind besser, wenn die Hirnödem-Prophylaxe und Therapie sich auf ICP-Messungen (Abb. 8 a u. b) stützen kann, da nur so die therapeutischen

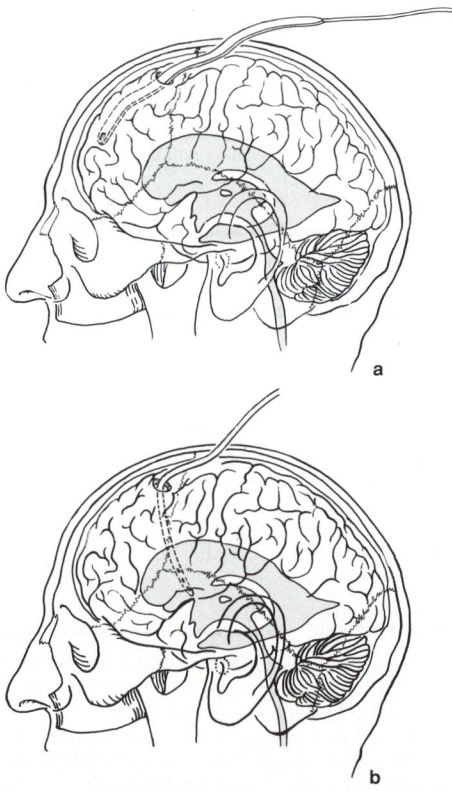

Abb. 8   Kontinuierliche Registrierung des intrakraniellen Drucks (ICP): a) mit einer subduralen Wilkinson-Cup-Sonde, b) mit einem Ventrikelkatheter, über den auch eine Liquordrainage erfolgen kann

Maßnahmen gezielt angewandt und in ihrer Wirkung kontrolliert werden können. Der unkritische, schematisierte und unkontrollierte Einsatz von Einzelmaßnahmen, wie Flüssigkeitsrestriktion, forcierte Diurese, Hyperventilation und Barbiturat-Gabe, kann im Einzelfall kontraproduktiv sein.

◆ Zur speziellen Therapie s. Glinz, W. u. Mitarb.: Checkliste Chirurgische Intensivtherapie. Thieme, Stuttgart 1990.

Operationsindikation

◆ Intrakranielles Hämatom, nachgewiesen klinisch und durch apparative Spezialuntersuchungen (CT).

Prognose

◆ Commotio cerebri ohne organische Läsion: Restitutio ad integrum. Evtl. „postkommotionelles Syndrom": Kreislauflabilität, Kopfschmerzen, Schwindel und Lichtscheu während weniger Tage oder Wochen.

◆ Contusio cerebri: je nach Lokalisation und Ausmaß der primären Rindenläsion verbleibende Restparesen, Spastizität und psychoorganische Veränderung.

Schädel, Hirn

Allgemeines

◆ Ursache meist ein stumpfes Schädel-Hirn-Trauma.
◆ Primärläsionen wie Schädelfraktur, Commotio und/oder Contusio cerebri sind fast immer nachweisbar.
◆ Das häufigere Subduralhämatom ist vorwiegend Folge einer Contusio cerebri: Sickerblutung aus Kortexgefäßen und Konvexitätsvenen.
  Lokalisation des Subduralhämatoms überall möglich, besonders auch über der Schädelbasis.
  Aufgrund der meist erheblichen Primärläsion Kombination von Subduralhämatom und intrazerebralen Blutungen häufig.
◆ Das seltenere Epiduralhämatom meist (aber nicht obligat!) aufgrund einer Kalottenfraktur mit Abscherungsverletzung einer meningealen Arterie.
◆ Klinische Symptomatik des Subdural- und Epiduralhämatoms ist nicht grundsätzlich verschieden. „Freies Intervall" mit Wachzustand vor sekundärer Bewußtseinstrübung häufiger bei Epidural- als bei Subduralhämatom.
◆ Eine Sonderform bezüglich Lokalisation und klinischem Verlauf stellen die extrem seltenen infratentoriellen Hämatome dar (epi- oder subdural).
◆ Subakute und chronische Verläufe kommen sowohl beim Epidural- als auch beim Subduralhämatom zur Beobachtung.

Untersuchungen

◆ Klinische Hauptparameter: Bewußtseinslage, Pupillen, periphere Motorik (Hemisyndrom) (Abb. 9 a u. b).

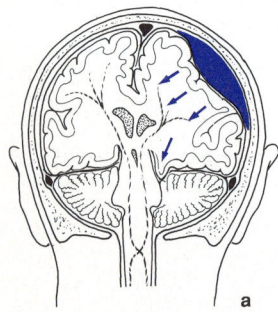
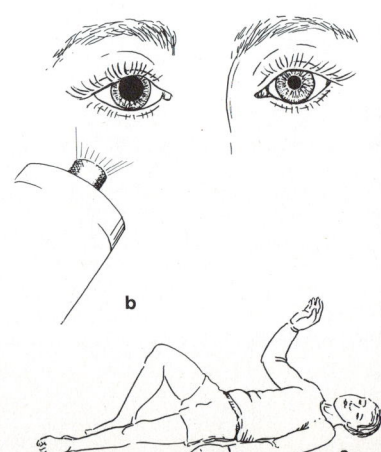

Abb. 9   Epidurales Hämatom
rechts: a) frontaler Schnitt von hinten betrachtet: rechtsseitiges Epiduralhämatom mit Mittellinienverschiebung und Herniation des rechten Temporallappens in den Tentoriumschlitz, b) im Frühstadium homolaterale weite, lichtstarre Pupille und kontralaterale Halbseitenlähmung c)

◆ Bewußtseinslage: Verschlechterung ist Indiz für steigenden intrakraniellen Druck. Verlaufsprofile:
  1. Zunehmende Eintrübung nach freiem Intervall spricht eher für epidurales Hämatom.
  2. „Nichterwachen" aus initialem Bewußtseinsverlust deutet eher auf Hirnödem, zusätzliche Verschlechterung auf subdurales Hämatom hin.

◆ Pupillen: einseitige Erweiterung (Anisokorie), verlangsamte Kontraktion bei direkter oder konsensueller Belichtung, im Endstadium absolute Pupillenstarre, weisen auf intrakranielle Massenverschiebung (Hirnstammdislokation). Pupillenerweiterung anfänglich homolateral zum Hämatom. Im Stadium der Dezerebration beidseitige lichtstarre Mydriase.

◆ Periphere Motorik: sekundär auftretendes Hemisyndrom = Verdacht auf intrakranielles Hämatom oder Hirnödem. Klinische Dignität wird herabgesetzt durch Paresen aufgrund der Primärläsion und durch Extremitätenverletzungen (Abb. 9 c).

◆ Reflexe: Eigen- und Fremdreflexe bei frischen zentralen Paresen abgeschwächt oder fehlend. Auftreten pathologischer Reflexgruppen (Babinski).

◆ Überraschend einsetzende Hirnstammsymptomatik (zentrale Atemstörungen, Kreislaufstillstand, Streckkrämpfe, beidseitige lichtstarre Mydriase) ohne vorausgehende progrediente Verschlechterung ist ein Indiz für infratentorielle Lokalisation eines Hämatoms.

◆ Schädelröntgen: a.-p. und seitlich. Fraktur beweist erhebliche Gewalteinwirkung, ist lokalisatorisch nur für Epiduralhämatom relevant.

◆ Lumbalpunktion: für den Nachweis eines operationswürdigen Hämatoms ohne Bedeutung, jedoch gefährlich wegen axialer Hirnstammdislokation bei Ablassen von lumbalem Liquor. In der akuten Traumaphase kontraindiziert.

◆ Augenfundus: keine Stauungspapille! Fundusspiegelung ist daher zwecklos, Einträufeln von Mydriatikum geradezu ein Kunstfehler, da die Beurteilung der Pupillenreaktion dadurch unmöglich wird.

◆ Zusammenfassend besteht Verdacht auf ein Hämatom bei anhaltender tiefer Bewußtlosigkeit, bei sekundärer Verschlechterung des Sensoriums, bei Auftreten von Pupillendifferenzen und Paresen: spätestens zu diesem Zeitpunkt Verlegung des Patienten in ein neurotraumatologisches Zentrum zur abschließenden Diagnostik mittels der nachfolgenden Spezialverfahren bzw. Operation.

Spezialverfahren

◆ CT: optimale Darstellung von Hämatomen jeder Lokalisation, auch infratentorieller und intrazerebraler Blutungen. Differenzierungen gegen Hirnödem. Methode rasch und nicht invasiv, aus ökonomischen Gründen derzeit auf größere Kliniken beschränkt. Durchführung bei tiefer Bewußtlosigkeit als Ausgangsbasis bei Krankenhausaufnahme, bei jeder klinischen Verschlechterung oder protrahiertem Verlauf mit fehlender Aufhellung des Sensoriums (subakute Hämatome).

Differentialdiagnose

◆ Raumforderndes Hirnödem. Differenzierung gegenüber Hämatom aufgrund der CT.

Operationsindikationen

◆ Jedes intrakranielle Hämatom.
◆ Relativierung: hohes Alter, Status der Dezerebration.

Operative Verfahren

◆ Osteoplastische Kraniotomie bei akuten supratentoriellen Hämatomen, s. S. 207.
◆ Trepanation der Hinterhauptsschuppe mit osteoklastischer Erweiterung bei infratentoriellen Hämatomen, s. S. 215).

Prognose

◆ Prognostisch wesentliche Faktoren:
   1. Biologisches Alter des Patienten.
   2. Schwere der Primärläsion (Contusio) und allenfalls Begleitverletzungen (besonders Thoraxtrauma).
   3. Zeitdauer und Ausmaß der intrakraniellen Drucksteigerung und Massenverlagerung.
◆ Am günstigsten das kurzdauernde Epiduralhämatom beim jugendlichen Patienten: Restitutio ad integrum möglich.
◆ Prognostisch schlechter sind Subduralhämatome wegen meist erheblicher Primärläsion; postoperatives Hirnödem mit eigenständiger Letalität. Im Überlebensfall Verlauf langwieriger als bei Epiduralhämatom, Defektzustände (Paresen, POS, Krampfleiden) häufiger.

Besonderheiten

◆ Das im folgenden für chronische Subduralhämatome Gesagte gilt analog für das seltenere chronische Epiduralhämatom und Hygrom.

◆ Schädel-Hirn-Trauma anamnestisch einige Wochen bis Monate zurückliegend.

◆ Klinisch im Vordergrund progredientes Psychosyndrom, schließlich Somnolenz. Hemiparesen oft nur diskret nachweisbar: Gangunsicherheit, Ataxie.

◆ Als Symptom chronisch erhöhten intrakraniellen Drucks häufig Kopfschmerzen; im Gegensatz zur Tumorsymptomatik sind Erbrechen und Stauungspapille dagegen selten.

◆ Pupillensymptomatik (Anisokorie, Lichtstarre) als Spätsymptom.

Untersuchungen

◆ Klinische Abklärungen s. intrakranielles Hämatom, S. 44.

◆ Schädelröntgen: alte Fraktur (verwischte Konturen).

◆ CT: läßt auf Anhieb sowohl ein- wie doppelseitige subdurale Hämatome erkennen.

Differentialdiagnose

◆ Gegenüber Demenz: arteriosklerotisch bedingtes organisches Psychosyndrom.

◆ Gegenüber Somnolenz: Urämie, Schlafmittelintoxikation.

◆ Gegenüber Hemiparese: zerebrovaskulärer Insult.

◆ Gegenüber Kopfschmerz: Hirntumor, oberes Zervikalsyndrom.

Operationsindikation

◆ Chronisches intrakranielles Hämatom oder Hygrom.

Operatives Verfahren

◆ Evakuation des verflüssigten Hämatoms (oder Hygroms) durch 2 – 3 Bohrlöcher, s. S. 213.

Prognose

◆ S. intrakranielles Hämatom, S. 46.

Besonderheiten

◆ Frakturen der Knochenlamellen von Orbita- und Nebenhöhlenbedachung, Lamina cribrosa und Hinterwand des Sinus frontalis. Dislokation führt innen zu Zerreißung der Dura, außen zu Lazeration der Schleimhäute.

◆ Damit entsteht die für Frontobasaltrauma charakteristische pathologische Kommunikation zwischen Endokranium und Nasen-Rachen-Raum oder Nebenhöhlen.

◆ Auf dem Weg der pathologischen Kommunikation treten nach außen Liquor und/oder nekrotische Hirnsubstanz. In umgekehrter Richtung können Luft und Bakterien aszendierend den Schädelinnenraum erreichen: rhinogene Meningitis oder Hirnabszeß.

◆ Gewalteinwirkung: im Bereich von Gesichtsschädel und Nasenwurzel, fortgeleitet in die Schädelbasis. Als Begleitverletzung häufig Gesichtsschädelfrakturen: Nasenbein, Jochbein, Blow-out-fracture, Oberkieferfraktur.

◆ Bewußtlosigkeit: unmittelbares Aspirationsrisiko durch Blutung in den Rachenraum. Frontalhirnkontusion, Möglichkeit eines frontalen Subduralhämatoms.

Untersuchungen

◆ Äußerer Aspekt: Monokelhämatom, Brillenhämatom, Abflachung des Mittelgesichts bei Frakturen (falsche Beweglichkeit des Oberkiefers, Dislokation des Jochbeins mit Stufe am Infraorbitalrand).

◆ Augen: Augenstellung, Bulbusmotorik (äußere Ophthalmoplegie?). Pupillenweite und Pupillenreaktion? Visus: beachte besonders eine primäre Amaurose (Frakturen im Canalis opticus), amaurotische Pupillenstarre. Diesen Befund bei Klinikeintritt unbedingt protokollieren.

◆ Anosmie: durch Olfaktoriusläsion oder Frontalhirnkontusion, im akuten Stadium nicht endgültig zu beurteilen.

◆ Blutung aus Nase oder in den Rachen: nur bei Liquorbeimengung beweisend für Frontobasaltrauma.

◆ Liquorrhö: bei frischer Verletzung vermischt mit Blut. Nachweis von Liquor: Blut auf Gazekompresse hat wässerigen Hof.

◆ Röntgen: Schädel a.-p., seitlich, Gesichtsschädel halbaxial.
Frakturlinien, Verwerfungen? Pneumokranium, Pneumatocephalus internus (= traumatisches Ventrikulogramm)? Evtl. Spezialaufnahme des Canalis opticus nach Rhese (bei primärer Amaurose).

◆ CT.

Sofortmaßnahmen

◆ Schutz vor Aspiration: bei Bewußtlosigkeit Intubation.

◆ Intensivüberwachung bei intrakranieller Drucksteigerung (Hirnödem, Subduralhämatom), vgl. S. 44.

◆ Systematische Antibiose.

Differentialdiagnose

◆ Gesichtsschädelfrakturen ohne Verbindung zum Endokranium.

◆ Frontale Kalottenfraktur ohne Einstrahlung in die Basis.

Konservative Therapie

◆ Klinische Voraussetzung: Liquorrhö kurzdauernd (24 h), Bewußtseinslage aufklarend.
◆ Radiologische Voraussetzung: keine Verwerfung im Bereich der vorderen Schädelgrube (CT). Pneumokranium nach 3 Tagen völlig resorbiert.
◆ Prozedere: Antibiotikaschutz, allgemeine Maßnahmen abhängig vom Bewußtseinszustand. Möglichkeit eines intrakraniellen Hämatoms immer im Auge behalten.
◆ Das konservative Prozedere muß widerrufen werden bei sekundärer Manifestation einer Liquorfistel wegen der Gefahr von Spätmeningitis/Hirnabszeß, im weiteren beim Auftreten eines intrakraniellen Hämatoms.

Operationsindikationen

◆ Klinische Indikation: Liquorrhö, die über mehrere Tage persistiert; chronische Liquorfistel.
◆ Radiologische Indikation: Schlüsseluntersuchung ist die CT in Frontalebene. Verwerfungen der vorderen Schädelbasis sind Operationsindikation, auch wenn eine initiale Liquorrhö sistiert: scheinbare Ausheilung durch Frontalhirnprolaps in die Frakturspalte bzw. Ethmoidzellen mit stetiger Gefahr eines aszendierenden Infekts.
◆ Karotis-Sinus-cavernosus-Fistel (Exophthalmus pulsans).
◆ Dislozierte Begleitfrakturen des Gesichtsschädels.

Operative Verfahren

◆ Zuerst etwaige Gesichtsschädelfrakturen stabilisieren.
◆ Frontobasale Revision: bifrontale Kraniotomie, Débridement von Frontalhirn und Knochenfragmenten, Duraplastik unter Verwendung eines Perikraniumlappens oder von Fascia lata.
◆ Chronische Liquorfistel: transnasaler/transethmoidaler Zugang als Wahleingriff.
◆ Karotis-Sinus-cavernosus-Fistel: angiographische Embolisierung.

Prognose

◆ Wird dominiert von den primär traumatischen Läsionen.
◆ Organisches Psychosyndrom bei schwerer Frontalhirnkontusion („Orbitalhirnsyndrom"): im Vordergrund Wesensveränderungen.
◆ Anosmie: durch Olfaktoriusverletzung oder frontobasale Hirnkontusion, vollständig und bleibend in 20% der Fälle.
◆ Amaurose: Verlauf wahrscheinlich schicksalhaft. Wert einer operativen Dekompression des Canalis opticus ist nach wie vor umstritten. Spontane Remissionen kommen zur Beobachtung.
◆ Spätinfekt: Meningitis und Hirnabszeß, bei persistierender Verbindung zum Nasen-Rachen-Raum evtl. noch nach Jahren.

Allgemeines

◆ Vom Pathomechanismus her werden Flexions-, Hyperextensions- sowie Kompressionsverletzungen an der HWS unterschieden. Häufige Ursache sind Auffahrunfälle (Peitschenhieb- oder „Whiplash"-Verletzung, Schleudertrauma), Stürze vom Zweirad, Reitunfälle, Kopfsprung in seichtes Wasser und Stürze aus großer Höhe.
Diese Mechanismen führen an der oberen, mittleren und unteren Halswirbelsäule zu charakteristischen Verletzungsformen:
1. Berstungsfraktur des Atlas (Jefferson-Fraktur), die durch axial auf den Kopf einwirkende Kräfte entsteht.
2. Atlanto-axiale Luxationsfraktur mit Fraktur des Dens axis und transdentaler Luxation nach dorsal oder ventral.
3. Der doppelseitige Bogenwurzelbruch des Axis („Hanged Man"-Fraktur) mit diskoligamentärer Verletzung C2/C3, der bei bestimmter Form des Erhängens und heute gehäuft bei Autounfällen (Kinnanprall bei dorsal flektiertem Kopf) auftritt.
4. In der mittleren und unteren HWS dominieren Kompressions- und Berstungsfrakturen, diskoligamentäre Verletzungen und Luxationen, die als einseitig oder beidseitig verhakte Verrenkungen, als sog. „reitende" Luxationen oder kombiniert mit Gelenkfortsatzfrakturen auftreten.
◆ Bei jedem bewußtlosen Schädel-Hirn-Traumatiker ist die HWS radiologisch abzuklären!

Untersuchungen

◆ Lokalisation des Schmerzes: bei Kopfbewegung, bei Palpation der Wirbeldornfortsätze.
◆ Lange Rückenmarksbahnen: Atemfunktion. Bewegung der Arme und Beine, Sensibilität.
◆ Schmerzausstrahlung, Sensibilitätsstörung und Teilparesen im Bereich von Schultergürtel und Arm können auch verursacht sein durch Läsion von Nervenwurzeln und Plexus infolge Überdehnung, Quetschung und Hämatom.
◆ Höhenbestimmung der spinalen bzw. radikulären Läsion: Sensibilität im „Kontrolldreieck": Daumen – C6, Kleinfinger – C8, Ellenbogeninnenseite – Th1. Motorik („Kennmuskeln"): Bizeps – C6, Trizeps – C7, Interossei C8.
◆ Konventionelle Röntgenaufnahme a.-p. und seitlich: Lokalisation und Morphologie der Fraktur, Subluxation, Angulation. Aufnahme halbschräg: Foramina intervertebralia, Wirbelbögen, kleine Wirbelgelenke.
◆ Konventionelle Tomographie: Frakturen: Dens axis, Gelenkfazetten. Reitende und verhakte Luxationen.
◆ Bei neurologischen Ausfällen, die durch konventionelle Radiologie nicht erklärbar sind, sind CT, Myelographie oder Kernspintomographie (MRI) als Ergänzung indiziert.
◆ CT: Bilanz der ossären Strukturen, Einengung des Spinalkanals, Frakturklassifikation – Abklärung des zervikothorakalen Überganges!
◆ Myelographie: Nachweis einer Rückenmarkskompression durch Kontrastabbruch oder Füllungsdefekt.
◆ MRI: Blutungen (ab 2. Tag), diskoligamentäre Läsionen, Beurteilung des Rückenmarkes.

Beurteilungskriterien

◆ Aufgrund der Röntgenaufnahmen, allenfalls ergänzt durch CT, ergibt sich Unterteilung in stabile oder instabile Verletzungen.
◆ *Instabile Verletzungen:* Luxationen, diskoligamentäre Läsionen und Berstungsfrakturen.

Konservative Therapie

◆ *Stabile* Verletzung: Ruhigstellung mit Zervikalstütze zur Schonung des verletzten Bewegungssegmentes bis zur Schmerzfreiheit.
◆ *Instabile* Verletzung: konservative Therapie ist langwierig und bringt oft enttäuschende Resultate! Daher grundsätzlich Indikation zur operativen Stabilisierung. Zur Reposition und vorübergehenden Ruhigstellung bis zur operativen Versorgung Anlegen einer Extension über Crutchfield- oder Gardner-Wells-Zange (Abb. 10).

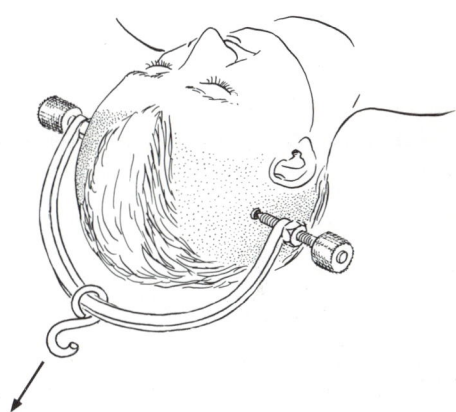

Abb. 10 Gardner-Wells-Zange an der Schädelkalotte montiert zur Reposition bzw. Extension einer instabilen Halswirbelsäulen-Verletzung

Operationsindikationen

◆ Möglichst rasch (notfallmäßig) zu versorgen sind das inkomplette Querschnittssyndrom (mit oder ohne Progredienz), sofern eine mechanische Kompression oder Instabilität nachgewiesen ist, außerdem die „scheinbar komplette Querschnittsläsion" mit erhaltener sakraler Aussparung und nachgewiesener Kompression oder Instabilität.
◆ Verletzungen mit radikulären Ausfällen.
◆ Instabile Verletzungen mit komplettem Querschnittssyndrom (zur Ermöglichung einer frühzeitigen Rehabilitation).
◆ Alle instabilen Verletzungen ohne neurologische Ausfälle.

Prognose

◆ Ziele der Therapie sind rasche und effektive Entlastung des Rückenmarks und der Wurzeln durch Reposition oder operative Dekompression, Behebung der Fehlstellung und stabile Fixation durch Osteosynthese (selten möglich) oder möglichst kurzstreckige (uni- oder bisegmentale) Fusion. Unabhängig vom gewählten Verfahren (konservativ oder operativ) sind eine lokale Versteifung der verletzten Segmente durch reparative Abstützungsvorgänge und degenerative Veränderungen (auch an den Nachbarsegmenten) zu erwarten.

Allgemeines

◆ Entstehung durch Sturz auf Gesäß, Rücken oder ausgestreckte Beine über Stauchung, Flexion-, Distraktions- oder Translations-Rotation.

◆ Serien- oder Mehretagenfrakturen weisen oftmals auf vorgeschädigten Knochen hin und können dann als pathologische Frakturen bezeichnet werden (bei Osteoporose, Morbus Paget, Myelom).

◆ Nach Louis besteht das biomechanische Konstruktionsprinzip der Wirbelsäule aus 3 segmental verbundenen Säulen, einer vorderen und 2 hinteren Säulen. Die vordere Säule (Wirbelkörper und Bandscheiben) ist vorwiegend Druckbelastungen ausgesetzt, während die hinteren Säulen (dorsale Bandstrukturen und Zwischenwirbelgelenke) bevorzugt Zugbelastungen aufnehmen. Dieses 3-Säulen-Modell ist für die Rekonstruktion instabiler Verletzungen von großer Bedeutung.

◆ Nach Denis kann der Wirbel und sein Bandapparat in ein vorderes, mittleres und hinteres Segment eingeteilt werden. Viele der heute gebräuchlichen Verletzungsklassifikationen beruhen auf der Analyse des Verletzungsausmaßes dieser 3 osteoligamentären Wirbelsegmente.

Die Einteilung der thorakolumbalen Wirbelsäulenverletzungen nach Magerl, Harms, Gertzbein, Aebi und Nazarian wird der Komplexität der Verletzungsmuster in dieser Region am besten gerecht und unterscheidet 3 Gruppen (Abb. 11 a–e):

Typ A: Kompressionsfrakturen
Typ B: Distraktionsverletzungen
Typ C: Rotationsverletzungen

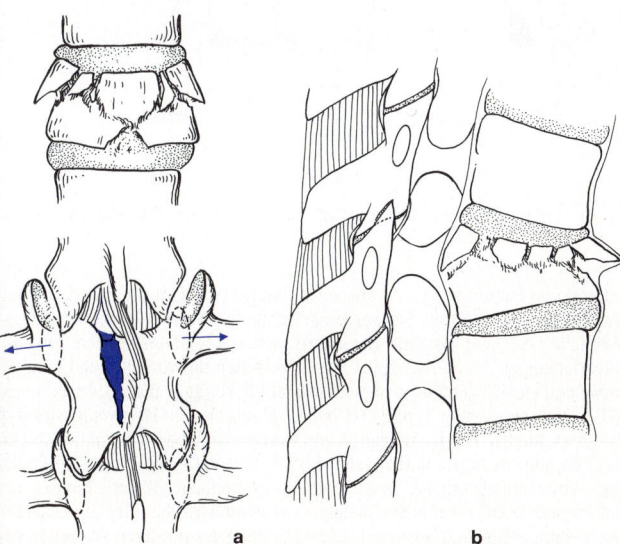

Abb. 11 a u. b   Instabile Verletzungen der thorakolumbalen Wirbelsäule: a u. b) Berstungsspaltbruch

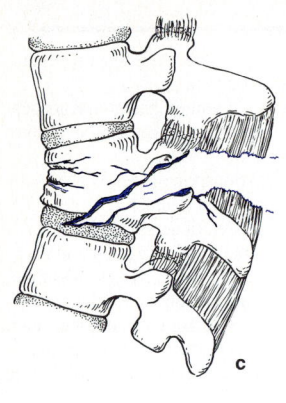

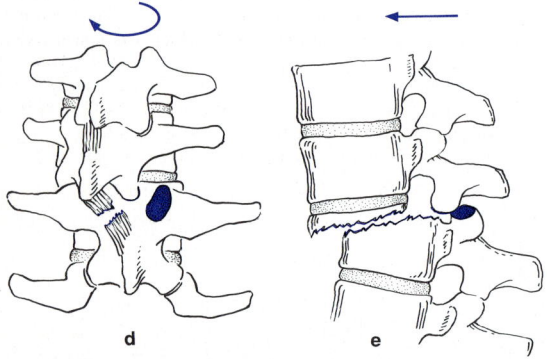

Abb. 11 c–d c) Flexions-Distraktions-Verletzung, d u. e) Rotations-Translations-Verletzung

◆ Kompressionsfrakturen (Typ A) entstehen durch axiale Gewalteinwirkung und betreffen die vordere Säule. Sie werden in stabile Impressions- (A1), Berstungsspaltbrüche (A2) und instabile Berstungsbrüche (A3) unterschieden. Distraktionsverletzungen der Wirbelsäule (Typ B) betreffen die vorderen und hinteren Säulenelemente. Es werden ein intraartikulärer (diskoligamentärer) Zerreißungstyp (B1), ein transossärer Typ (B2) (Chancefraktur) und ein Hyperextensionstyp (B3) unterschieden. Die Kombination von Kompression oder Distraktion mit einem Drehmoment in der horizontalen Ebene führt zum Verletzungstyp C, der durch Wirbelgelenksbrüche, ausgeprägte translatorische Verschiebungen der Hauptfragmente und einer hohen Inzidenz von neurologischen Begleitverletzungen gekennzeichnet ist. *Faustregel:* Die Verletzung des mittleren Wirbelsäulensegmentes ist Bestandteil aller instabilen Verletzungen.

Die am häufigsten verletzten Wirbelsäulenabschnitte sind der thorakolumbale Übergang (BWK 12/LWK 1).

◆ Die Beurteilung der Instabilität der Wirbelsäulenverletzung ist für die Therapie von entscheidender Bedeutung. Unter *Instabilität* versteht man den „Verlust der Wirbelsäule, unter physiologischen Belastungen den normalen Bewegungsspielraum so beizubehalten, daß kein neues oder zusätzliches neurologisches Defizit, keine Deformitäten oder Schmerzen auftreten" (White u. Panjabi).

Untersuchungen

◆ Außer bei Paraplegie präsentiert sich die Wirbelfraktur oft in wenig eindrucksvoller Art. An die Möglichkeit der Verletzung muß daher bei adäquatem Trauma stets gedacht werden!

◆ Erste Frage: Lange Rückenmarksbahnen? Werden die Beine bewegt? Sensibilität? Willkürliche Miktion?

◆ Palpation der Wirbeldornfortsätze: Schmerz läßt den Ort der Verletzung nur annähernd, deren Ausmaß überhaupt nicht erkennen und ist daher Anlaß zur radiologischen Abklärung.

◆ Röntgen konventionell: Groborientierung über den lädierten Wirbelsäulenabschnitt a.-p. und seitlich. Schrägaufnahmen zur Darstellung der Bogenwurzeln, evtl. konventionelle Tomographie. Beurteilungskriterien: Lokalisation und Morphologie der Fraktur (Wirbelkörper, mittleres Wirbelkörpersegment), Dislokation, Mehrfachfrakturen, Rippenserien- und Sternumfrakturen. Aus Nativröntgen und CT folgt die Beurteilung, ob eine stabile oder instabile Fraktur vorliegt.

◆ CT: Einsatz analog wie bei der Halswirbelsäule. Neben der Wirbelsäule sind besonders zu beachten: Thoraxorgane (Lungenkontusionen), Nieren, retroperitoneales Hämatom.

◆ Kernspintomographie (MRI): Längsschnitte in der Sagittalebene zur ätiologischen Abklärung und Lokalisierung neurologischer Ausfälle (analog wie die invasivere Myelographie).

◆ Nebenverletzung: Häufig Thoraxtrauma und Nierenkontusion.

◆ Auskultation des Abdomens: Retroperitoneales Hämatom, infiltriert die Mesenterialwurzel, führt zu reflektorischer Darmparalyse und Meteorismus, evtl. auch Retentionsblase.

Konservative Therapie

◆ Stabile Frakturen der BWS und LWS werden funktionell behandelt. Nach Abklingen der akuten Schmerzphase bzw. adäquater Analgesie frühzeitige Mobilisation und Übungsbehandlung.

◆ Instabile Frakturen werden nur noch ausnahmsweise konservativ behandelt: Reposition im dorsalen oder ventralen Durchgang mit Gipsmieder oder ohne Reposition in Gipsliegeschale, Vollkontaktschalen- oder Rahmenstützkorsett.

Operationsindikationen

◆ Instabile Frakturen mit und ohne neurologische Ausfälle werden heute meist operativ versorgt: spinale und radikuläre Dekompression und Stabilisierung durch kurzstreckige Fusion (uni- oder bisegmental) mit dorsaler, (selten auch ventraler oder kombinierter) Instrumentation.

Operative Verfahren

◆ 3 Komponenten: Reposition, Dekompression, Stabilisierung.
◆ Alleinige Laminektomie schafft selten ausreichende Dekompression, verursacht aber eine zusätzliche Destabilisierung.
◆ Spongiosadefekte erfordern Auffüllung mit Spongiosa.
◆ Stabilisierung von hinten: mit transpedikulären Fixationssystemen (Platten, Fixateur interne).
◆ Stabilisierung von vorn: Platten, interkorporelle Spondylodese.

Prognose

◆ Abhängig von der verbleibenden Deformität, der Zahl der versteiften Bewegungssegmente und von vorbestehenden Arthrosen der Wirbelgelenke.

Allgemeines

◆ Rehabilitation erfolgt zunehmend in spezialisierten Paraplegikerzentren.
◆ Die Erstbehandlung bleibt Aufgabe geeigneter bzw. spezialisierter chirurgischer Kliniken: Versorgung der lebensbedrohlichen Verletzungen, Dekompression des Spinalkanals und Stabilisierung der Wirbelsäule so früh wie möglich. Sanierung von Extremitätenverletzungen, die die Rehabilitation behindern.
◆ Die folgenden Merkpunkte betreffen Erstmaßnahmen, bis die Verlegung in ein Rehabilitationszentrum möglich ist.

Untersuchungen

◆ Alle Untersuchungen einschließlich Röntgen und CT in Rückenlage.
◆ Motorik: Bewegungen von Armen und Beinen. Eigenreflexe im frischen Stadium unterhalb der Rückenmarksläsion fehlend.
◆ Atmung: Interkostalmuskulatur. *Beachte:* Bei Bewußtlosen ist paradoxe Zwerchfellatmung (inspiratorisches Einziehen des Thorax und Aufblähen des Abdomens) Indiz für Tetraplegie oder hohe Paraplegie.
◆ Niveau der Läsion aufgrund der Sensibilitätsgrenzen (radikuläre Dermatome), an den Extremitäten zusätzlich aufgrund der peripheren Motorik. Anfänglich engmaschige Verlaufskontrollen zur frühzeitigen Erfassung einer Progredienz (Komplettierung, Aszension).
◆ Röntgen: Betroffener Wirbelsäulenabschnitt a.-p. und seitlich (bei der HWS auch schräg), ergänzt durch CT. Die weitere Abklärung beim Querschnittsgelähmten umfaßt einen zusätzlichen Röntgenstatus der ganzen Wirbelsäule (Mehretagenfrakturen).
◆ Wenn möglich Bestätigung und Verlaufskontrolle der klinischen Befunde von fachneurologischer Seite.

Allgemeine Therapie

◆ Schockbehandlung: Bei traumatischem Volumenverlust (Begleitverletzungen) entsprechende Substitution (Kavakatheter, ZVD). *Beachte:* Bei Paraplegie und insbesondere Tetraplegie ist der Blutdruck üblicherweise auch ohne das Vorliegen von Begleitverletzungen erniedrigt (jedoch besteht keine Tachykardie): Gefahr des Lungenödems bei Übertransfusion/Überinfusion.
◆ Dekubitusprophylaxe: Schaumgummimatratze. 2stündliche Umlagerung unter möglichster Ruhighaltung der Wirbelsäule erfordert 3–4 Pflegepersonen: Rückenlage, Seitenlage rechts, Rücken, Seitenlage links. Hautpflege durch Einreiben mit Kampferalkohol. Trockenhalten von Gesäß und Inguinalfalten.
◆ Blase: Unmittelbar posttraumatisch besteht Blasenlähmung mit Harnretention. Initiales Behandlungsziel ist die Verhütung einer Blasendistension. Für die ersten 3–4 Tage Ballonkatheter oder besser Cystofix (suprapubische Harnableitung) einlegen und offen ableiten. Anschließend: Übergang auf 6–8stündliches aseptisches Katheterisieren (nicht mehr als 500 ml ablassen).
◆ Urinbakteriologie: 2mal wöchentlich. Bei Urininfekt gezielte Antibiotikatherapie.
◆ Darm: Initial besteht ein paralytischer Ileus. Tägliche Entleerung des Darms mit Dulcolax Supp. und/oder digitalem Ausräumen. Wenn erfolglos: Practo-Clyss-Einläufe.

Bei Magenatonie (Überblähung, Übelkeit): Magensonde einlegen, Absaugen.

◆ Keine perorale Ernährung bis 1. Stuhlentleerung erfolgte.

◆ Physikalische Therapie: Täglich 2–3mal alle großen und kleinen Gelenke durchbewegen zur Verhinderung von Kontrakturen und als Thromboseprophylaxe. Atemgymnastik.
Lagerung mit leicht abgespreizten, gestreckten Armen und Beinen. Polster in der Hohlhand (Funktionsstellung), Fuß in Rechtwinkelstellung (gepolsterte Brettchen), Ferse dabei frei lagern zur Verhinderung des langwierigen Fersendekubitus.

◆ Medikamente:
Schutz vor Streßulkus durch Tagamet oder Zantic i.-v.
Thromboseprophylaxe: Liquemin 5000 I E s.-c. 3mal täglich, außer bei Kontraindikation (frisches Schädel-Hirn-Trauma).

Operationsindikationen

◆ Sekundär zunehmende neurologische Ausfallserscheinungen, sofern eine Rückenmarkskompression radiologisch nachgewiesen ist:
1. Neuauftreten von Ausfällen,
2. Zunahme initial vorhandener Ausfälle.

◆ Instabile Wirbelsäulenverletzungen (zur Beschleunigung der Rehabilitation).

◆ Offene Verletzungen (Schuß, Splitter): Débridement.

◆ Extremitätenfrakturen: Operative Stabilisierung erleichtert die Pflege (Umlagern) und physikalische Therapie (Gelenkmobilisation) und ist daher grundsätzlich anzustreben.

Niveaubeurteilung: Kennreflexe

◆ Bizepssehnenreflex	Segment C5/C6
◆ Brachioradialisreflex	Segment C5/C6
◆ Trizepssehnenreflex	Segment C7/C8
◆ Bauchdeckenreflex, oberer	Segment Th6–Th7
◆ Bauchdeckenreflex, mittlerer	Segment Th8–Th9
◆ Bauchdeckenreflex, unterer	Segment Th10–Th12
◆ Patellarsehnenreflex (PSR)	Segment L2–L4
◆ Achillessehnenreflex (ASR)	Segment L5–S2

Niveaubeurteilung: Sensible Dermatome

◆ Radikuläre sensible Innervation nach Rossier, Abb. 12.

◆ Hinweis: Im sensiblen Neurostatus sind zwei Schlüsselzonen speziell zu beachten:
1. *„Neurologisches Kontrolldreieck"*:
Die Unterscheidung Tetraplegie – Paraplegie erfolgt durch Prüfung der Sensibilität am Daumen (C 6), Kleinfinger (C 8) und der Haut am Ellenbogen (Th 1), nicht am oberen Thorax.
2. *„Sakrale Aussparung"*:
Jede zu Beginn vollständig scheinende Querschnittsläsion bedarf der sorgfältigen Kontrolle des Anogenitalbereichs (S3–S5). Besteht hier noch irgendeine Sensibilität, so ist die Läsion inkomplett und damit die Möglichkeit einer neurologischen Verbesserung vorhanden.

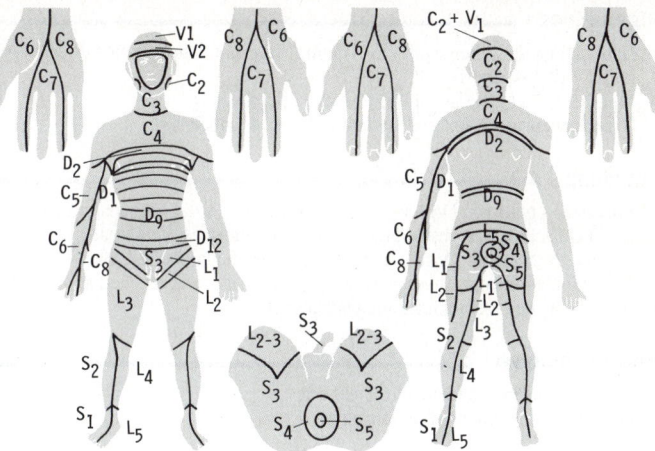

Abb. 12 Sensible Dermatome nach Rossier

Allgemeines

◆ Häufige Fraktur: durch indirektes Trauma (Sturz auf Schulter) oder direkten Anprall (Verkehrsunfall).
◆ Mehrheitlich ambulante und konservative Behandlung.
◆ Nebenverletzungen selten (Plexus brachialis, A. subclavia).

Einteilung

◆ Fraktur des mittleren Drittels (große Mehrzahl). Meist schräg und mobil. Typische Fehlstellung: Hochstand des medialen Fragmentes, Verkürzung.
◆ Fraktur im lateralen Drittel: anatomische oder funktionelle Einbeziehung des Akromioklavikulargelenkes beachten (Riß des Lig. coracoclaviculare), S. 62.
◆ Beteiligung des Sternoklavikulargelenkes selten.

Untersuchungen

◆ Röntgen a.-p. und tangential (erlaubt oft bessere Beurteilung der Frakturstellung, (Abb. 13).

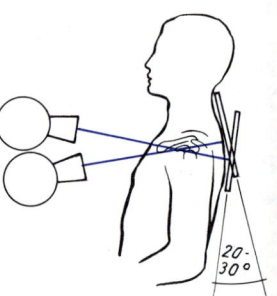

Abb. 13   Röntgentechnik bei Klavikulafraktur und Pseudarthrose: a.-p. und tangentiale Aufnahme

Konservative Therapie

◆ Rucksackverband (= Extensionsverband). Zieht Schulter nach hinten und außen (darf nicht in den Nacken hochrutschen). Behandlung der Wahl bei wenig dislozierten Frakturen des mittleren Drittels. Muß anfänglich alle 2 Tage nachgespannt werden. Bleibt während 3 Wochen. Frühe aktive Schulterbewegungen nach Maßgabe der Beschwerdefreiheit (Abb. 14).

Operationsindikationen

◆ Offene Fraktur und drohende Perforation.
◆ Verletzungen der A. subclavia oder des Plexus brachialis.
◆ Schmerzhafte Pseudarthrose.

Operatives Verfahren

◆ Plattenosteosynthese (S. 224).

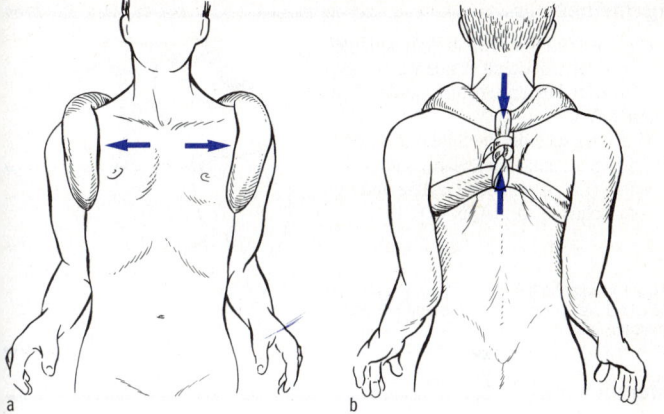

Abb. 14 Rucksackverband von vorn und hinten: gepolsterte Ringe um die Schulter mit dorsalem Zwischenstück

Prognose

◆ Fraktur sollte in 3–4 Wochen ausheilen.
  Schmerzen und Schultersteife nach 8 Wochen sprechen für persistierende Instabilität (→ Pseudarthrose).

Allgemeines

◆ Die Luxation des Akromioklavikulargelenkes entsteht durch Bänderriß am lateralen Klavikulaende (Sturz auf das Schul-
terblatt).

◆ Man unterscheidet die Subluxation (Riß
des Lig. acromioclaviculare) und die Luxation (Lig. acromioclaviculare und Lig.
coracoclaviculare) (Abb. 15).

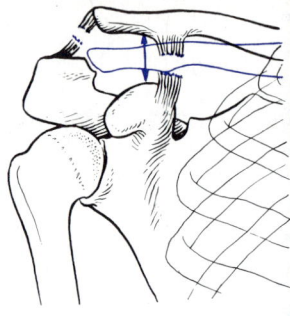

Abb. 15 Luxation bei Riß des Lig. acromioclaviculare und Lig. coracoclaviculare mit Klavikula-
hochstand

Untersuchungen

◆ Klinisch: Hochstand der lateralen Klavikula („Klaviertastenphänomen").
Oft durch Schwellung maskiert.

◆ Röntgen gezielt (Abrißfrakturen).

◆ Röntgen funktionell: Simultanes, beid-
seitiges a.-p. Röntgen mit am Handgelenk angehängtem Gewicht (Abb. 16)
oder mit verschränkten Armen: Vergrö-
ßerter Abstand Korakoid – Klavikula
spricht für vollständigen Bandabriß.

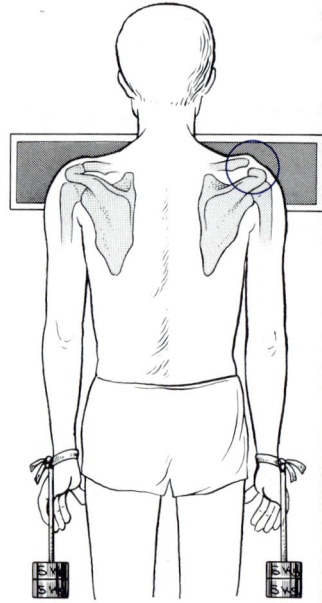

Abb. 16 Funktionell vergleichende Röntgenaufnahme mit breitem Film und Anhängen von
Gewichten

Differentialdiagnose

◆ Laterale Klavikulafraktur.

◆ Distorsion, Kontusion, Subluxation.

Konservative Therapie

◆ Bei Subluxation und zunehmend auch bei Luxation: temporäre Ruhigstellung. Mobilisation wenn beschwerdefrei.
Alternative: Tape-Verband.

Operationsindikation

◆ Bei ausgeprägter Luxation und spezieller beruflicher und sportlicher Exposition.

Operative Verfahren

◆ Prinzip: Bändernaht, kombiniert mit temporärer Transfixation des AC-Gelenkes durch Kirschner-Draht, Schraube oder Drahtschlingen.

Prognose

◆ Günstige funktionelle Resultate sowohl nach primärer Operation mit funktioneller Nachbehandlung als auch nach rein funktioneller Therapie.
◆ Schmerzhafte Verkalkungen und Arthrosen möglich.
◆ Die unbehandelte, persistierende Luxation kann beschwerdearm sein und ein rein kosmetisches Problem darstellen.

Allgemeines

◆ Man unterscheidet zwischen Erstluxation, Reluxation (2. echtes Unfallereignis) und habitueller Luxation = wiederholt auftretend (ohne adäquates Unfallereignis). Disposition bei Pfannendysplasie.

◆ Habituelle Schulterluxation entsteht überwiegend nach traumatischer Luxation bei jüngeren Patienten.

◆ Die Details des Unfallherganges müssen aus versicherungsrechtlichen Gründen protokolliert werden.

◆ Je früher die Reposition, desto leichter gelingt sie.

Einteilung

◆ Nach vorn (Subkorakoidea – Abb. 17 a).

◆ Nach unten (Axillaris, mit oder ohne Tuberkulumabriß) (Abb. 17 b u. c) Erecta.

◆ Nach hinten (selten) (Abb. 17 d).

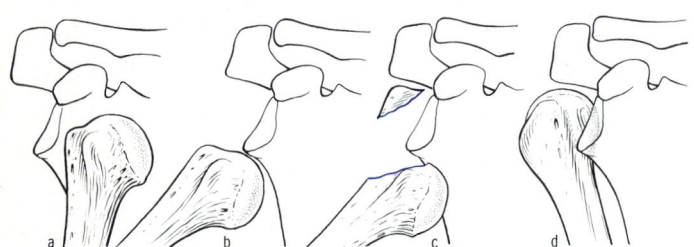

Abb. 17 Einteilung der Luxation, s. Text

Nebenverletzungen

◆ Lähmung des N. axillaris durch Zerrung (kleine Anästhesiezone über dem M. deltoides).

◆ Andere Plexuslähmungen selten.

◆ Abriß des Tuberculum majus.

◆ Luxationsfrakturen des Humerus.

◆ Arterielle Zirkulationsstörungen (Intimazerreißung).

Untersuchungen

◆ Diagnose klinisch stellen. Röntgen als Dokument und zum Ausschluß einer Fraktur.

◆ Sensibilität im Bereich des N. axillaris prüfen. Periphere Zirkulation kontrollieren.

Repositionen

1. Über die Stuhllehne (nach *Arlt*) (Abb. 18): Gelingt häufig und ist schonend: Bequeme Lagerung und anhaltender schräger Dauerzug bei flektiertem Ellbogen führt zu Schmerzfreiheit. Nach völliger Entspannung einschnappen. Wird erleichtert durch intraartikuläre Lokalanästhesie.

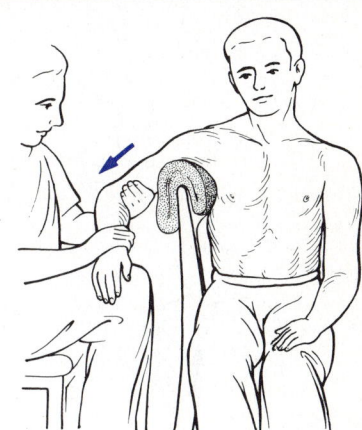

Abb. 18 Reposition über der Stuhllehne nach Arlt

2. Nach *Hippokrates* (Abb. 19): Zug am Arm und Einhebeln des Humeruskopfes mit der in die Axilla eingestemmten Ferse. Nachteil: Streckung des Ellenbogens verhindert völlige Muskelentspannung.

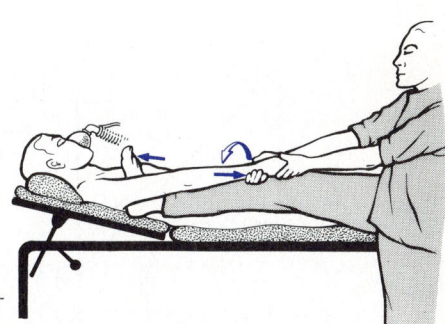

Abb. 19 Reposition nach Hippokrates

3. Nach *Kocher* (Abb. 20): 4 Phasen: Adduktion, Außenrotation, Elevation, Innenrotation.
   Nachteil: geht nur bei vorderer Luxation. Durch große Bewegungen können zusätzliche Muskelzerreißungen entstehen.

Gefahren

◆ Iatrogene subkapitale Humerusfraktur.
◆ Nervenläsion, insbesondere N. axillaris.

Nachbehandlung

◆ Röntgen a.-p. und Skapula-Y-Aufnahme (Abb. 21 a u. b sowie 22 a–d).

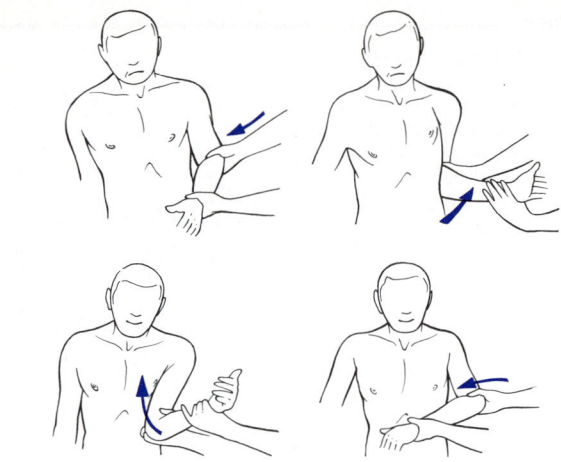

Abb. 20 Reposition nach Kocher, s. Text

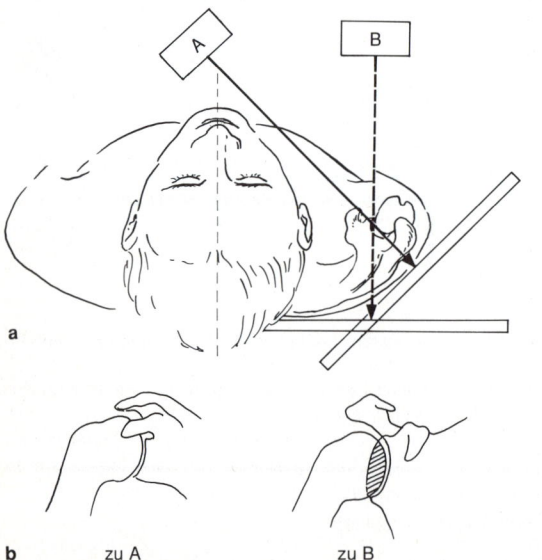

a

b   zu A   zu B

Abb. 21 Röntgenprojektionen des Schultergelenks: A = sog. „True"-a.-p.-Aufnahme, B = übliche Standard-a.-p.-Aufnahme des Schultergelenks bei der sich Humeruskopf und Fossa glenoidalis z. T. übereinander projizieren

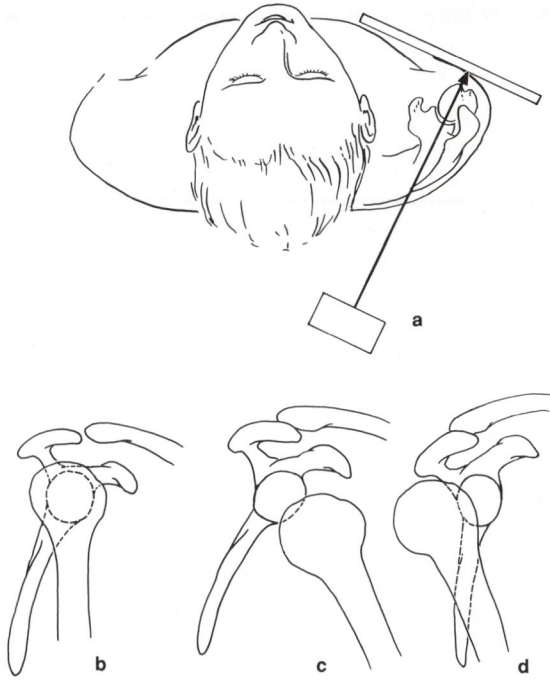

Abb. 22 Scapula-Y-Aufnahme des Schultergelenks: a) Röntgenprojektion, b) Normalbefund, c) vordere und d) hintere Luxation des Humeruskopfs

◆ Ruhigstellung der Schulter (Ortho-Gillet) für 2–3 Tage, bei älteren Patienten mit Erstluxation und allen Patienten mit Rezidivluxation. Danach Pendeln (S. 73), geführte und schließlich aktive Bewegungsübungen.
Bei rezidivierender oder habitueller Luxation Bilanzierung der Kapsel-Limbus-Schäden und allfälliger Humeruskopfimpressionen (Hill-Sachs) im Intervall und ggf. operative Sanierung.

Operationsindikationen

◆ Bei jungen Patienten mit Erstluxation arthroskopische Bilanzierung des Schultergelenkes nach Reposition: Ausgedehnte Limbusabrisse werden arthroskopisch oder offen versorgt.
◆ Interposition des abgerissenen Tuberculum majus unter das Akromion nach der Reposition.
◆ Luxationsfraktur, wenn irreponibel.
◆ Irreponible veraltete Schulterluxation.

Operative Verfahren

◆ Limbusrefixation arthroskopisch oder offen.
◆ Schrauben- oder Zuggurtungsosteosynthese des dislozierten Tuberkulums (S. 226).
◆ Osteosynthese bei Luxationsfraktur.
◆ Offene Reposition bei veralteter Schulterluxation.

Prognose

◆ Bei jüngeren Patienten kann eine habituelle Luxation entstehen.
◆ Zur Wiederherstellung der Schulterfunktion ist oft länger dauernde physikalische Therapie erforderlich.

Einteilung

◆ Körperfraktur.
◆ Halsfraktur.
◆ Pfannenfraktur.
◆ Abbrüche: Processus coracoideus, Akromion.

Nebenverletzungen

◆ Klavikulafrakturen (S. 60 f).
◆ Schulterluxation (S. 64 f).
◆ Thoraxverletzungen.
◆ Lähmungen: N. axillaris, N. suprascapularis.

Untersuchungen

◆ Röntgen: Schulter a.-p. und axial, Skapula tangential.

Konservative Therapie

◆ Korpusfraktur: Ortho-Gillet oder Mitella, bis schmerzfrei. Behandlung wie stabile subkapitale Humerusfraktur (S. 71).
◆ Stabile Halsfraktur: wie Korpusfraktur.

Operationsindikationen

◆ Pfannenfraktur mit Gelenkstufe.
◆ Dislozierte und mobile Halsfraktur, insbesondere in Kombination mit einer Klavikulafraktur.
◆ Dislozierte Abbrüche von Akromion und Processus coracoideus.

Operative Verfahren

◆ Zur Stabilisierung des Schultergürtels genügt oft die Osteosynthese der begleitenden Klavikulafraktur (S. 224).
◆ Pfannenfraktur: Reposition und Verschraubung von ventralem oder dorsalem Zugang.
◆ Halsfraktur: Plattenosteosynthese von hinterem Zugang zwischen M. infraspinatus und M. teres minor.
◆ Akromion und Processus coracoideus: Zuggurtung oder Verschraubung.

Prognose

◆ Günstig bei Korpus- und stabilen Halsfrakturen, langwierig bei komplexen Frakturen.

Bizepssehnenabriß

Allgemeines

◆ Proximal: Riß der langen Bizepssehne im Sulcus intertubercularis oft bei geringfügigem Trauma oder spontan infolge Scheuerwirkung und degenerativen Veränderungen. Kurzdauernder Schmerz, Schwäche von Abduktion der Schulter und Flexion des Ellenbogens. Am Oberarm vorstehender Muskelwulst.

◆ Distal: Abriß der Sehne am Tuberculum radii. Selten. Funktionell resultiert völliger Ausfall der Bizepsfunktion.

Konservative Therapie

◆ Nur beim proximalen Abriß: ältere Patienten mit degenerativen Veränderungen. Analgetika der antirheumatischen Reihe, Schonung nach Maßgabe der Beschwerden.

Operationsindikationen

◆ Proximaler Abriß: relative Indikation bei gesunden, jüngeren Individuen (ästhetische und funktionelle Indikation).

◆ Distaler Abriß: Wegen schwerwiegenden Funktionsausfalls operative Reinsertion grundsätzlich angezeigt.

Operative Verfahren

◆ Proximal: Einflechten der langen Bizepssehne in den Ansatz der kurzen Bizepssehne am Processus coracoideus.

◆ Distaler Abriß: Reimplantation der Sehne ins Tuberculum radii. Zugang aus doppelter Inzision (volar und dorsal).

Prognose

◆ Proximaler Ausriß: bei konservativer Behandlung, abgesehen von konfigurativer Beeinträchtigung, kein wesentlicher funktioneller Ausfall.

◆ Distaler Ausriß: Restitutio ad integrum verlangt technisch adäquate Reinsertion am Radius.

Allgemeines

◆ Häufige Fraktur, vor allem im Alter.
◆ Oft kombiniert mit Abriß des Tuberculum majus oder minus (3- bzw. 4-Segmentfraktur nach Neer).

Einteilung

◆ Stabile, eingekeilte Fraktur (Abduktion) (Abb. 24).
◆ Instabile, dislozierte Frakturen (Abb. 23 e u. f).
◆ Luxationsfraktur.
◆ 3- und 4-Segmentfrakturen (Abb. 23 d).

Untersuchungen

◆ Röntgen a.-p. und Scapula-Y-Aufnahme (Abb. 66 f). Axiale Röntgenaufnahme unter Elevation des Armes sind schmerzhaft und begünstigen Dislokationen.

Differentialdiagnose

◆ Schulterkontusion.
◆ Schulterluxation.

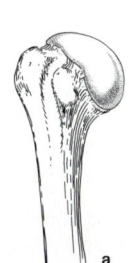 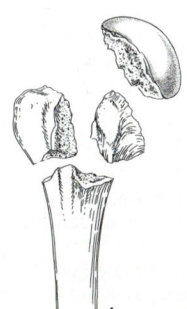

Abb. 23 a u. b   Die typischen 4 Segmente, welche einzeln oder kombiniert frakturieren können: Kopfkalotte, Tuberculum majus, Tuberculum minus, getrennt durch Collum anatomicum, Collum chirurgicum und Sulcus der Bizepssehne

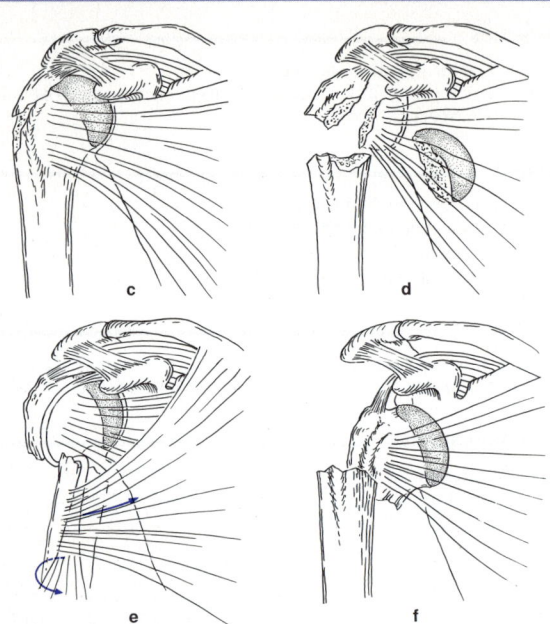

Abb. 23c–f   Typische Frakturen des Humeruskopfs: c) dislozierter Abriß des Tuberculum majus, d) 4-Segment-Fraktur mit Luxation der Kopfkalotte, e) Fraktur im Collum chirurgicum mit typischer Dislokation des peripheren Hauptfragmentes durch Muskelzug und Interposition der langen Bizepssehne, f) Luxationsfraktur mit subcoracoidaler Luxation des Kopfs

Konservative Therapie

◆ Ruhigstellung der eingekeilten Fraktur bis schmerzfrei (Mitella und Zirkulärbandage = vereinfachter Desault-Verband, Abb. 25). Beginn mit Pendeln (Abb. 26) nach Tagen, dann aktive Schulterbewegungen. Physiotherapie bis volle Schulterfunktion.

◆ Reposition und Impaktion bei erheblich dislozierter und instabiler Fraktur. In Narkose und BV-Kontrolle. Anschließend Ruhigstellung wie bei eingekeilter Fraktur, aktive Schulterbewegungen erst nach 3–4 Wochen.

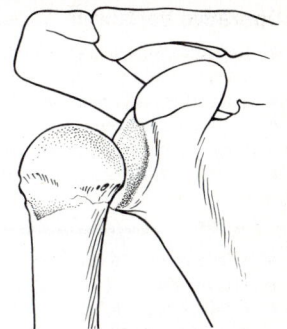

Abb. 24   Eingekeilte Fraktur

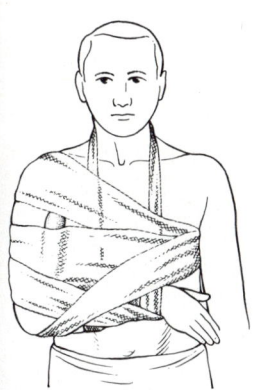

Abb. 25   Mitella und Zirkulärbandage zur Schulterimmobilisierung (vereinfachter Desault-Verband). Gepuderte Polster in der Axilla

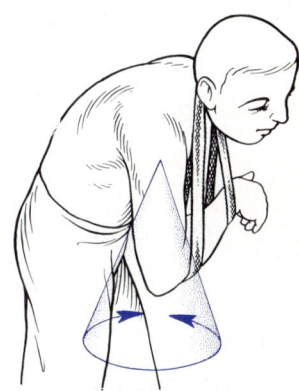

Abb. 26   Das „Pendeln" in der Mitella (passive Mobilisierung der Schulter). Glokkenähnliches Schwingen und Rotieren bei vorgeneigtem Oberkörper zur Lockerung der Schulter. Beim Liegen über Stuhl oder Bettrand Schulterabduktion bis 90° möglich

Operationsindikationen

◆ Luxationsfraktur (Abb. 23 f).
◆ Stark dislozierter Tuberkulumabriß (Abb. 23 c).
◆ Instabile, dislozierte Frakturen.
◆ Trümmerfrakturen (alloplastischer Ersatz).

Oberarmkopf-Frakturen

Operative Verfahren

◆ Reposition und Schrauben- oder Zuggurtungsosteosynthese (selten Plattenosteo-synthese) bei Luxationsfrakturen und erheblich dislozierten Frakturen (S. 226).
◆ Zuggurtung oder Schraubenosteosynthese der Tuberkula. (S. 226).
◆ Reposition und perkutane Fixation mit Kirschner-Drähten bei instabilen, aber ge-deckt reponierbaren Frakturen.
◆ Alloplastischer Ersatz (Neer-Prothese).

Prognose

◆ Wiedererlangung der Schulterfunktion nach 6–10 Wochen.
◆ Pseudarthrose nach instabilen Frakturen möglich.
◆ Kopfnekrose infolge Devitalisation, besonders nach Luxationsfrakturen mög-lich. Erst nach Monaten erkennbar.

Allgemeines

◆ Diaphysäre Humerusfrakturen werden nach Möglichkeit konservativ behandelt. Geringe Fehlstellungen sind ohne Nachteil. Distraktion ist schädlich.

◆ Einteilung: *Stabil* sind Torsionsfrakturen im mittleren Drittel. *Instabil* sind Querfrakturen, distale Keilfrakturen.

◆ N.-radialis-Lähmungen können auftreten: beim Unfall (Zerrung, Interposition, Anspießung, selten Zerreißung), bei der Reposition, in der Frühphase der Behandlung oder sekundär (Einmauerung in Kallusgewebe).

Untersuchungen

◆ Genaue Prüfung des N. radialis.
◆ Röntgen a.-p. und seitlich.

Konservative Therapie

◆ Ruhigstellung 2–3 Wochen in Desault-Gipsverband oder Ortho-Gillet (S. 73). Dann Sarmiento-Manschette, Hanging cast oder U-förmige Oberarmgipsschiene.

◆ Sarmiento-Manschette (Abb. 27 c). Prinzip: Zirkuläre, breite, individuell angepaßte Kunststoffmanschette, welche durch gleichmäßige, feindosierte Weichteilkompression die Fragmente schient. Die benachbarten Gelenke bleiben funktionell frei.

◆ Hanging cast (Abb. 27 a u. b). Prinzip: Zirkulärgips vom distalen Oberarm bis Handgelenk, wirkt durch Eigengewicht als Extension. Wird am sitzenden Patienten unter BV-Kontrolle (Abb. 28) angelegt. Der obere Gipsrand soll distal der Fraktur liegen. Stellungskorrektur durch Ellenbogenflexion und Versetzen des distalen Ringes. Am Ellenbogenring kann ein geringes zusätzliches Zuggewicht angebracht werden. Pendeln, sobald schmerzfrei (Abb. 26).

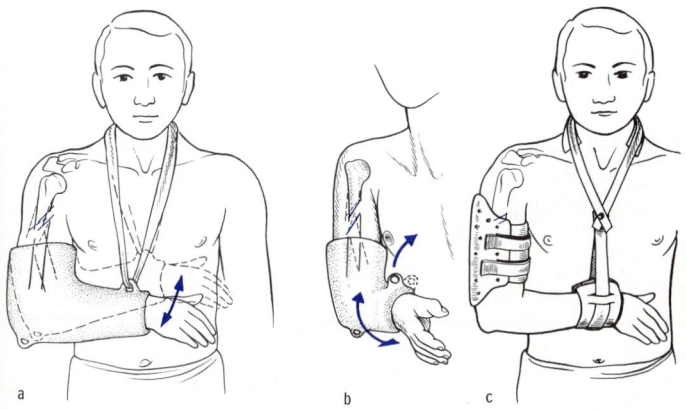

Abb. 27 Hanging cast (a, b). Korrektur der Frakturstellung durch Höher- oder Tieferlegen der Mitella bzw. Stellungsänderung des distalen Ringes. Der Ring am Ellenbogen dient der Montage eines geringen Zuggewichts im Bett. Sarmiento-Brace (c)

◆ Sarmiento-Manschette und Hanging cast werden anfänglich alle 2–3 Tage kontrolliert (distale Schwellung, Fragmentstellung). Entfernung, wenn Kallus sichtbar (6–7 Wochen). Dann *aktive* Schulter- und Ellenbogenmobilisation weiterführen bzw. beginnen.

Operationsindikationen

◆ Absolut: offene Frakturen, arterielle Verletzung, sekundär auftretende Radialislähmung.
◆ Relativ: bilaterale Frakturen, Kettenfrakturen der oberen Extremität, Rippenserienfrakturen, Polytrauma (Pflegefähigkeit), irreponible grobe Dislokation, primäre Radialislähmung.

Operative Verfahren

◆ Plattenosteosynthese: von dorsalem (Bauchlage) oder lateralem Zugang (S. 229 ff).
◆ Geschlossene Marknagelung (S. 228).

Radialislähmung

◆ Die Ansichten bei unfallbedingter Lähmung sind geteilt. Diese beruhen zu 90% auf Neurapraxie (S. 22) und erholen sich innerhalb von Wochen bis Monaten spontan. Das Auftreten einer Lähmung während der Behandlung ist eine zwingende Operationsindikation.

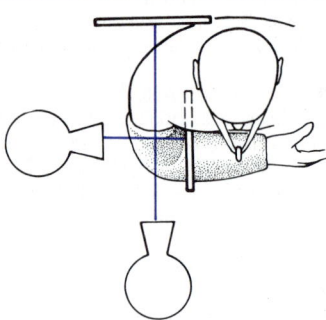

Abb. 28   Röntgendispositiv zur Stellungskontrolle der Humerusschaftfraktur im Gips

Prognose

◆ Bei Osteosynthese Gefährdung des N. radialis, insbesondere aber bei späterer Plattenentfernung.

Allgemeines

◆ Instabile gelenknahe oder artikuläre Frakturen.
◆ Läsion des N. ulnaris und der A. brachialis möglich.

Einteilung

Häufige kindliche Frakturen:
◆ Suprakondyläre Hyperextensionsfraktur (Abb. 29 a).
◆ Fraktur des Condylus radialis humeri (Abb. 29 b).
◆ Abriß der ulnaren Apophyse, evtl. mit Gelenkinterposition (Abb. 29 c).

Distale intraartikuläre Frakturen der Erwachsenen:
◆ Sagittale Abscherung des Capitulum humeri radiale (Abb. 29 d).
◆ Y-Fraktur und Trümmerfrakturen (Abb. 29 e u. f).

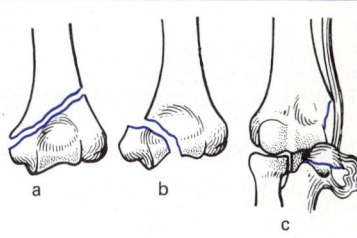

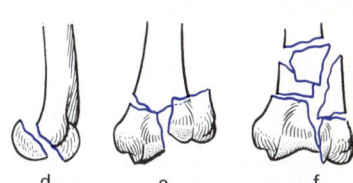

Abb. 29 Typische distale Humerusfrakturen, s. Text

Untersuchungen

◆ Periphere Zirkulation und Innervation (N. ulnaris).
◆ Röntgen: Ellenbogen a.-p. und seitlich. Bei Kindern Vergleichsaufnahmen der gesunden Seite zur Beurteilung der Knochenkerne bzw. Wachstumszonen.

Konservative Behandlung

◆ Beim Kind: Reposition in Narkose und Retention in Blount-Schlinge („Cuff and Collar"). Laufende Überwachung bezüglich Zirkulation und Logensyndrom (Volkmann-Kontraktur).

Operationsindikation

◆ Jede dislozierte Fraktur des Erwachsenen.
◆ Irreponible und nicht retinierbare kindliche Fraktur.

Operative Verfahren

◆ Verschraubung von Abriß- und Abscherfrakturen (S. 223).
◆ Schrauben- und Plattenosteosynthese bei Y-Frakturen und Trümmerbrüchen (S. 222).
◆ Reposition und Fixation mit Kirschner-Drähten bei irreponiblen und/oder nicht retinierbaren kindlichen Frakturen.

Einteilung

◆ Nach dorsal: meist kombiniert dorsal-radial.
◆ Teilluxationen (z. B. Monteggia-Fraktur, S. 81).

Begleitverletzungen

◆ Abscherungen des Processus coronoideus, des Radiusköpfchens.
◆ Kapselinterpositionen.
◆ Läsion des N. ulnaris.
◆ Verletzungen am Handgelenk und Karpus.

Untersuchungen

◆ Innervation und Zirkulation.
◆ Röntgen (Vergleichsaufnahmen).

Repositionen

1. Durch Schub am Olekranon von dorsal (Ombrédanne).
2. Durch Überstreckung und Zug (Böhler) (Abb. 30). Cave: Muskelzerreißungen.
3. Im vertikalen Dauerzug (S. 85): Aufhängen der Hand mit Mädchenfängern. Gewicht am Oberarm, Warten. Einschnappen nach Lösung des Spasmus.

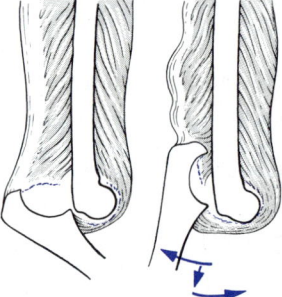

Abb. 30   Reposition durch Überstreckung und Zug

◆ Nach Reposition: Prüfung der Stabilität in Streckstellung, der Innervation und Zirkulation. Röntgenkontrolle. Gipsschiene für 3 Wochen, dann aktive Physiotherapie.

Operationsindikationen

◆ Abriß- und Abscherfrakturen.
◆ Instabilität nach Reposition. Kollateralbandrisse. Vorwiegend ulnar. Bändernaht.
◆ Begleitende Radiusköpfchenfrakturen.

Prognose

◆ Habituelle bzw. rezidivierende Luxationen bei Instabilität möglich.
◆ Verkalkung nach Muskelzerreißungen.
◆ Ulnarisspätlähmung möglich.

Allgemeines

◆ Häufige isolierte Verletzung des Erwachsenen.
◆ Meist Folge direkter Gewalt, daher oft Kontusionen und Schürfungen der Haut.
◆ Biomechanisch bedeutsam wegen Unterbrechung des Streckapparates. Disloka-
   tionstendenz durch Zug des M. triceps.

Einteilung

◆ Querfraktur (Abb. 31).
◆ Trümmerfraktur (Abb. 31).
◆ Komplexe Luxationsfraktur beider Unterarm-
   knochen (selten).

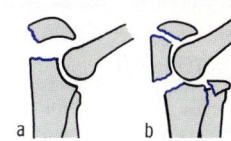

Abb. 31   Olekranonquerfraktur (a). Trümmerfraktur
mit Abbruch des Processus coronoides (b)

Begleitverletzungen

◆ Abbruch des Processus coronoideus ulnae.
◆ Radiusköpfchenfraktur.
◆ Kombination mit distaler Humerusfraktur (selten).

Operationsindikation

◆ Jede Olekranonfraktur. Frische Hautschürfungen sind keine Kontraindikation.

Operative Verfahren

◆ Zuggurtungsosteosynthese mit Kirschner-Drähten und gekreuzter Drahtschlin-
   ge (S. 235 f).
◆ Kombination von Verschraubung und Zuggurtung bei Schrägfraktur.
◆ Platte als Zuggurtung (Trümmerfraktur) (S. 236).
◆ Bei offener Fraktur ist die Bursa olecrani eröffnet. Vor der Osteosynthese muß
   die Bursektomie (S. 195) ausgeführt werden.

Allgemeines

◆ Das Radiusköpfchen stabilisiert den Ellenbogen, überträgt Kräfte von der Hand auf den Humerus und ermöglicht die Pronation/Supination. Die Resektion kann zu Cubitus valgus und Instabilität führen, manchmal zu schmerzhaften Arthrosen im distalen Radioulnargelenk (relative Ulnaverlängerung).

◆ Beurteilung der Dislokation mittels gezielter Röntgenaufnahmen oder Tomogrammen.

Einteilung

◆ Abscherung („Meißelfraktur") (Abb. 32a).
◆ Partielle Impressionen (zentral, lateral) (Abb. 32b).
◆ Trümmerfraktur mit Devitalisation (selten).
◆ Halsfraktur (häufig beim Kind) (Abb. 32c).

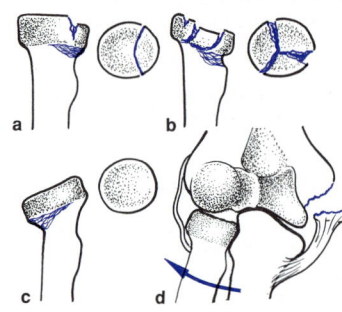

Abb. 32   Frakturen Radiusköpfchen und Radiushals, s. Text

Begleitverletzungen

◆ Luxationen der Ulna mit Kapselrissen.
◆ Knorpelabscherungen vom Humerus.
◆ Abrisse des ulnaren Kollateralbandes (Abb. 32d).

Konservative Therapie

◆ Nicht dislozierte Fraktur: Abnehmbare Gipsschiene in Rechtwinkelstellung und unbelastete frühfunktionelle Behandlung.
◆ Manuelle Reposition (evtl. perkutan) der Halsfraktur und Gipsfixation beim Kind.

Operationsindikationen

◆ Dislozierte Frakturen des Erwachsenen.
◆ Nicht reponierbare kindliche Fraktur.
◆ Strenge Kontraindikation der Resektion beim Kind.

Operative Verfahren

◆ Osteosynthese mit Minischrauben (S. 237).
◆ Resektion bei Zertrümmerung. Silastikprothesen als Platzhalter bei Instabilität.
◆ Reposition und Fixation mit Markdraht von distal beim Kind.

Allgemeines

◆ Die Schaftfraktur beider Knochen ist charakterisiert durch völlige Instabilität. Dies gilt auch für die Kombination von Einzelfraktur mit Luxation am anderen Knochen (*Monteggia* = Ulnafraktur und Luxation des Radiusköpfchens [Abb. 33], *Galeazzi* = Radiusschaftfraktur mit Luxation der distalen Ulna [Abb. 34]).

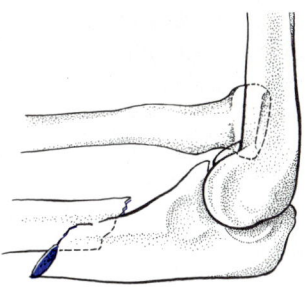 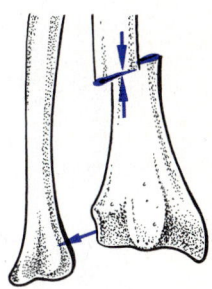

Abb. 33   Monteggia-Fraktur im seitlichen Röntgenbild

Abb. 34   Galeazzi-Fraktur im a.-p. Bild: Luxation im distalen Radioulnargelenk mit Radiusverkürzung

◆ Therapeutisch stehen Plattenosteosynthese und funktionelle Nachbehandlung im Vordergrund. Bei Immobilisation im Gips drohen schwere trophische und funktionelle Schäden, vor allem in bezug auf Pronation und Supination (u. a. Brückenkallus).
◆ Ein schwerer Weichteilschaden kann zu abweichenden Techniken am Skelett, dekomprimierenden Faszienspaltungen und offener Wundbehandlung zwingen (S. 31).

Einteilung

◆ Fraktur eines Knochens: einfach, Keil, komplex, mit Luxation (Abb. 35 b).
◆ Fraktur beider Knochen (Abb. 35): einfach, Keil, Etagen- oder Trümmerbruch des einen oder beider Knochen.
◆ Luxationsfrakturen (Abb. 33 u. 34).

Untersuchungen

◆ Sensibilität, Motorik und Zirkulation an der Hand prüfen und protokollieren.
◆ Kettenfrakturen der Extremität nicht übersehen (Schultergürtel, Karpus, Mittelhand).
◆ Bei Schaftfraktur eines Einzelknochens immer zusätzlich Röntgenbilder von Ellenbogen und Handgelenk zum Ausschluß einer Luxationsfraktur (Monteggia, Galeazzi).

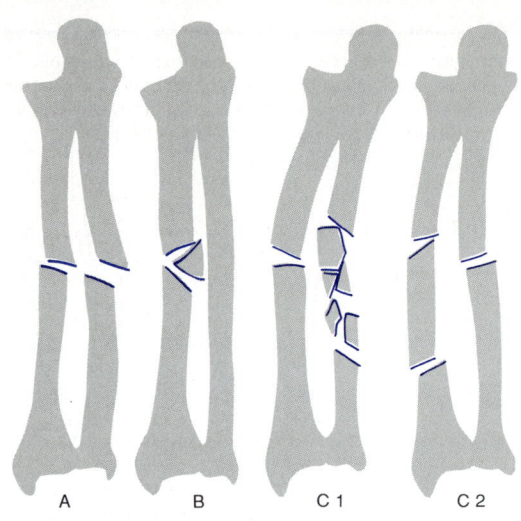

Abb. 35 Einteilung der Schaftfrakturen beider Knochen: a) einfach, schräg; b) Keilfraktur; c) Komplexe Fraktur des einen oder beider Knochen

Operationsindikationen

◆ Jede Einzel- und Kombinationsfraktur beim Erwachsenen, ungeachtet der Dislokation. Ausnahme: wenig dislozierte isolierte Ulnafraktur mit erhaltenem Periostschlauch.

Operative Verfahren

◆ Gerade Platten (LCDCP 3,5 mm) bei Schaftfraktur (mindestens 6 kortikale Gewinde pro Hauptfragment) (S. 241).
◆ Fixateur externe bei schwerem Weichteilschaden (S. 244 ff u. 372 ff).

Prognose

◆ Die systematische Osteosynthese der Unterarmfraktur hat die Prognose der Verletzung wesentlich verbessert (Ellenbogen, Pronation/Supination, Handgelenk). Infekte sind selten, betreffen meist nur einen Knochen und heilen daher leichter aus.
◆ Refrakturen bei zu früher Metallentfernung. Platten definitiv belassen oder frühestens nach 2 Jahren entfernen.

Unterarm

Allgemeines

◆ Häufigste Fraktur beim Menschen. Die Behandlung ist mehrheitlich konservativ.

◆ Ziel der Behandlung bei extraartikulären Frakturen (A) ist die Wiederherstellung der Radiuslänge und der Gelenkwinkel nach Böhler (Abb. 36). Bei artikulären Frakturen (B u. C) ist zusätzlich die Gelenkfläche anatomisch zu reponieren.

◆ Primär zirkuläre Gipsverbände sind gefährlich. Primär werden nicht schließende Gipsschienen verwendet.

◆ Die Mitella ("Leichentuch der Schulter") ist statthaft, sofern Ellenbogen und Schulter systematisch mobilisiert werden.

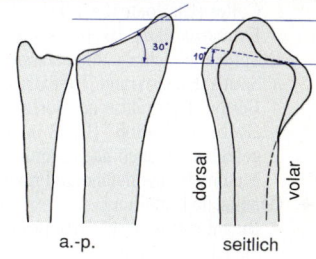

Abb. 36   Radiusgelenkwinkel nach Böhler

Einteilung

◆ Bezeichnung nach der Neigung der Gelenkfläche:
  – nach dorsal ("Extensionstyp") ("Gabelrückenstellung"): A in Abb. 37 a. Oft stabil.
  – nach palmar ("Flexionstyp"): B in Abb. 37 a.
  – nach radial ("Bajonettstellung"): A und B in Abb. 37 b.

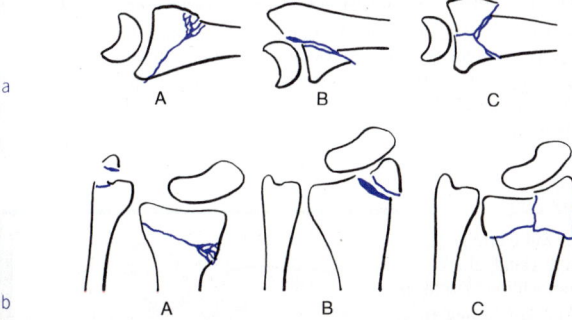

Abb. 37 a u. b   Typische Formen der distalen Radiusfraktur
a) im seitlichen, b) im a.-p. Strahlengang (s. Text)

◆ Einteilung nach der AO-Klassifikation (S. 25), vereinfacht:
  – extraartikulär: A,
  – partiell artikulär: B. Meist instabil. Abbruch des Processus styloideus radii oft mit karpalen Läsionen kombiniert: B in Abb. 37 b,
  – vollständig artikulär: C.

- Bezeichnung mit Eigennamen (Fachliteratur): F = franz., E = engl.
  - Colles [E], Pouteau-Colles [F]: A in Abb. 37 a u. b.
    Extraartikulärer Extensionstyp. Häufigste Frakturform. Wird im deutschen
    Sprachbereich als „loco classico" oder „loco typico" bezeichnet.
  - Smith [E], Goyrand [F]: extraartikulärer Flexionstyp (selten).
  - Barton [E]: Fraktur der dorsalen Gelenklippe (selten).
  - „Reversed Barton" [E]: B in Abb. 37 a: partieller Flexionstyp, instabil, wird
    gelegentlich auch nach Smith benannt.
  - Melone [E]: vollständige Fraktur, C in Abb. 37 a u. b.
- Genetische Einteilung:
  - Biegungsfraktur der Metaphyse
  - Stauchungsfraktur der Epiphyse
  - Abscherungsfraktur der Gelenkfläche

Begleitverletzungen

- Abrißfraktur des Processus styloideus ulnae (sehr häufig). Seine Stellung dient
  als Indikator für die Qualität der Radiusreposition (Abb. 37 d).
- Metaphysäre Einstauchungen können bei allen Frakturtypen bestehen.
- Beteiligung des distalen Radioulnargelenkes ist bei allen Frakturen möglich. Sie
  muß im Behandlungsplan berücksichtigt werden.
- Skaphoidfraktur, perilunäre Luxationsfrakturen (S. 96), karpale Bandrisse (S.
  99).
- Kettenfraktur der oberen Extremität: Unterarmschaft-, Ellenbogen- und proxi-
  male Humerusfrakturen nicht übersehen.
- Medianuskompression im Karpalkanal.

Konservative Therapie

- Reposition der dislozierten Fraktur, Fixation mit Gipsschienen und Bandage.
- Anästhesie: Bei komplexen Frakturen Narkose oder Plexusanästhesie (muskulä-
  re Erschlaffung) vorteilhaft. Bei einfachen Frakturen und älteren Patienten
  Bruchspaltanästhesie (20 ml Anästhetikum von dorsoradial in Bruchspalt inji-
  ziert) oft genügend.

Reposition I
Horizontaler Zug (Abb. 38)

- Ellenbogen mit Gurte gegen
  Wand fixiert. Handgelenk
  über Hypomochlion (Tischkan-
  te, Bänkchen usw.) gelagert.
  Kombination von dorsalem
  Druck mit Zug am Daumen
  nach palmar-radial. Langfinger nach ulnar weghalten
  (Daumenkommissur bleibt offen).
- Stellungskontrolle (Bildwandler oder Röntgenbild).

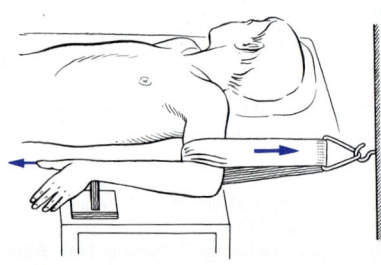

Abb. 38   Reposition durch horizontalen Zug

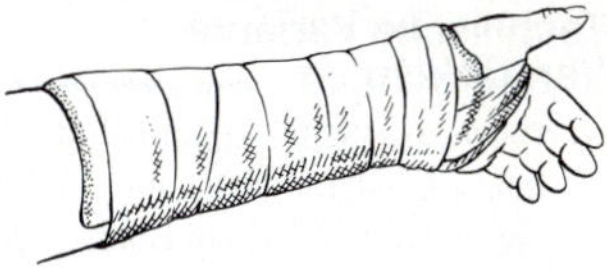

◆ Dorsale, wenig gepolsterte Gipsschiene unter anhaltendem leichtem
Zug am Daumen anlegen. Die Schiene reicht vom proximalen Unterarm
bis zu den Metakarpophalangealge-
lenken. Anwickeln mit Krepp-Papier und elastischer Binde. Die Bandage muß die Daumenkommissur
mehrfach umwickeln. Daumen und
Metakarpophalangealgelenke der
Langfinger bleiben frei (Abb. 39).

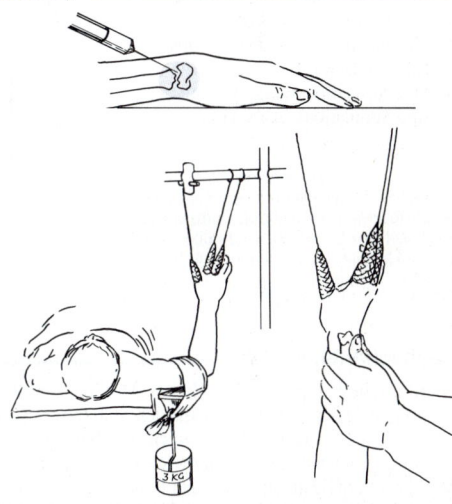

Abb. 39   Dorsale Gipsschiene. Lage
der Bandagen, insbesondere in der Daumenkommissur, in der Ansicht von volar

◆ Nach Erhärten der Schiene nochmalige Stellungskontrolle.

Reposition II
Vertikaler Dauerzug (Abb. 40)

◆ Aufhängung (Decke
oder Gestell) mit
„Mädchenfängern"
(aus Bastgeflecht
oder Metallgitter).
Zug an Daumen und
radialen Langfingern.
Langfinger nach ulnar
abduziert.

◆ Gewicht von 3–4 kg
am Oberarm mit brei-
ter Manschette und
Querbrett (vermeidet
Kompression des Ge-
fäßnervenbündels)
15–30 min einwirken
lassen. Die Fraktur
stellt sich spontan ein
oder wird mit „model-
lierendem" Druck re-
poniert.

◆ Stellungskontrolle
(Bildwandler oder
Röntgenbild).

Abb. 40   Reposition durch vertikalen Zug

◆ Gewicht reduzieren.
◆ Anlegen einer dorsalen Gipsschiene.

Technische Variante
Verstärkungen

◆ Bei zweifelhafter Stabilität (Gefahr sekundärer Dislokation) wird die Fixation nach dem Baukastensystem erweitert.

◆ 2. Gipsschiene volar: nach Erhärten der dorsalen Gipsschiene entfernen der elastischen Bandage unter Belassen der Papierbinde. 2. volare Gipsschiene von distaler Beugefalte der Hohlhand bis proximalen Vorderarm anlegen, mit Krepp-Papier und elastischer Bandage fixieren. Daumen und Langfinger bleiben frei (Abb. 41 b).

◆ Verlängerung der dorsalen Gipsschiene nach Erhärten bis Mitte Oberarm (Blockierung Pronation und Supination) (Abb. 41 c).

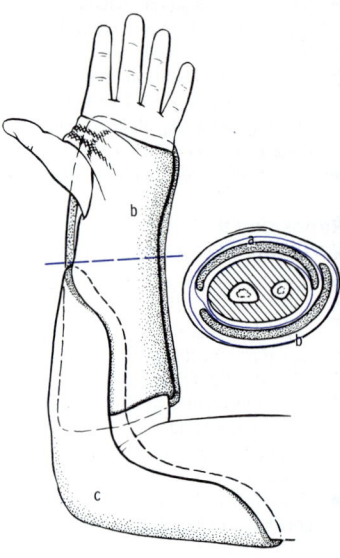

Abb. 41   Verstärkungen von volar: zweite Schiene (b), die die dorsale erste Schiene (a) stellenweise überlappt. Dritte dorsale Gipsschiene bis zur Mitte des Oberarms (c) blockiert die Pronation und Supination

Nachbehandlung

◆ Klinische Kontrollen (Zirkulation, Motilität und Röntgen) sofort nach Reposition sowie in bestimmten Abständen nach festem Schema: z. B. Regel „0-1-4-10-(28-35-42)“ = Kontrolle an den entsprechenden Tagen.

◆ Umgipsen nach Abschwellung (ca. 4. Tag), Zirkulärgipsverband.

◆ Dauer der Gipsfixation: je nach Frakturtyp zwischen 4 und 6 Wochen.

◆ Aktive Bewegungsübungen der Finger, des Ellenbogens und der Schulter während der ganzen Dauer der Fixation wichtig.

◆ Nach Gipsabnahme aktive Bewegungstherapie (evtl. physikalische Therapie). *Keine passive* Physiotheapie.

Komplikationen

◆ Sekundäre Dislokation (je nach Statistiken in 20–50% der Fälle, tritt auf bis 14. Tag): Nachreposition in *Narkose* (bei relativ stabiler Fraktur) oder Operation (bei instabiler Fraktur).

◆ Druckschäden: Verbanddruck mit peripherer Zirkulationsstörung, lokaler Dekubitus oder Binnendruck (akutes Karpaltunnelsyndrom).

◆ Sudeck-Osteodystrophie: vor allem nach wiederholten Repositionen und bei per-sistierenden Schmerzen. Evtl. medikamentöse Prophylaxe mit Valium (2-2-5 mg) und Hydergin (3mal 20 Tropfen).

Operationsindikationen

◆ Offene Fraktur.
◆ Innervations- und Zirkulationsstörung.
◆ Instabile und irreponible Fraktur:
  – Flexionsfraktur (Typ B u. C),
  – irreponible Gelenkstufen,
  – sekundäre Dislokation.

Operative Verfahren

◆ Perkutane Spickdrahtfixation und Gipsschiene bei mobiler Extensionsfraktur (S. 242 f).
◆ Offene Reposition und autologe Spongiosaplastik bei metaphysärem Defekt. Kirschner-Drahtfixation (S. 243).
◆ Fixateur externe zwischen Metakarpale II und Radiusschaft nach Reposition in-stabiler oder komplexer Frakturen (S. 244 f).
◆ Verschraubung (Processus styloideus radii) (S. 247).
◆ Plattenosteosynthese (vor allem bei Flexionsfrakturen Typ B) (S. 246).

Erstbeurteilung

◆ Wundinspektion durch den dienstleitenden Arzt.
◆ Funktions- und Sensibilitätsprüfung.
◆ Röntgenbild.
◆ Beurteilung, ob Ischämie oder nicht.
◆ Entscheid, ob Primärversorgung am Ort möglich.

Vorgehen bei Ischämie

◆ Entscheid, ob Amputation oder Gefäßrekonstruktion.
◆ Ist die Gefäßnaht indiziert, aber am Ort nicht möglich, notfallmäßige Verlegung in ein spezialisiertes Zentrum (S. 89).

Reihenfolge der Versorgung

◆ Stabilisierung des Skeletts.
◆ Sehnennähte.
◆ Arterienrekonstruktion.
◆ Nervennaht.
◆ Venenanastomose.
◆ Wiederherstellung des Hautmantels (Plastik).

Verlegung in Spezialklinik

◆ Die Indikation hängt von der Art der Verletzung sowie der Organisation und Ausrüstung am Ort ab.
◆ Vor einem Entscheid telephonische Rücksprache des dienstleitenden Arztes im peripheren Spital mit dem zuständigen Arzt des Zentralspitals. Begleitbericht mit Angabe der Unfallzeit und der durchgeführten diagnostischen und therapeutischen Maßnahmen obligat. Akten (Röntgenbilder, Befunde) mitgeben. Organisation des raschmöglichsten, zweckmäßigen Transportes.
◆ Die verletzte Hand und etwaige Amputate werden entsprechend den Anweisungen des Zentrums versorgt.

Allgemeines

◆ Anwendungsbereich: Amputation oder Ischämie der ganzen oberen Extremität oder funktionell wichtiger Anteile (Daumen allein, Kombinationen) (Abb. 42 b), auch untere Extremität.

◆ Voraussetzung: Guter Allgemeinzustand, keine ernsten Nebenverletzungen, jüngerer Patient. Glatte Amputation, Ausrißverletzungen und Quetschungen sind Kontraindikationen.

◆ Amputat immer mitgeben.

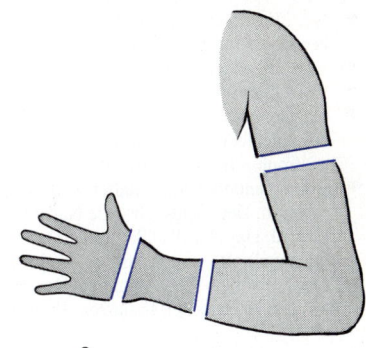

a

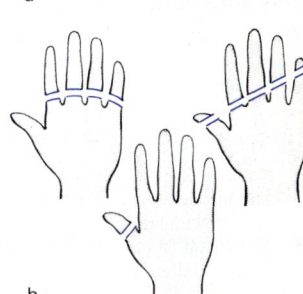

Abb. 42   Schema der Amputationen, die zu den Replantationsindikationen gehören

b

Vorbereitungen

◆ Telephon mit dem zuständigen Arzt des Replantationsdienstes im Zentralspital. Genaue Beschreibung der Verletzungen.

◆ Transport: rasche, aber zuverlässige und praktische Lösung bevorzugen.

◆ Stumpf: Blutstillung mit Druckverband. Keine Ligaturen oder Klemmen.

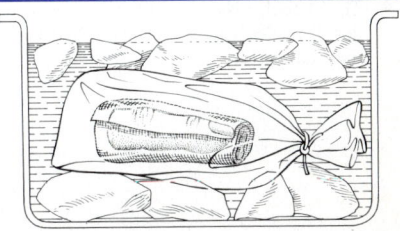

Abb. 43   Versorgung des Amputates für Transport (kalte Ischämie)

◆ Amputat: einwickeln in feuchte Kompressen (physiologische Lösung). Keine Desinfektions- oder Reinigungsmaßnahmen. Einpacken in wasserdichten Plastikbeutel, diesen in Eiswasser = ca. 4 °C = kalte Ischämie. Überlebenszeit bis 20 Stunden (Abb. 43).

Allgemeines

◆ Der Fingernagel ist ein Element des Tastorgans (Trias: Pulpa, Phalanx, Nagel), besonders für die Stereognosis.
◆ Er ist die ideale Schienung bei Fraktur des Processus unguicularis.
◆ Er ist kosmetisch wichtig.
◆ Nagelextraktionen sind obsolet: Nach Extraktion degeneriert die Keratinschicht des Nagelbettes zu Haut. Der nachwachsende Nagel findet keine Haftung, wird dystrophisch und deformiert.
◆ Ein replantierter Nagel haftet nach einigen Tagen und schützt das Bett vor Degeneration. Der nachwachsende Nagel löst den replantierten langsam ab und wird normal. Das Nagelbett kann auch geschützt werden durch Autotransplantat (Zehennagel) oder eine Kunststoffprothese.
◆ Der replantierte Nagel muß auf dem Bett flach aufliegen und den Sekretabfluß aus den Hauttaschen freilassen. Er wird deshalb zugeschnitten.

Operative Verfahren

◆ Nagelablösung (partielle oder totale).
◆ Nagelreplantation (totale oder partielle).
◆ Nagelnaht.

Therapie typischer Verletzungen

◆ Subunguales Hämatom: partielle Nagelablösung, Ausräumung des Hämatoms, Zuschneiden und Replantation (S. 251). Nach alleiniger Trepanation kann sich eine Infektion unter dem Nagel entwickeln.
◆ Nagelluxation mit Ablederung der Fingerkuppe (mit Phalanxfraktur): Naht der seitlich klaffenden Hautwunde. Zuschneiden des Nagels. Reposition und Naht (S. 252).
◆ Nagelfraktur: distale Ablösung und Zuschneiden. Proximale Teilresektion. Replantation des distalen Abschnittes unter Bedeckung der Nagelbettwunde (S. 252).
◆ Traumatischer Nagelverlust: bei erhaltenem Nagel Replantation nach Zuschneiden. Fehlt der Nagel, wird auf das Bett ein Transplantat oder eine Kunststoffprothese aufgenäht.

Hand

Allgemeines (Abb. 44)

◆ Behandlungsziel: Erhaltung der taktilen Gnosis, gute Polsterung, keine Narben.
◆ Die Indikation berücksichtigt: die Verletzung, die Hand und die Person des Patienten (Beruf, Alter, Kooperation). Bei manuellem Arbeiter funktionelle Gesichtspunkte vorherrschend. Es können aber auch kosmetische Rücksichten überwiegen.
◆ Grundregeln: Daumenlänge erhalten. Beim Langfinger geht Funktion vor Länge. Der Nagel bzw. Nagelrest wird immer konserviert bzw. replantiert.

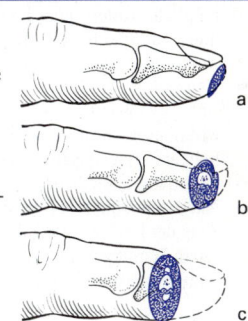

Abb. 44   Schema der Kuppendefekte und der geeigneten Versorgung:
a) Defekt ohne Nagel- und Skelettbeteiligung: Sekundärheilung, Tranquilli-Leali-Plastik (Vollhaut)
b) Querer Defekt mit Nagel und Phalanxbeteiligung: Tranquilli-Leali-Plastik
c) $^2/_3$-Verlust des Endgliedes: Nachamputation, Crossfinger oder Thenarlappen (am Daumen neurovaskulärer Lappen)
d) Palmar schräger Defekt: Crossfinger oder Vollhauttransplantat (am Daumen neurovaskulärer Lappen)
e) Dorsal schräger Defekt mit Nagel- und Phalanxbeteiligung: Spalthaut oder Vollhauttransplantat
f) Schräger seitlicher Defekt mit Nagel und Phalanxbeteiligung: Crossfinger oder Vollhauttransplantat

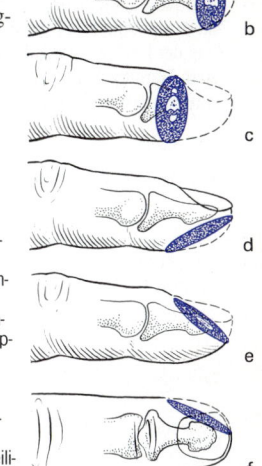

Operative Verfahren

◆ Geführte Sekundärheilung: bei transversalen oder schrägen Kuppendefekten. Prinzip: Durch konzentrische Schrumpfung der zirkulären Wunde entsteht ein narbenfreier, voll sensibler und meist gut gepolsterter Stumpf. Steuerung der Wundheilung durch häufigen Verbandwechsel (epithelisierungsfördernde oder hemmende Salben). Vorteil: gute Sensibilität und Polsterung, kosmetisch optimal. Nachteil: längere Behandlungsdauer mit anfänglichen Dysästhesien.
◆ Vollhauttransplantat: bei tiefen transversal oder schrägen Weichteildefekten. Vorteil: Technik einfach. Nachteil: Sensibilität und Polsterung weniger gut (S. 257).
◆ Lokale Lappen: V-Y-Lappen nach Tranquilli-Leali oder bilateraler Lappen nach Kutler bei transversalen und leicht asymmetrischen Kuppendefekten bis und mit Processus unguicularis. Vorteil: Technik einfach, optimale Sensibilität, gute Polsterung. Nachteil: Inzision nur bis distale Beugefalte möglich (S. 254).
◆ Lokale Verschiebelappen: bei dorsalem Hautüberschuß und vaskularisiertem Stiel. Vorteil: gute Sensibilität. Nachteil: Narbenstörungen möglich (S. 258).

◆ Fernlappen (Crossfinger, Thenarlappen): wenn lokale Verschiebelappen nicht möglich. Vorteil: gute Polsterung. Nachteil: nur Schutzsensibilität. Defektdeckung mit Spalthaut. Gefährdung der Gelenke des Spenderfingers durch längere Immobilisation (S. 259).

◆ Neurovaskuläre Lappen: primär nur beim palmaren Daumendefekt. Vorteil: sensible, gepolsterte Kuppe. Nachteil: schwierige Technik, Gefahr der arteriellen Zirkulationsstörung, mühsame Nachbehandlung, Gefährdung der Gelenkbeweglichkeit, Dysästhesien in den Randzonen. Ist daher dem spezialisierten Handchirurgen vorzubehalten.

◆ Nachamputation: bei Verlust Endphalanx oder mehr. Stumpfdeckung durch Kürzung der Phalanx und Bildung eines palmaren Lappens. Bei seitlichem oder dorsalem Hautüberschuß wird dieser zur Stumpfdeckung verwendet. Kleine basale Phalanxreste sind wertlos und werden exartikuliert (S. 253).

Allgemeines

◆ Traumatische Genese: Verletzung oder Fremdkörper. Oft Mikropenetration der Haut.
◆ Palmare Infekte dehnen sich in den Druckkammern der Subkutis aus (Spannungsschmerz). Später Ausbreitung entlang anatomischer Kanäle (Sehnenscheiden, Faszienräume). Leitsymptome: umschriebene Schwellung, Druckdolenz und pulssynchrones Klopfen. Indolentes Kollateralödem am Handrücken.
◆ Dorsale Infekte: viel Ödem, wenig Schmerz (keine Kammern).
◆ Infektionen an der Hand sind meist gravierend.
◆ Die chirurgische Behandlung muß aggressiv sein.

Einteilung

◆ Panaritium cutaneum.
◆ Panaritium subcutaneum.
◆ Schwielenabszeß, Fremdkörperabszeß.
◆ Kragenknopfpanaritium (Cave: Verwechslung mit Panaritium cutaneum) (Abb. 45).
◆ Sehnenscheidenphlegmone (Abb. 46).
◆ Hohlhandphlegmone.
◆ Panaritium articulare.
◆ Panaritium ossale (Osteitis).
◆ Paronychie (Abb. 47).

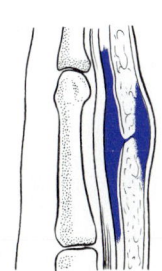

Abb. 45 Das Kragenknopfpanaritium. Bei oberflächlichem Eiterherd übersieht man gerne die Verbindung zum tiefen und wesentlichen Abszeß

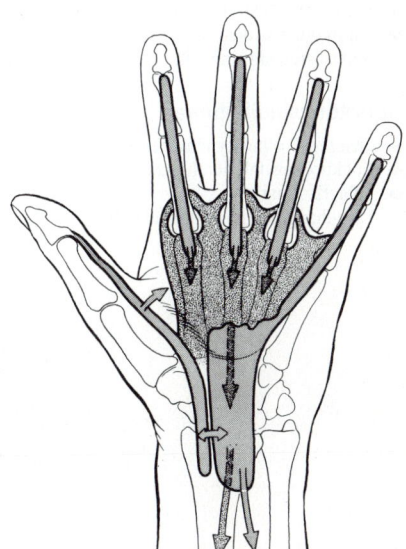

Abb. 46 Ausbreitungswege der palmaren Infektion (Sehnenscheiden und Faszienräume)

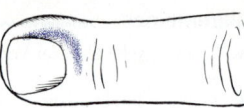

Abb. 47 Die Paronychie. Ausbreitung des Eiterherdes im Nagelwall und unter dem Nagel

Untersuchungen

◆ Abgrenzung des Herdes durch Sondenbetastung (Abb.
  48).
◆ Lymphadenitis und Lymphangitis suchen (Fieber, Schüt-
  telfrost).
◆ Röntgenbild wertlos.
◆ Bakteriologische Untersuchung des Eiters mit Resistenz-
  prüfung.

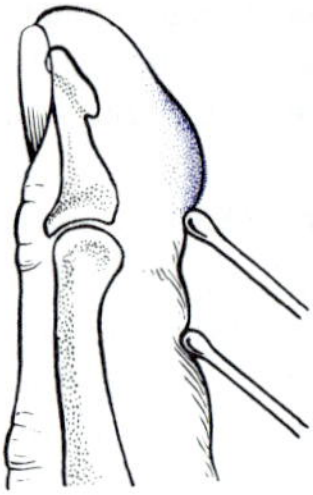

Abb. 48 Sondentest zur Abgrenzung des Herdes (Schmerzzone)

Konservative Therapie

◆ Bei oberflächlichem Befund und Paronychie kurzfristige Behandlung mit Immobilisation und Handband gestattet.
◆ Bei tiefer Infektion streng kontraindiziert: *„Es fluktuiert nie".*
◆ Antibiotika wirken nicht. Sie sind nur als Prophylaxe oder Therapie der septi-
  schen Streuung sinnvoll.

Operationsindikationen

◆ „Klopfen" = pulssynchroner Schmerz.
◆ Funktionsausfall durch Schmerz und Schwellung.
◆ Schlafstörung.
◆ Lymphangitis und Lymphadenitis.

Operative Verfahren

◆ Eröffnung und Ausräumung des Eiterherdes
in pneumatischer Blutsperre. Wegen Ver-
schleppungsgefahr meist Narkose. Offenhalten der Wunde für p.-s.-Heilung: Exzision
der Haut über dem Herd ist besser als Drainage einer Inzision. Immobilisation. Hochlagerung im feuchten Verband (Abb. 49). Tägliche Handbäder ab 2. Tag.
◆ Bei Sehnenscheidenphlegmone Dauerspü-
lung (Ringer-Lösung mit Antibiotikazusatz).
Prognose abhängig von der Vitalität der Sehnen.

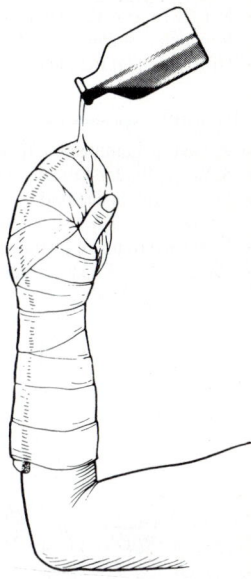

Abb. 49   Hochlagerung im großen feuchten Verband
mit gepolsterter Metallschiene

Besonderes

◆ Tiefergehende Infekte sind schwerwiegende und gefährliche Verletzungsfolgen.
Ihre chirurgische Behandlung ist dem handchirurgisch erfahrenen Operateur vorzubehalten.

Allgemeines

◆ Relativ seltene Verletzung. Folgenschwer, wenn übersehen.
◆ Reposition in frischem Zustand leicht.
◆ Oft kombiniert mit anderen Verletzungen an oberer Extremität.

Einteilung

◆ Reine Lunatumluxation (palmar) (Abb. 50 a–d).
◆ Reine perilunäre Luxation (dorsal) (Abb. 51 a).
◆ Perinavikulolunäre und transnavikulolunäre Luxation (Abb. 51 b).
◆ Transnavikulär-translunäre Luxation (Abb. 51 c).
◆ Peritriquetrolunäre Luxation (Abb. 51 d).
◆ Zusätzlich oft Frakturen des Processus styloideus radii und Processus styloideus ulnae (Abb. 51 a).

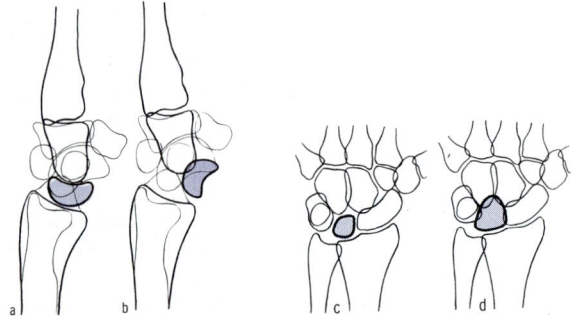

Abb. 50 Luxiertes Lunatum im Röntgenbild seitlich und a.-p. (dreieckförmig die Konturen der Nachbarknochen überlagernd) im Vergleich zur gesunden Seite

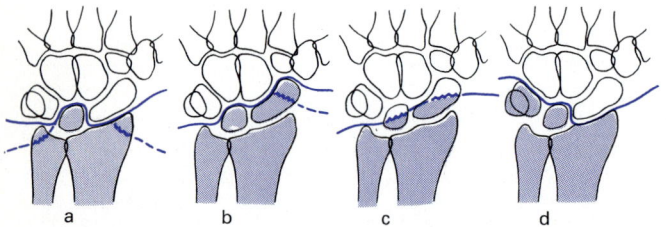

Abb. 51 Einteilung der Luxationen und Luxationsfrakturen

Hand

Untersuchungen

◆ Klinisch: diffuse Schwellung und Schmerzen ohne charakteristische Deformierung. Periphere Sensibilität prüfen (N. medianus).
◆ Röntgen: Vergleichsaufnahmen obligat. Luxiertes Lunatum ist im a.-p. Bild als vergrößertes Dreieck erkennbar, welches über die Konturen der benachbarten Karpalia hinausreicht (Abb. 50).

Konservative Therapie

◆ Reposition im vertikalen Dauerzug: (S. 85). Narkose oder Plexusanästhesie. Aufhängen der Finger an Mädchenfängern. Gewicht (10–15 kg) am distalen Oberarm 15 min einwirken lassen (Abb. 52).
◆ Reposition durch Bewegung und Druck von palmar. Doppelte Gipsschiene (S. 86). Röntgenkontrolle. Zirkulärgips nach Abschwellung für 6 Wochen (8–12 Wochen bei Luxationsfraktur).

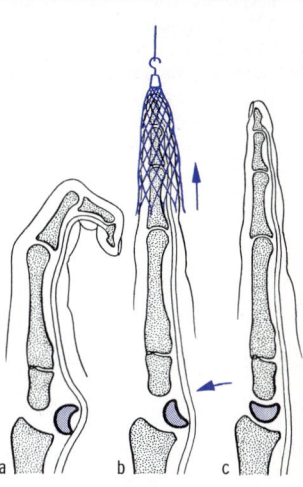

Abb. 52 Dauerzug mit Mädchenfänger und Zurückkippen des Lunatums

a　　　b　　　c

Operationsindikationen

◆ Irreponible Luxation.
◆ Transnavikuläre Luxationsfraktur.
◆ Medianusirritation.
◆ Rezidivluxation.

Operative Verfahren

◆ Verschraubung des Skaphoids nach Reposition einer transnavikulären Luxationsfraktur (S. 268).
◆ Blutige Reposition der veralteten Luxation aus palmarem Zugang (S. 264). Nachbehandlung wie bei konservativer Therapie.
◆ Bei Rezidivluxation: Offene Reposition und Transfixation mit Kirschner-Draht für 10–12 Wochen.

Prognose

◆ Abhängig von Durchblutung und Begleitverletzungen.
◆ Lunatummalazie bei veralteter Luxation und Luxationsfraktur möglich.

Allgemeines

◆ Wird leicht übersehen, weil primär oft nur Fissur.
◆ Bei anhaltenden Beschwerden nach „Distorsion" Röntgen nach 3 Wochen wiederholen (evtl. CT).

Einteilung

◆ Nach der Lokalisation: distale Fraktur (Tuber) (Abb. 53 a). Mittleres Drittel (Abb. 53 b). Proximales Drittel (heilt schlecht) (Abb. 53 c).
◆ Nach dem Verlauf der Bruchlinie zur Skaphoidachse: horizontal-schräg (Abb. 53 d). Transversal (Abb. 53 e). Vertikal-schräg (Abb. 53 f): mobile Fraktur.

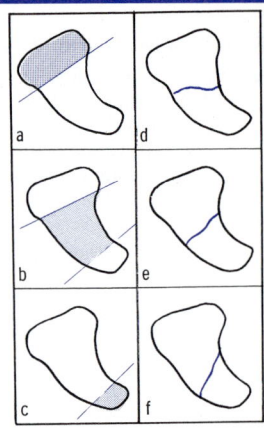

Abb. 53   Einteilung

Untersuchungen

◆ Röntgen: Handgelenk a.-p. und seitlich mit eingeschlagenen Langfingern = flachliegendes Skaphoid. Zusätzlich Spezialaufnahmen in Zitherstellung und Überpronation (Abb. 54 u. 55): „Kahnbeinserie".
◆ Die Dislokation ist im Tomogramm bzw. CT besser erkennbar.

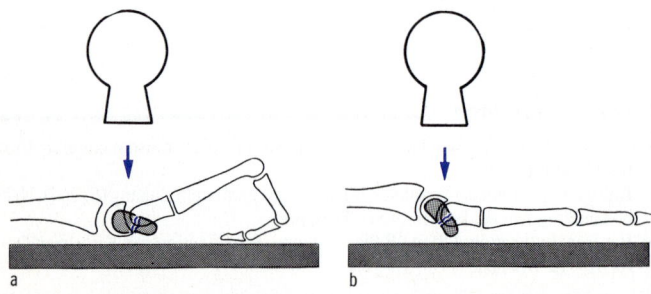

Abb. 54   Stellung der Skaphoidlängsachse bei eingeschlagenem Langfinger (a) im Vergleich zur flach aufliegenden Hand (b)

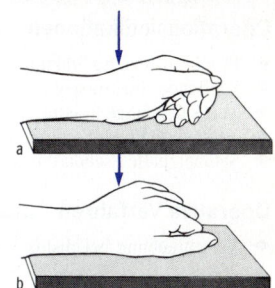

Abb. 55   Zitherstellung (a) und Überpronation (b)

Differentialdiagnose

◆ Distorsion.
◆ Karpale Bänderrisse, insbesondere skapholunäre Dissoziation.
◆ Sprengung des distalen Radioulnargelenkes. Zerreißung des Lig. triangulare.
◆ Andere Handwurzelfrakturen.

Konservative Therapie

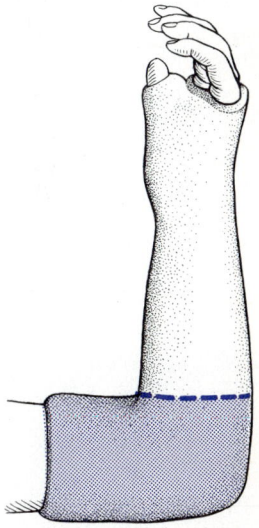

◆ Immobilisation für 8–16 Wochen. „Navikularegips" (Abb. 56): schließt Daumengrundgelenk ein. Langfinger und Daumengelenk
bleiben frei. Handgelenk in mittlerer Rotation, leichter Radial- und Dorsalflexion. In
den ersten 6 Wochen Gips bis zum Oberarm
(Blockierung der Pronation und Supination),
besonders bei veralteter Fraktur.
◆ Monatlicher Gipswechsel und Röntgenkontrolle.
◆ Mobilisierung nach radiologischem Durchbau, wenn lokal beschwerdefrei.

Abb. 56   Navikularegips, Details s. Text

Operationsindikationen

◆ Primär dislozierte Fraktur.
◆ Klaffender Frakturspalt.
◆ Vertikal-schräge Fraktur.
◆ Verzögerte Frakturheilung (nach 10–12 Wochen Immobilisation).
◆ Schmerzhafte Pseudarthrose.

Operative Verfahren

◆ Verschraubung bei dislozierter Fraktur und bei verzögerter Konsolidation (S. 268).
◆ Spongiosaplastik nach Matti-Russe bei Pseudarthrose.

Prognose

◆ Über 90% der Skaphoidfrakturen heilen unter korrekter Immobilisation ohne Folgen.
◆ Bei spät entdeckter Fraktur mit beginnender Zystenbildung konservative Behandlung versuchen.

Allgemeines

◆ Risse des ulnaren Kollateralbandes am Metakarpophalangealgelenk des Daumens sowie der Bänder am proximalen Interphalangealgelenk der Langfinger sindhäufig (Skidaumen).
◆ Luxationen der Metakarpophalangealgelenke können irreponibel sein (Interposition des Köpfchens in der palmaren Platte).
◆ Luxationen der Fingermittelgelenke verursachen meistens keine Instabilität.

Untersuchungen

◆ Lokaler Schmerz und Druckempfindlichkeit.
◆ Instabilität (klinisch oft unsicher).
◆ Gehaltene Röntgenaufnahmen im a.-p. Strahlengang im Vergleich zur gesunden Seite (Abb. 57).
◆ Federnde Fehlstellung bei Luxation.

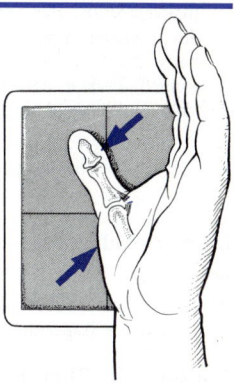

Abb. 57   Position der Hand und Druckausübung für gehaltene Aufnahmen bei ulnarem Bandriß am Metakarpophalangealgelenk des Daumens

Differentialdiagnose

◆ Abrißfraktur.
◆ Abriß der palmaren Platte bei Hyperextensionstrauma.

Konservative Therapie

◆ Immobilisation bis schmerzfrei (Fingerschiene oder Gips).
◆ Aktive Mobilisierung ab 3. Woche.
◆ Reposition der Luxation, Nachbehandlung wie Bandriß.

Operationsindikationen

◆ Instabilität des Daumengrundgelenkes nach ulnarem Kollateralbandabriß sowie Abrißfrakturen: Bändernaht (S. 267).
◆ Irreponible Luxation eines Grundgelenks: blutige Reposition nach Spaltung der palmaren Platte.

Prognose

◆ Fingermittelgelenke: nach Monaten schmerzfrei und stabil mit leichter Einschränkung der Extension.
◆ Daumengrundgelenk: bei früher Operation Ausheilung.

Hand

Basisfraktur Metakarpale I

Allgemeines

◆ Relativ häufig (Exposition des Daumens).
◆ Typische Fehlstellung: Varusknickung und Verkürzung. Einengung der Daumenkommissur.

Einteilung

◆ Extraartikuläre Basisfraktur (Abb. 58 a).
◆ Bennett-Fraktur: Luxationsfraktur mit artikulärer Stufe (Abb. 58 b). Die Größe des proximalen Fragmentes ist sehr variabel.
◆ Rolando-Fraktur: intraartikuläre Y- oder Trümmerfraktur (Abb. 58 c).

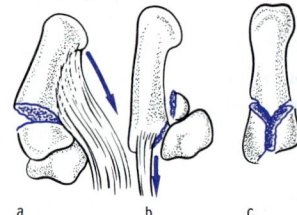

Abb. 58   3 Typen der Basisfraktur   a   b   c

Differentialdiagnose

◆ Distorsion.
◆ Bänderriß und Subluxation im Karpometakarpalgelenk.
◆ Fraktur des Trapeziums.

Konservative Therapie

◆ Reposition und Gips in Abduktion und Opposition des Daumens für 6–8 Wochen. Cave: Druckschäden der Haut, sekundäre Dislokation.

Operationsindikationen

◆ Varusfehlstellung.
◆ Artikuläre Stufe und Subluxation.
◆ Sekundäre Dislokation.

Operative Verfahren

◆ Perkutaner Kirschner-Draht (schräg, axial), S. 269.
◆ Blutige Reposition und Osteosynthese mit Kirschner-Drähten, Schrauben oder Platte (S. 271).
◆ Kleiner Fixateur externe zwischen Metacarpale I und II (S. 271).

Prognose

◆ Günstig bei gutem Repositionsergebnis.
◆ Schmerzhafte Arthrose bei Subluxation.
◆ Einschränkung der Daumenfunktion bei Varusknickung.

Allgemeines

◆ Rotations- und Achsenfehlstellung sind häufig und müssen reponiert werden. Verkürzungen sind weniger wichtig.
◆ Zur Erhaltung der Gelenkbeweglichkeit ist eine Retention in ganz bestimmten Stellungen erforderlich.

Einteilung

◆ Subkapitale Fraktur (am häufigsten bei Metakarpale V) (Abb. 60 a).
◆ Schraftfraktur (quer, schräg, Torsion).
◆ Distale Gelenkfraktur (meist offen mit Strecksehnenverletzung).
◆ Basisfrakturen.
◆ Basale Luxationsfraktur.
◆ Abrißfraktur (selten).

Untersuchungen

◆ Klinisch auf eingesunkene und verkürzte Köpfchen in Flexion achten.
◆ Rotationsfehlstellung ist nur in Flexion aller Fingergelenke erkennbar (S. 106).
◆ Röntgenbild a.-p. und schräg. Die sichere Beurteilung der Palmarknickung ist nur im rein seitlichen Röntgenbild zuverlässig (Abb. 59 u. 60).

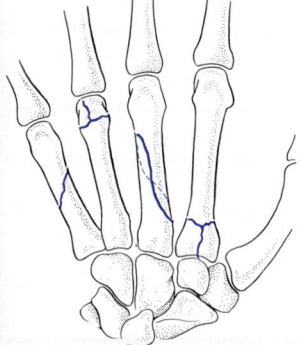

Abb. 59   Typische Metakarpalfrakturen im a.-p. Strahlengang

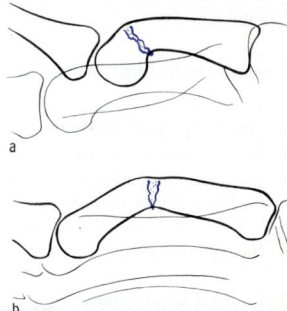

Abb. 60   Typische Knickung bei subkapitaler (a) und Schaftfraktur (b)

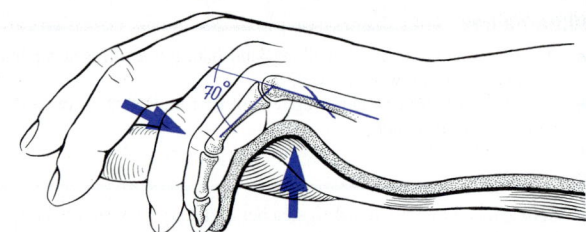

Abb. 61 Redressierende Gipsschiene bei Metakarpalschaftfraktur. Die Pfeile markieren den Fingerdruck des Operateurs vor Erhärten der Schiene. Mitfassen und Festbinden eines Nachbarfingers verhindert Rotationsfehler

Konservative Therapie

◆ Redressierende palmare Gipsschiene unter Mitfixierung eines Nachbarfingers in „Intrinsic-Plus"-Stellung (MP-Flexion 70–80°, PIP-DIP-Flexion ca. 10°) (Abb. 61). Vor Erhärten wird durch Fingerdruck von palmar her das eingesunkene Köpfchen unter Flexion im Metakarpophangealgelenk (mindestens 70°) redressiert. Wiederholte klinische und Röntgenkontrollen. Fixation 4–6 Wochen.
◆ Appareil standard nach Iselin (S. 106).
◆ Rein funktionelle Behandlung ohne Fixation: bei eingekeilter, wenig geknickter, subkapitaler Fraktur des Metakarpale V. Heilt innerhalb 3–4 Wochen bei voller Funktion aus.

Operationsindikationen

◆ Konservativ nicht reponierbare oder retinierbare Schaftfraktur.
◆ Dislozierte multiple Frakturen (Gefahr von kombinierten Fehlstellungen).
◆ Alle dislozierten subkapitalen Frakturen der Metakarpalia II–IV.
◆ Stark geknickte subkapitale Fraktur des Metakarpale V (die Abwinkelung ist nur im rein seitlichen Röntgenbild sicher beurteilbar).
◆ Offene Frakturen mit und ohne Begleitverletzung.
◆ Basale Luxationsfrakturen.

Operative Verfahren

◆ Reposition und perkutaner Kirschner-Draht (S. 270 u. 271).
◆ Stabile Osteosynthese mit Schrauben und Platten (S. 271).

Prognose

◆ Günstig bei primär definitiver Versorgung.
◆ Dystrophie und Gelenksteife drohen bei ungeeigneter Primärversorgung nach wiederholter Reposition.

Hand

Allgemeines

◆ Die richtige Position in der Schienung entscheidet über das funktionelle Ergebnis.
◆ Leichte Fehlstellungen im proximalen und distalen Interphalangealgelenk und distal wirken sich funktionell wenig aus.
◆ An der Mittelphalanx sind die Hebelarmkräfte für Reposition und Retention ungünstig.
◆ Konservativ behandelte Phalanxfrakturen sind nach 3–4 Wochen konsolidiert. Die Mobilisation muß dann unabhängig vom Röntgenbefund begonnen werden.

Einteilung (Abb. 62 a–c u. 63 a–c)

◆ Schaftfrakturen (quer, schräg, Torsion).
◆ Gelenknahe Fraktur (instabil).
◆ Gelenkfraktur (inkl. Abriß).

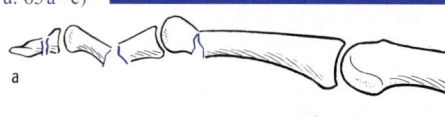

a

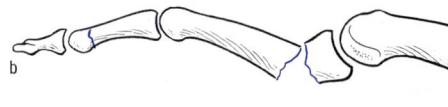

b

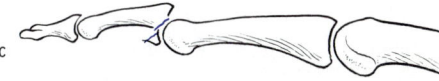

c

Abb. 62 Phalangenfrakturen in seitlicher Ansicht mit typischen Dislokationen

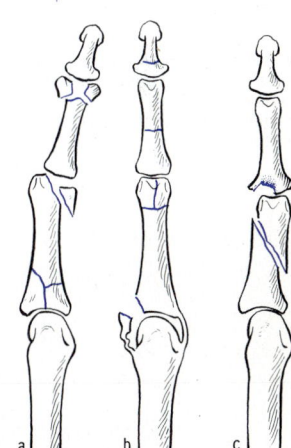

Abb. 63 Phalangenfrakturen von dorsal mit typischen Dislokationen

a   b   c

Hand

Konservative Therapie

◆ Reposition und Fixation auf gepolsterter palmarer Metallschiene mittels Heftpflasterstreifen. Die Schiene ist proximal in zirkulärem Gips oder Kunststoffverband verankert („Appareil standard" nach Iselin) (Abb. 64 a u. b).

◆ Funktionsstellung („Intrinsic-Plus") einhalten: Flexion des Metakarpophalangealgelenkes mindestens 70°, der Interphalangealgelenke 10°.

◆ Durch Konvergenz des flektierten Fingers zum Tuber des Os scaphoideum kann eine Rotationsfehlstellung weitgehend vermieden werden (Abb. 65).

◆ Regelmäßige Kontrollen (Zirkulation, Stellung klinisch und Röntgen).

◆ Aktive Bewegungen im Endgelenk verhindern Sehnenadhäsionen.

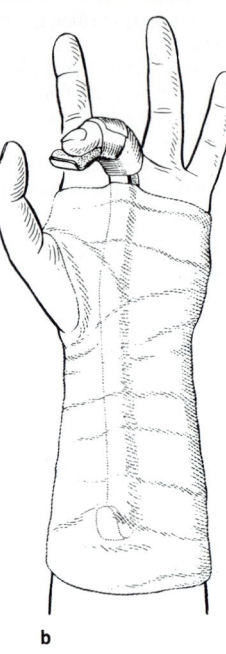

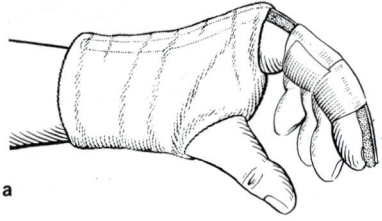

a

b

Abb. 64   Appareil standard mit palmarer Schiene (a) bzw. vereinfachte Version mit dorsaler Schiene (b). Das Fingerendglied bleibt frei (aktive Bewegungen)

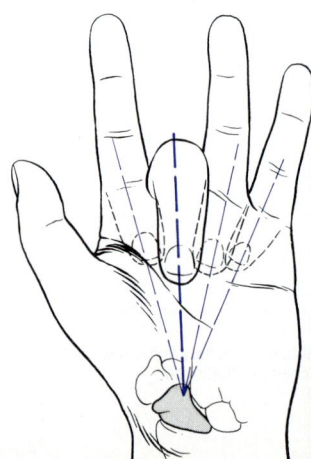

Abb. 65   Die Konvergenz der flektierten Fingerstrahlen zum Tuber des Os scaphoideum läßt Rotationsfehlstellungen vermeiden

Operationsindikationen

◆ Offene Frakturen.
◆ Gelenkfraktur mit Stufe oder Subluxation (besonders Metakarpophalangealgelenk).
◆ Irreponible und instabile Fraktur (spez. Rotationsfehlstellung).
◆ Dislozierte Abrißfraktur (Bandansatz).

Operative Verfahren

◆ Perkutane oder offene Spickung mit Kirschner-Draht (axial oder schräg), S. 272.
◆ Osteosynthese mit Schrauben, S. 272.
◆ Primäre oder sekundäre Arthrodese (Interphalangealgelenke) in geeigneter Stellung.

Hand

Allgemeines

◆ Sehnenverletzungen in der distalen Handvola, am Vorderarm und Handgelenk sowie am Handrücken werden nach allgemeiner Technik versorgt (S. 200 ff).

◆ Wegen erhöhter Gefahr der Sehnenadhäsionen sowie häufigen Begleitverletzungen sind spezielle Nahttechniken bei Verletzungen der Beuger im Digitalkanal („Niemandsland nach Bunnell"), im Thenarkanal des langen Daumenbeugers sowie in den engen Kanälen des Retinaculum flexorum und extensorum erforderlich (Abb. 66 a u. b).

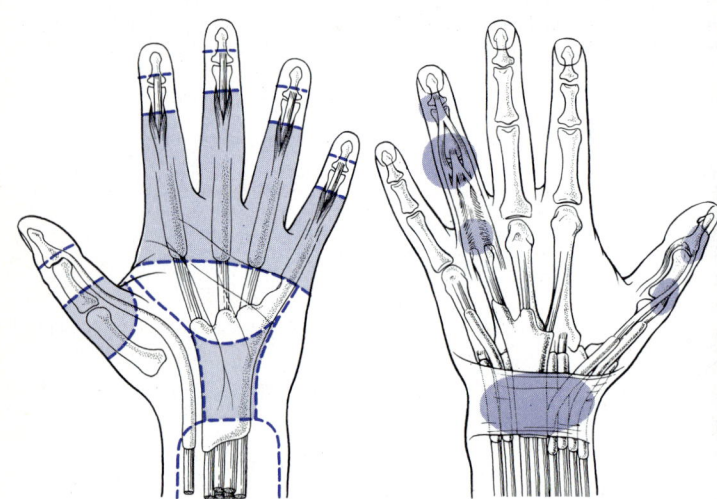

Abb. 66   Die adhäsionsgefährdeten und daher operativ schwierigen Zonen für die primäre Sehnenversorgung an der Palmar- und Dorsalseite der Hand: Digitalkanal („Niemandsland nach Bunnell"). Thenarkanal des langen Daumenbeugers, Retinaculum flexorum Streckaponeurose über den Fingergelenken, Retinaculum extensorum

Funktionsprüfungen

◆ Flexor digitorum profundus durchtrennt: Bei passivem Druck auf Mittelglied kann das Endgelenk aktiv nicht gebeugt werden. Normale Funktion = Abb. 67.

◆ Flexor digitorum superficialis isoliert durchtrennt. Bei Zurückhalten der übrigen Finger in Streckstellung wird das proximale Interphalangealgelenk nicht aktiv flektiert. Normale Funktion = Abb. 68.

◆ Durchtrennte Streckaponeurose über dem Metakarpophalangealgelenk und Handrücken: nur partieller Extensionsausfall des Fingers (Abb. 69).

◆ Durchtrennte Strecksehne über dem Mittelgelenk: sofortiges oder allmählich entstehendes seitliches Auseinanderweichen der Aponeurose: Flexion im proximalen Interphalangeal- und Hyperextension im distalen Interphalangealgelenk („Knopflochdeformität") (Abb. 70).

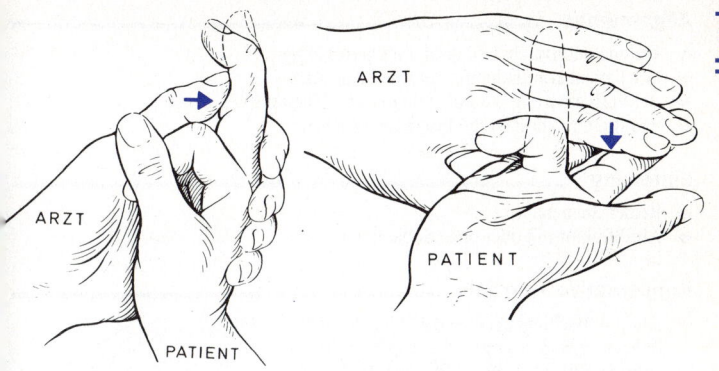

Abb. 67   Nachweis des intakten
Flexor digitorum profundus: bei palmarem Druck auf das Mittelglied
wird das Endgelenk aktiv gebeugt

Abb. 68   Nachweis des intakten Flexor digitorum superficialis: bei passivem Strecken der
Langfinger ist die aktive Beugung im Mittelgelenk des verletzten Fingers erhalten

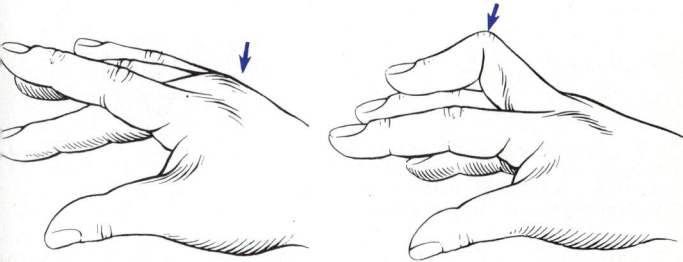

Abb. 69   Unvollständiger Streckausfall
des Langfingers bei durchtrennter Sehne
bzw. Aponeurose über dem Metakarpophalangealgelenk (Pfeil)

Abb. 70   Knopflochdeformität (= Beuge-
ausfall im proximalen Interphalangealgelenk, Hyperextension im distalen Interphalangealgelenk). Frische oder veraltete
Durchtrennung der Streckaponeurose
über dem Mittelgelenk (Pfeil)

Allgemeines

◆ Trauma und Beschwerden sind oft geringfügig.
◆ Der Patient kommt häufig verspätet zum Arzt.
◆ Bei Früherfassung wird die konservative Therapie bevorzugt.
◆ Bei älterem Abriß ist die Prognose unsicher.

Einteilung

◆ Reiner Sehnenabriß.
◆ Abrißfraktur mit oder ohne Subluxation.

Konservative Therapie

◆ Kunststoffschienen halten das Endgelenk in leichter Hyperextension. Heftpflaster-Fixation (Abb. 71) für 6–7 Wochen. In dieser Zeit bildet sich meistens ein tragfähiger Sehnenkallus.

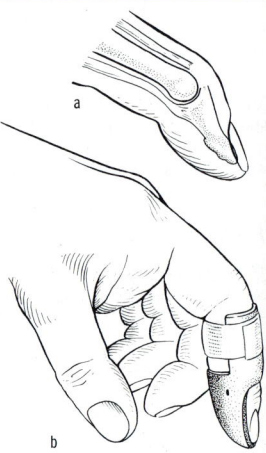

Abb. 71 Subkutaner Strecksehnenabriß mit Flexionshaltung des Endgelenks (a). Kunststoffschiene nach Stack. Wird am Mittelglied mit Heftpflaster fixiert. Mittelgelenk bleibt frei beweglich (b)

Operationsindikationen

◆ Hautläsion, die das Tragen einer Schiene unmöglich macht.
◆ Abrißfraktur mit Gelenkstufe oder Subluxation (S. 111).
◆ Primär veraltete Abrisse.
◆ Mißerfolg der konservativen Therapie.

Operative Verfahren

◆ Temporäre Transfixation mit perkutanem Kirschner-Draht (Abb. 72).
◆ Reimplantation der Abrißfraktur mit transossärem Sehnendraht (Abb. 73 a).
◆ Schraubenosteosynthese bei größeren Fragmenten (technisch anspruchsvoll) (Abb. 73 b).
◆ Arthrodese des Endgelenks. Funktionseinbuße unbedeutend.

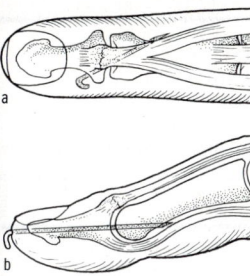

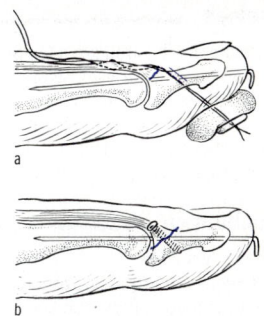

Abb. 72   Schräge oder axiale Transfixation des Endgelenks in leichter Hyperextension beim Strecksehnenabriß für 6–7 Wochen. In der Zwischenzeit bildet sich ein tragfähiger Sehnenkallus

Abb. 73   Operation der Abrißfraktur am Endgelenk: Transfixation mit Bunnell-Sehnennaht mit Ausziehvorrichtung (S. 201). Zusätzlich Transfixation mit Kirschner-Draht (a). Osteosynthese bei größerem Fragment mit kleiner Schraube. Zusätzlich Entlastung durch Transfixation (b)

Prognose

◆   Unabhängig von der gewählten Behandlung sind Defektheilungen nicht selten.
◆   Die operative Behandlung dislozierter Abrißfrakturen ist technisch heikel und führt nicht immer zur funktionellen Wiederherstellung.

Allgemeines

- Entstehung durch zirkumskripten Stoß oder Schlag.
- Pathologische Fraktur bei Osteoporose und forciertem Husten.
- Solitäre Rippenfraktur meist ohne Begleitverletzung.
- Beeinflussung der Atemmechanik nur durch Schmerzhemmung.
- Komplikationen wie Pneumothorax oder Hämatothorax sind selten, müssen aber im Auge behalten werden.

Untersuchungen

- Unfallmechanismus.
- Thoraxschmerz im Frakturbereich, atemsynchron, durch Husten verstärkt.
- Atemexkursionen oft nachhinkend, auskultatorisch abgeschwächte Atemgeräusche, sekundär evtl. pleuritisches Reiben.
- Palpation: lokaler Druckschmerz, selten Krepitation. Bei fehlender Darstellbarkeit der Fraktur im Röntgenbild ist Diagnose allein aufgrund des Palpationsbefundes statthaft.
- Begleitverletzungen.

Thoraxröntgen

- Solitäre Frakturen in der Axillarlinie kommen oftmals radiologisch nicht zur Darstellung.
- Pneumothorax: schmaler Mantelpneumothorax, Totalkollaps der Lunge.
- Hämatothorax.

Konservative Therapie

- Solitäre Fraktur: symptomatische Behandlung mit Analgetika. Schmerzbedingte Hypoventilation kann Atelektasen und Pneumonie mit sich bringen.
- Dämpfung des Hustenreizes.
- Elastischer Rippengürtel: bei schlanken Individuen, sofern subjektiv als wohltuend empfunden.
- Schmaler Mantelpneumothorax: keine Pleuradrainage, jedoch radiologische Verlaufskontrolle in täglichen Abständen. Spontane Resorption erfolgt innerhalb weniger Tage.
- Zunahme des Pneumothorax oder Totalkollaps der Lunge: Hospitalisation, Pleuradrainage von vorn im 2. ICR, s. S. 273.

Operationsindikation

- Keine.

Allgemeines

- Rippenserienfrakturen bedeuten ein schweres und laufend überwachungsbedürftiges Trauma.
- Intrathorakale Begleitverletzungen sind Lungen- und Myokardläsionen, Bronchusruptur, Aortaruptur.
- Klinische Auswirkung der Rippenserienfrakturen: schmerzbedingte Atemhemmung und Störung der Atemmechanik durch Instabilität.
- Je weiter vorn die Frakturen, desto schwerer die Beeinträchtigung der Atemmechanik. Paravertebral gelegene Frakturen wirken wegen Schienung durch die Rückenmuskulatur weniger destabilisierend.
- Bei Serienstückfrakturen „paradoxe Atmung": inspiratorische Einziehung und exspiratorische Vorwölbung der Thoraxwand (Volet mobile).
- Extrathorakale Begleitverletzungen sind häufig: Schädel-Hirn-Trauma, stumpfes Bauchtrauma, Extremitätenverletzungen.

Untersuchungen

- Beobachtung der Atemexkursionen: Nachhinken einer Thoraxhälfte, paradoxe Atmung?
- Kompressionsschmerz des Thorax, Krepitation?
- Auskultatorisch Atemgeräusche herabgesetzt, Krepitation im Frakturbereich.
- Thoraxröntgen: Läsion des knöchernen Thorax. Hämatothorax oder Pneumothorax, intrapulmonale Verschattung (Aspiration, Lungenkontusion). Sternum seitlich: Fraktur?
- EKG: Herztrauma (Repolarisationsstörungen).
- Extrathorakale Begleitverletzungen.

Sofortmaßnahmen

- Subklaviakatheter, Schockbehandlung.
- Pleurasaugdrainage bei Hämatothorax/Pneumothorax.
- Intubation und Respiratorbeatmung bei akuter respiratorischer Insuffizienz.

Therapie bei Spontanatmung

- Spontanatmung ist auch bei gestörter Atemmechanik anzustreben, da sie gegenüber der Respiratorbeatmung mit einem geringeren Risiko bronchopulmonaler Infekte belastet ist.
- Spontanatmung setzt klinisch voraus, daß kein Bewußtseinsverlust und keine schweren intrapulmonalen Verletzungen vorliegen; funktionell darf keine respiratorische Insuffizienz bestehen. Grenzwert für die funktionelle Beurteilung der Lungenfunktion ist die arterielle O_2-Sättigung: O_2-Partialdruck darf nicht unter 60 mm Hg absinken (8 kPa).
- Analgesie: stark wirksame Analgetika, z. B.: Dolantin oder Vilan. In Frage kommt auch die peridurale Analgesie mit Verweilkatheter (Intensivüberwachung ist Voraussetzung).
- Osteosynthese am knöchernen Thorax (Rippenplatten) dürfte die Atmung vorwiegend durch analgetischen Effekt verbessern.

◆ Der Therapieentscheid zur Spontanatmung muß aufgrund der klinischen, radiologischen und blutgasanalytischen Kriterien laufend überprüft werden. Bei Anzeichen einer respiratorischen Insuffizienz ist die Indikation zur Respiratorbeatmung gegeben. Ansteigende Tachykardie, Tachypnoe und Fieber, evtl. Zyanose, weisen klinisch in diese Richtung.

Respiratorbeatmung

◆ Indiziert bei respiratorischer Insuffizienz ($pO_2 < 60\,mm\,Hg$ oder $8\,kPa$) und/oder gleichzeitigem Bewußtseinsverlust.
◆ Respiratorbeatmung impliziert die stete Gefahr eines Spannungspneumothorax. Anlegen einer Pleurasaugdrainage ist beim primären Vorhandensein eines Pneumothorax ohne Ausnahme obligatorisch.
◆ Durch maschinelle Beatmung entfällt die schmerzbedingte Hypoventilation. Durch inspiratorischen Überdruck kommt es zur Schienung der instabilen Thoraxwand. Atelektasen und intrapulmonaler Shunt werden reduziert. Demgegenüber steht das häufige Auftreten bronchopulmonaler Infektionen.
◆ Dauer der Beatmung: Übergang auf Spontanatmung so rasch wie möglich (Wachzustand, Gasanalyse).

Operationsindikation

◆ Persistierender Hämatothorax/Pneumothorax trotz funktionierender Saugdrainage.

Operatives Verfahren

◆ Massivblutung durch Rippenserienfrakturen entsteht bei Verletzung einer Interkostalarterie: laterale Thorakotomie im 6. ICR, Aufsuchen der Blutungsquelle und Hämostase.

Allgemeines

◆ Geschlossener oder (nach außen) offener Hämatopneumothorax.

◆ Geschlossen: beim stumpfen Thoraxtrauma: Verletzung der viszeralen Pleura bei Lungenlazeration, Anspießung durch Rippenfragmente, Tracheobronchialverletzung.

◆ Offen: bei klaffendem Leck der Thoraxwand, fast immer Mitverletzung der Lunge (Schuß, Splitter).

◆ Hämatothorax ohne Pneu bei alleiniger Läsion der parietalen Pleura (Rippenfrakturen).

◆ Totalkollaps der Lunge nur bei Fehlen pleuraler Adhäsionen.

◆ Bei älteren Individuen häufiger Teilpneumothorax (Mantelpneu), da pleurapulmonale Adhäsionen die völlige Retraktion des Lungenparenchyms verhindern.

◆ Akut bedrohlich ist der Spannungspneumothorax durch Verlagerung des Mediastinums und Kompression der intrathorakalen Venenstämme (Einflußstauung).

◆ Akute Gefahr bei nach außen offenem Pneumothorax: Mediastinalflattern mit Einflußstauung, Verminderung der Ventilation und Herzrhythmusstörungen.

Untersuchungen

◆ Atemmechanik: Nachhinken einer Thoraxhälfte, paradoxe Atmung? Lufthunger, Tachypnoe, Tachykardie?

◆ Einflußstauung: Zyanose, gestaute Halsvenen, Petechien.

◆ Emphysem: am oberen Thorax und Hals, sekundär auf Gesicht, Schultern und Bauchdecken übergreifend.

◆ Penetrierende Thoraxwunde? Extrathorakale Verletzungen?

◆ Thoraxröntgen: Skelettverletzungen, Ausmaß von Hämatothorax oder Pneumothorax. Bei Mischform im Stehen typischer Flüssigkeitsspiegel: unten Blut, darüber Luft. Verlagerung des Mediastinums (Überdruck)?

◆ Röntgenaufnahme im Liegen: Hämatothorax wegen flächiger Ausbreitung als diffuse Verschattung erkennbar.

Sofortmaßnahmen

◆ Spannungspneumothorax: Punktion des Pleuraraumes im 2. ICR, vorn in Medioklavikularlinie zum Ablassen des Überdrucks. Endgültige Therapie: Pleurasaugdrainage, s. S. 273 f.

◆ Offener Pneumothorax: als Notfallmaßnahme Intubation, Beatmung, lockerer Deckverband. Falls aus den örtlichen Gegebenheiten keine Beatmung möglich ist, Anlegen eines luftdichten Klebeverbandes (= verwandelt den offenen in einen geschlossenen Pneumothorax, verhindert Mediastinalflattern, birgt aber das Risiko der Entstehung von Überdruck). Daher gleichzeitig Pleura-Saugdrainage.

Konservative Therapie

◆ Pleurasaugdrainage (Bülau-Drainage). Bei reinem Pneumothorax von vorn im 2. ICR, bei Hämatopneumothorax auf Mamillenhöhe in der lateralen Thoraxflanke (5. oder 6. ICR) (Abb. 74). Technik s. S. 273 f.

◆ Kontrollröntgen: Thoraxaufnahme a.-p. und seitlich. Lage des Thoraxdrains, Entfaltung der Lunge. Luft und/oder Blut müssen aus dem Thorax verschwunden sein.

◆ Wiederholte arterielle Blutgasanalyse.

◆ Bei respiratorischer Insuffizienz (Lungenparenchymverletzung, Thoraxwandinstabilität und/oder Bewußtseinsverlust) evtl. Respiratorbeatmung.

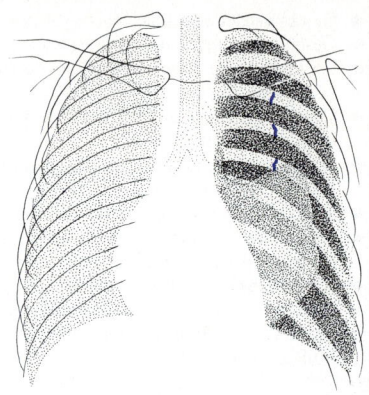

Abb. 74   Totalkollaps der linken Lunge bei dorsalen Rippenserienfrakturen. Verschiebung des Mediastinums nach rechts (Überdruck). Therapie: Pleurasaugdrainage von vorn im 2. ICR medioklavikulär

Operationsindikationen

◆ Massiver Luft- und/oder Blutverlust trotz einwandfreier funktionierender Saugdrainage.

◆ Bei penetrierender Thoraxverletzung: Wundverschluß in Schichten.

◆ Koagulierter Hämatothorax (Empyemrisiko).

Operatives Verfahren

◆ Thorakotomie im Bereich der Blutungsquelle oder des Thoraxlecks. Hämostase, Débridement, evtl. Klemmenresektion im Bereich lazerierter Lungenabschnitte. Saugdrainage, Verschluß des Thorax.

Allgemeines

◆ Entstehung durch Thoraxkontusion/-kompression. Rippenserienfrakturen weisen dann auf den Ort der unterliegenden Lungenverletzung.

◆ Penetrierendes Thoraxtrauma durch Schuß oder Stich.

◆ Begriffsbestimmungen:
   1. Lungenkontusion entspricht einer Parenchymverletzung ohne Läsion der viszeralen Pleura. Der Kontusionsherd führt zu intrapulmonalen Blutungen, Infiltraten, Atelektasen und perifokalem Ödem; es entsteht jedoch kein Luft- oder Blutaustritt in den Pleuraraum.
   2. Lungenlazeration entspricht einer Parenchymverletzung mit Ruptur der viszeralen Pleura, so daß es neben intrapulmonalen Blutungen zu Hämatothorax und/oder Pneumothorax kommt. Neben stumpfen Traumen lassen sich auch die penetrierenden Verletzungen (Schußkanal) hier einreihen.

◆ Lungenkontusion und Lazeration sind primärtraumatische Schäden, die im Augenblick des Unfalls auftreten. Sie sind anfangs streng lokalisierbar und bereits auf den ersten Thoraxbildern zu erkennen.

◆ Der initial vorhandene Röntgenbefund am Parenchym vergrößert sich durch Ödem, Blutung und Infiltrate in den ersten Tagen, der Gasaustausch erfährt sekundär eine Verschlechterung.

◆ Biologische Besonderheit des verletzten Parenchyms ist die Tendenz zu spontaner Hämostase, so daß bei entfalteter Lunge eine operative Entfernung lazerierten Gewebes oder die Revision des Schußkanals fast nie notwendig ist.

◆ Zu unterscheiden von den Lungenverletzungen sind diffuse posttraumatische Folgezustände bei Schwerverletzten (Aspiration, „adult respiratory distress syndrome").

Untersuchungen

◆ Klinische Untersuchung des Thoraxtraumas.

◆ Begleitverletzungen: intrathorakal (z. B. Contusio cordis, Aortenruptur), extrathorakal.

◆ Thoraxröntgen: Rippenserienfrakturen? Lokalisierte Parenchymverschattung im Bereich der Thoraxwandverletzung? Hämatothorax oder Pneumothorax (bei Einriß der viszeralen Pleura)?

◆ CT: Darstellung von Gewebslazeration, Blutungsherden und Ödem sowie von kleinen dorsalen Ergüssen (die im Liegen mit konventionellem Röntgen nicht darstellbar sind).

Konservative Therapie

◆ Hämatothorax und/oder Pneumothorax: Schlüsselmaßnahme ist das Anlegen einer Pleurasaugdrainage (S. 273 f). Diese ist gleichzeitig die wirksamste Infektionsprophylaxe!

◆ Erst nach Evakuation des Pleuraraums durch korrekte Drainage läßt sich das volle Ausmaß der Lungenverletzung erkennen.

Lungenverletzung

◆ Kardinalfrage im weiteren Prozedere: Spontanatmung oder Intubation und Respiratorbeatmung? Ein anfänglich genügender Gasaustausch kann sich innerhalb der ersten Tage unter Progredienz des Lungenbefundes verschlechtern (Diffusionsstörung, intrapulmonaler Shunt, Hypoventilation infolge Ermüdung des Patienten).

◆ Analog wie in der Behandlung von Rippenserienfrakturen ist die Therapie unter Berücksichtigung aller konkomitierender Faktoren „maßzuschneidern": schmerzbedingte Atemhemmung, evtl. Störung der Atemmechanik (Läsion des knöchernen Thorax), Bewußtseinslage, Blutgasanalyse (pO_2 nicht unter 60 mm Hg entsprechend 8 kPa).

Therapie bei Spontanatmung

◆ Analgetika intramuskulär (Dolantin, Vilan) falls nötig.
◆ Atemtherapie (Totraumventilation, Vibration des Thorax).
◆ Wiederholte Blutgasanalysen und Röntgenkontrollen.

Respiratorbeatmung

◆ Bei initialer Bewußtseinsstörung, bei klinischer, blutgasanalytischer und/oder radiologischer Verschlechterung nach anfänglicher Spontanatmung.

◆ Klinische Verschlechterung manifestiert sich in zunehmender Unruhe, Tachykardie, Temperaturanstieg, evtl. zunehmender Somnolenz.

◆ Verschlechterung der Blutgasanalyse geht den radiologischen Veränderungen um Stunden oder Tage voraus.

◆ Respiratorbeatmung verbessert den Gasaustausch, eröffnet Atelektasen und reduziert den intrapulmonalen Shunt, nimmt die pathologisch gesteigerte Atemarbeit ab und reduziert den Hypermetabolismus des Verletzten (Fieber, Tachykardie).

◆ Ungünstig: Respiratorbeatmung erschwert wegen der notwendigen Relaxation und Sedation die Beurteilung des klinischen Neurostatus und eines traumatischen Abdominalbefundes,
vervielfacht den Luftaustritt bei Lungenleck (Pleurasaugdrainage!),
fördert die Propagation eines bronchopulmonalen Infekts (Hospitalismus) und bei längerer Anwendung irreversible proliferative Veränderungen des Lungenparenchyms.

◆ Bei Verfügbarkeit der Ganzkörper-CT und der Sonographie entfallen die obgenannten Minuspunkte bezüglich Schädel und Abdomen; Die apparativen Verlaufskontrollen erlauben weitgehend, auf klinische Untersuchungsbefunde an diesen Körperhöhlen zu verzichten.

◆ Aus den letztgenannten 2 Punkten folgt: Polytrauma von Thorax mit indizierter Beatmung und Schädel- oder Abdominalverletzung verlangen zur optimalen Überwachung einen hohen personellen und apparativen Aufwand. Wird ein kleineres Krankenhaus mit einer entsprechenden Notfallsituation konfrontiert, so wird die Frage der Verlegung in eine Zentrumsklinik weitgehend aufgrund der lokal vorhandenen technischen und personellen Gegebenheiten zu stellen sein.

◆ Querverweis: Rippenserienfrakturen, S. 113.

Operationsindikationen

◆ Persistierende massive Blutung aus dem Thoraxdrain oder anhaltender Luftverlust.
◆ Koagulierter, durch Drainage nicht entleerbarer Hämatothorax.

Operative Verfahren

◆ Blutende Interkostalarterie: gezielte Umstechungsligatur.
◆ Blutende/leckende Lungenlazeration: Keilresektion (Klemmenresektion) ad hoc am Ort des Schadens.
◆ Fibrinschwarte: offene Ausräumung und Dekortikation.
◆ Im Anschluß an jedes Verfahren: Bülau-Drainage.

Tracheobronchialverletzung

Allgemeines

1. Tracheobronchialruptur: Entstehung durch massive Thoraxkompression bei geschlossener Glottis.
   Nicht bei gleichzeitiger Lungenlazeration! Klinische Signifikanz reicht von spontan ausheilender Schleimhautläsion bis zur Lebensbedrohung.
2. Perforation: dieser Begriff bezieht sich auf penetrierende Verletzungen, z. B. durch Schuß.

Untersuchungen

◆ Untersuchungsgang des Thoraxtraumas.
◆ Hautemphysem, beginnend in den oberen Thoraxpartien und am Hals. Ausbreitung auf Schultern, Gesicht, Bauchdecken und Skrotum. Emphysem bedeutet *Hinweis* auf Tracheobronchialverletzung, ist aber dafür nicht pathognomonisch: es kommt auch zur Beobachtung bei subpleuraler Lungenlazeration, ferner bei Pneumothorax mit gleichzeitiger Innenschichtverletzung der Thoraxwand (Zerreißung der parietalen Pleura).
◆ Mit dem Hautemphysem besteht gleichzeitig auch ein mediastinales Emphysem. Auskultatorisch kann sich dieses als herzsynchrones Reiben (Hamman-Geräusch) manifestieren.
◆ Röntgen: mediastinales und subkutanes Emphysem, evtl. in Kombination mit Atelektasen. Hämopneumothorax, Rippenfrakturen können vorhanden sein oder fehlen.
◆ Schlüsseluntersuchung zur definitiven Diagnose und Lokalisation des Lecks ist die Bronchoskopie.

Sofortmaßnahmen

◆ Hämatothorax und/oder Pneumothorax: Anlegen einer Pleurasaugdrainage, s. S. 273 f.
◆ Mediastinalemphysem: sofern keine durch Überdruck bedingte Einflußstauung entsteht, ist keine spezifische Maßnahme erforderlich. Das kompressive Mediastinalemphysem (intrathorakaler Überdruck analog dem Spannungspneumothorax) erfordert dagegen sofortige Entlastung: notfallmäßige Versorgung der Bronchusruptur oder (falls definitive Versorgung nicht möglich) als Überbrückungsmaßnahme kollare Mediastinotomie (s. S. 218).

Konservative Therapie

◆ Exspektativ darf verfahren werden bei bronchoskopisch kleiner Schleimhautverletzung, Entfaltung der Lunge, Verschwinden des Pneumothorax, Rückbildung des Emphysems.
◆ Besonderes Augenmerk ist auf die Gefahr einer akuten Einflußstauung zu richten.
◆ Respiratorbeatmung wenn möglich vermeiden (vervielfacht den Luftaustritt durch inspiratorischen Überdruck).

Operationsindikationen

◆ Ruptur der Trachea im Halsbereich.
◆ Intrathorakale Ruptur oder Perforation von Trachea und Hauptbronchien.
◆ Läsion von Segmentbronchien bei persistierender Atelektase.

Operative Verfahren

◆ Tracheaverletzung im Halsbereich: Zugang von Kragenschnitt aus, Trachealnaht.
◆ Intrathorakale Tracheaverletzung: Zugang durch hohe rechtsseitige Thorakotomie (subkostal III).
◆ Hauptbronchien: antero-laterale Thorakotomie subkostal IV, Direktnaht.
◆ Segmentbronchien: Läsion ist normalerweise verbunden mit schwerer Parenchymverletzung: Segmentresektion oder Lobektomie.

Prognose

◆ Kleinere Lecks verkleben spontan, das Emphysem resorbiert sich innerhalb weniger Tage.
◆ Unmittelbare Lebensgefahr im Fall des intrathorakalen Überdrucks durch kompressives Mediastinalemphysem.
◆ Infektiöse Komplikationen bei persistierendem Leck sind Mediastinitis und/oder Pleuraempyem.

Myokardverletzung

Allgemeines

◆ Entstehung durch stumpfes Thoraxtrauma, besonders Lenkradaufprall.
◆ Penetrierende Verletzungen durch Schuß oder Stich.
◆ Begriffsbestimmung:
    1. Myokardkontusion (Contusio cordis): häufige und oft nicht diagnostizierte Begleitverletzung des Thoraxtraumas.
    2. Lazeration: komplette oder inkomplette Ruptur des Myokards.
◆ Klinische Bedeutung der Myokardkontusion: Rhythmusstörungen (gefährlich: Kammertachykardie, Kammerflimmern) und mögliche Herzinsuffizienz.
◆ Klinische Bedeutung der Herzwandlazeration und Ruptur: Herztamponade durch Hämoperikard (s. S. 124).

Untersuchungen

◆ Unfallmechanismus, klinischer Allgemeinstatus. An die Möglichkeit denken: Kommt aufgrund des Thoraxtraumas eine Herzverletzung in Frage?
◆ Thorax: Ventilation, Läsionen des knöchernen Thorax? Sternumfraktur? Hämatothorax und/oder Pneumothorax?
◆ Herzschmerzen werden meist durch das klinische Gesamtbild des traumatisierten Thorax überlagert.
◆ Schock: kann bei Polytrauma hämorrhagisch oder kardiogen bedingt sein. Tiefer peripherer Blutdruck bei hohem ZVD spricht für akute Herzinsuffizienz oder Hämoperikard.
◆ Thoraxröntgen: evtl. Herzdilatation, dann mit zeitlicher Latenz von einigen Stunden.
◆ EKG: anfänglich oft unauffällig, später im zeitlichen Ablauf Repolarisationsstörungen.
◆ Sonographie: Herztamponade.
◆ Echokardiographie: Papillarmuskel-/Klappensegelabriß. Klinisch verbunden mit positivem Venenpuls am Hals. Ventrikelfunktion?
◆ Labor: spezifisch ist ein Anstieg der LDH-Isoenzyme. Als beweisend gilt der Quotient:

$$\frac{MB-CK}{total\ CK} > 8\%$$

◆ Sonographie: Herzbeutel-Tamponade?
◆ Echokardiographie: Ventrikel- und Klappenfunktion? Papillarmuskel-Abriß?
◆ Positiver Venenpuls am Hals?

Konservative Therapie

◆ Intensivüberwachung: EKG-Monitoring, Swan-Ganz-Katheter.
◆ Akute Herzinsuffizienz: Katecholamine und Vasoactiva je nach Hämodynamik.
◆ Rhythmusstörungen: Therapie aufgrund des EKG-Befundes.
◆ Kammerflimmern, Asystolie: Differenzierung mit EKG. Kardiale Reanimation (äußere Herzmassage, Defibrillator), sofern aufgrund der Gesamtbeurteilung eine sinnvolle Überlebensprognose gegeben erscheint (Begleitverletzungen, insbesondere Dezerebration).
◆ Bei Kammerflimmern Defibrillation.
◆ Sicherstellung der Ventilation (Analgetika, Sauerstoffzufuhr, Pleurasaugdrainage, Respirator nach Gesamtsituation).

Operationsindikationen

◆ Verdacht auf Herzluxation bei Perikardriß: Nachweis mit Sonogramm oder CT.
◆ Herzlazeration.

Prognose

◆ Myokardkontusion: im Regelfall Restitutio ad integrum. Bei initial schwerer kardialer Symptomatik können Rhythmusstörungen und Herzinsuffizienz persistieren.
◆ Bei Wandrupturen im Ventrikelbereich (vor allem links) Überleben kaum möglich; im Vorhofbereich reelle Chance bei sofortiger Operation.

Herztamponade

Besonderheiten

- Entstehung durch Blutung in den Herzbeutel nach Myokardverletzung.
- Das Hämoperikard führt zu intraperikardialer Kompression der großen Hohlvenen und des rechten Vorhofs mit akuter Einflußstauung bei leeren Herzkammern.
- Volumen des kompressiven Hämoperikards 100–400 ml.

Untersuchungen

- Adäquates Herztrauma, s. Myokardverletzung (S. 122).
- Klinisch: Blutdruckabfall bei gleichzeitiger extremer Einflußstauung.
- Tachykardie, Rhythmusstörungen, Anstieg des zentralen Venendrucks.
- EKG: Low voltage möglich.
- Radiologisch: Vergrößerung des Herzschattens ist möglich (jedoch nicht obligatorisch, wenn bei rasch einsetzender Tamponade das Perikard nicht hinlänglich ausdehnungsfähig ist).
- Bestes Nachweisverfahren: Sonographie. Gegenüber dem CT weist sie den Vorteil der beliebig oft durchführbaren Wiederholung (Verlaufskontrolle) auf.

Differentialdiagnose

- Einflußstauung durch Spannungspneumothorax oder kompressives Mediastinalemphysem.

Sofortmaßnahmen

- Perikardpunktion, S. 275.

Operationsindikationen

- Akutes Hämoperikard bei penetrierender Herzverletzung.
- Hämoperikard bei Herzlazeration.
- Hämoperikard, das sich durch Punktion (evtl. kombiniert mit Spülung) nicht evakuieren läßt, oder das sich nach Punktion wieder auffüllt.

Operatives Verfahren

- Eröffnung des Perikards, Ausräumen und Ausspülen der Koagula, Naht der Herzwunde.

Allgemeines

◆ Entstehung durch stumpfen Aufprall und Dezeleration. Analog zur stumpfen Schädigung peripherer Arterien beginnt auch die Aortaruptur als Binnenschaden (subadventitielle Ruptur von Intima, evtl. Media).
◆ Totalruptur bedeutet Exitus am Unfallplatz (80% der Fälle).
◆ Ein erhaltener „Adventitiaschlauch" verhindert vorübergehend das Verbluten unter Ausbildung eines Pseudoaneurysmas.
◆ Typische Lokalisation: Aortenisthmus (95%). Der Rest betrifft Aorta ascendens und Aortenbogen.

Untersuchungen

◆ Unfallanamnese: An die Möglichkeit der Aortaruptur denken!
◆ Klinisch: Prellmarken, Läsionen des knöchernen Thorax. Weitere intra- und extrathorakale Verletzungen.
◆ Akutes Koarktationssyndrom: Hypertonie im prästenotischen Kreislauf (Karotis, obere Extremitäten) wegen Dissektion und Aneurysmabildung im Isthmusbereich – bei gleichzeitigem Druckabfall poststenotisch (untere Körperhälfte).
◆ Röntgen:
  1. Thorax: „breites Mediastinum" durch Sickerblutung.
  2. Aortographie ist die eigentliche Schlüsseluntersuchung! Ergibt definitive Diagnose und Lokalisierung der Ruptur.
◆ CT: bei subakutem Verlauf, weniger invasiv als Aortographie.
◆ Zeitlich zurückgestaffelt evtl. Heiserkeit und Horner-Syndrom links durch Überdehnung von N. recurrens und Halssympathikus, ferner Ösophagussymptomatik (Dysphagie).
◆ Transösophageale Echokardiographie.

Operationsindikationen

◆ Jede Aortaruptur ist Indikation per se.

Operative Verfahren

◆ Partieller Durchriß wird mit Direktnaht verschlossen.
◆ Bei Retraktion ist evtl. ein Dacron-Interponat notwendig.

Prognose

◆ In nichtoperierten Fällen entsteht ein Aneurysma spurium mit stetiger Gefahr der Totalruptur („zweizeitige Ruptur"). Diese bedeutet minutenschnelle Verblutung in den Thorax.

Allgemeines

◆ Entstehung durch perakute intraabdominale Drucksteigerung: stumpfes Abdominal- oder Thorakoabdominaltrauma.

◆ Begleitverletzungen liegen stets vor: intraabdominale Organverletzungen, Beckenfrakturen, Extremitäten- und Schädel-Hirn-Trauma.

◆ Lokalisation links: 90% der Fälle. Grund: linkes Zwerchfell von abdominal her ungeschützt.

◆ Bedeutung der linksseitigen Ruptur: Inkarzeration von Bauchorganen, Hypoventilation der basalen Lungenabschnitte.

◆ Lokalisation rechts: höchstens 10% der Fälle, Schutzwirkung durch die Leber. Bei Zwerchfellruptur kann die Leber ganz oder teilweise in den Thorax prolabieren.

◆ Bedeutung der rechtsseitigen Ruptur: bei Leberprolaps hämodynamische Störungen im Pfortaderkreislauf, Leberparenchymschaden, Kompression der Lunge.

◆ Perforierende Zwerchfellverletzung durch Stich und Schuß ist nur im (seltenen) Fall einer Massivblutung von eigenständiger Relevanz. Vordringlich behandlungsbedürftig sind Hämatopneumothorax, Verletzung von Bauchorganen.

Besonderheiten

◆ Begleitverletzungen stehen anfänglich oft im Vordergrund: Frakturen, besonders des Beckens.

◆ Klinische Frühsymptome sind unspezifisch: Abdominal- oder Thoraxschmerzen, nachhinkende Atmung.

◆ Die Eventration von Magen und Darmabschnitten erfolgt meist mit Latenz von Stunden oder Tagen; sie kommt erst allmählich durch den intrathorakalen Sog und die Eigenperistaltik dieser Organe zustande.

◆ Die erste Thoraxaufnahme nach Klinikeintritt ergibt oftmals keine Anhaltspunkte für Zwerchfellruptur, bisweilen eine nicht näher interpretierbare flaue Verschattung basal.

Untersuchungen

◆ Unfallanamnese: entsprechendes Trauma.

◆ Evtl. allgemeine Symptomatik des stumpfen Bauchtraumas.

◆ Thorax: abgeschwächte Atemgeräusche, nachhinkende Atmung.

◆ Im „Musterfall" Darmgeräusche in linker Axilla.

◆ Charakteristisch ist eine klinische Steigerung der Symptome mit zunehmender Eventration: Oberbauch- und Thoraxschmerz, Oppressionsgefühl durch schleichende Inkarzeration.

◆ Thoraxröntgen:
Rippenfrakturen? Hämatothorax oder Pneumothorax?
Zwerchfellhochstand, verstrichene Zwerchfellkonturen?
Darmschlingen, Haustrierung, Flüssigkeitsspiegel im linken Unterfeld?
Massive Verschattung rechts basal? (Leberprolaps).

◆ Radiologische Fehlermöglichkeit: eventrierte Magenblase wird als Pneumothorax interpretiert. Cave: Thoraxdrainage mit Perforation des Magens, s. Abb. 239, S. 276.

◆ Beckenübersicht: Beckenfraktur:

◆ Radiologische Spezialuntersuchung bei Verdacht auf Ruptur links: Gastrografin-Magen-Dünndarm-Passage in Kopftieflage und mit diskonnektiertem Tubus.
◆ Spezialuntersuchung bei Verdacht rechts: Leberszintigraphie, CT.
◆ Laparoskopie oder Thorakoskopie.

Differentialdiagnose

◆ Pneumothorax, Lungenverletzung, basale Atelektasen, Milzruptur.

Operationsindikation

◆ Jede Zwerchfellruptur.

Operative Verfahren

◆ Bei Frühdiagnose (die ersten 48 Stunden) obere mediane Laparotomie: ermöglicht Revision des Bauchraums. Luxierte Bauchorgane lassen sich noch leicht herunterziehen. Zwerchfellnaht von unten.
◆ Bei später gestellter Diagnose und fehlender Bauchsymptomatik: intraabdominale Begleitverletzungen sind unwahrscheinlich. Dagegen wächst die Möglichkeit, daß die in den Thorax verlagerten Eingeweide fibrinös verklebt und durch Zug nicht mehr reponibel sind. Daher anterolaterale Thorakotomie, Reposition von oben und Zwerchfellnaht.

Prognose

◆ Zu erwarten ist Obliteration des Sinus phrenicocostalis mit geringgradiger Einschränkung der Zwerchfellmotilität.

Allgemeines

◆ Unter zivilen Verhältnissen überwiegender Verletzungsmodus des Abdomens, 8–10mal häufiger als das penetrierende Trauma.
◆ Ursache sind in über 80% Verkehrs- und Arbeitsunfälle.
◆ Charakteristische Häufigkeit der Verletzung einzelner Organe: Milz, Niere, Leber, Magen-Darm-Trakt, Harnblase, Zwerchfell, Pankreas.
◆ Stumpfes Bauchtrauma ist in der Mehrzahl der Fälle kombiniert mit extraabdominalen Verletzungen: Schädel, Thorax, Extremitäten, Beckenfraktur.
◆ Spezifischer Kardinalfehler: Nichterkennung bei Bewußtseinsverlust!
◆ Unmittelbare Gefahren: innere Verblutung, Peritonitis, Urosepsis.

Untersuchungen

◆ Kreislaufsituation. Klinischer Allgemeinstatus (Schädel-Hirn-Trauma, Thoraxtrauma, Frakturen, Gefäßverletzungen).
◆ Schock: bei Polytraumatisierten verschiedene konkomitierende Ursachen. Sofern kein extraabdominaler Blutverlust besteht, ist hämorrhagischer Schock ein Indiz für Blutung in die Bauchhöhle.
◆ Palpation des Abdomens: Druckschmerz, Peritonismus bei Blut oder Verdauungssäften in der freien Bauchhöhle. Nur schlüssig bei erhaltenem Bewußtsein!
◆ Perkussion: Freie Luft bewirkt Verschwinden der Leberdämpfung und läßt auf Perforation im Magen-Darm-Trakt schließen.
◆ Auskultation: Blut in der freien Bauchhöhle erzeugt anfängliche Hyperperistaltik, saurer Magensaft dagegen eine sofortige reflektorische Darmparalyse.
◆ Schulterschmerz (Kehr-Zeichen) durch Phrenikusreiz weist auf Blutung in die freie Bauchhöhle. Diagnostisch von geringer Zuverlässigkeit.
◆ Labor: Hb, Hk, Leukozyten (immer erhöht, für Organdiagnose unspezifisch).
◆ Sonographie: Freie Flüssigkeit? Ruptur parenchymatöser Organe? Retroperitoneale Hämatome?
◆ Peritoneallavage: Nachweis von Blut in der freien Bauchhöhle (ohne Organdiagnose), s. S. 278 f. Hauptindikation das unklare Abdomen bei Bewußtseinsverlust.
◆ Urin: Hämaturie verlangt spezifische radiologische Abklärung im urologischen Bereich. Spontaner Blutabgang aus Urethra oder Unmöglichkeit der Miktion trotz des Harndrangs sind Indizien für Urethraruptur.

Röntgendiagnostik

◆ Abdomen stehend: freie Luft unter den Zwerchfellkuppen („Luftsichel") bedeutet Perforation im Magen-Darm-Trakt.
◆ Abdomenübersicht liegend.
   Milz- oder Leberruptur: Zwerchfellhochstand, Verlagerung der Magenblase.
   Duodenumruptur: retroperitoneale Luftblasen um rechte Niere und entlang dem Psoasrand.
   Nierenverletzung: verstrichener Psoasschatten (retroperitoneales Hämatom), Frakturen basaler Rippen oder Querfortsatzfrakturen.

◆ Ausscheidungsurographie: bei Makrohämaturie und Rücken- oder Flankensymptomen. I.v. Injektion von 20 ml Kontrastmittel oder bei hämorrhagischem Schock Kurzinfusion von 100 ml Kontrastflüssigkeit zur Infusionsurographie, 10 min vor Anfertigung der Abdomenübersichtsaufnahme. Beurteilungskriterien: 2 funktionierende Nieren? Stumme Niere? Kontrastaustritt ins Retroperitoneum?

◆ Urethrographie, Zystographie: s. S. 140, Beckenhöhlentrauma.

◆ Aortographie: retrograd. Selektive Darstellung der großen Gefäßabgänge ist nur sinnvoll bei konkretem Organverdacht, stabiler Kreislauflage und adäquatem Angiographiedienst.

◆ CT, Sonographie s. S. 21.

Sofortmaßnahmen

◆ S. S. 130, penetrierendes Bauchtrauma.

Konservative Therapie

◆ Laufende klinische Überwachung bei stumpfem Bauchtrauma und erhaltenem Bewußtsein, stabilem Kreislauf und fehlenden peritonealen Symptomen.

Operationsindikationen

◆ Hämorrhagisch-peritoneales Abdomen: Überwachung, evtl. Probelaparotomie.

◆ Erschöpfende Organdiagnose ist präoperativ weder möglich noch anzustreben!

◆ Aufgrund der Kenntnis traumatologischer Schadenmuster erfolgt gezielte Exploration am offenen Abdomen.

Prognose

◆ Letalität abhängig vom abdominalen Schadenmuster und Zeitfaktor, überlagert durch die große Häufigkeit extraabdominaler Mitverletzungen.

Allgemeines

◆ Schußverletzung: meist kriminell. Stichverletzungen kriminell und suizidal (bei Psychopathen auch Selbstverstümmelung).
◆ Splitterverletzungen durch Explosion.
◆ Pfählungstrauma: Eindringen eines Fremdkörpers durch die Anogenitalregion.
◆ Gemeinsame unmittelbare Gefahren: Blutungen, Peritonitis.

Untersuchungen

◆ Schuß: Lage von Ein- und Ausschuß. Ungefähre Richtung des Schußkanals ergibt die für Verletzung in Frage kommenden Organe.
◆ Stich: Im Gegensatz zur Schußverletzung lassen sich Tiefe und Richtung einer Stichwunde schlechter bestimmen.
◆ Abdomen klinisch: Peritonitis? Freie Luft? Äußerlich erkennbare Hämatome (besonders Flankenhämatome bei retroperitonealen Blutungen)? Schock?
◆ Respiration: Atmung seitengleich? Hämatothorax oder Pneumothorax = Verdachtsmomente auf kombiniertes abdominothorakales Trauma.
◆ Motilität der unteren Extremitäten: Rückenmarksverletzungen.
◆ Urin: klar oder blutig? (Urogenitalverletzung).

Sofortmaßnahmen

◆ Schockbehandlung und Infektionsbekämpfung: zentralvenöser Zugang, Volumenersatz, allgemeine Antibiose.
◆ Thoraxröntgen, evtl. Pleurasaugdrainage (S. 273 f).
◆ Abdomenaufnahme im Liegen, allenfalls im Stehen. Ein- und Ausschuß auf der Haut markieren. Freie Luft? Fehlende Psoas- oder Nierenkonturen?
◆ Sofern Hämaturie: aufgrund des klinischen Organverdachts i.v. Pyelogramm oder Blasenkatheter und Zystographie (auf Abdomenübersichtsbild).

Operationsindikationen

◆ Laparotomie grundsätzlich bei jeder Schußverletzung; bei jeder Stichverletzung mit intraperitonealer Symptomatik.
◆ Stichverletzung ohne intraperitoneale Zeichen: Wunddébridement in Lokalanästhesie, wobei unter laufender Beobachtung des Patienten mit einer Laparotomie zugewartet werden darf. Evtl. diagnostische Laparoskopie (S. 12).

Besonderheiten

◆ Häufigste Organverletzung beim stumpfen Bauchtrauma. Selten Läsionen durch Schuß oder Stich.

◆ Isolierte Milzruptur betrifft $^1/_4$ der Fälle; zahlenmäßig überwiegen die Kombinationsverletzungen.

◆ Zweizeitige Milzruptur: Parenchymriß bei intakter Kapsel führt zu wachsendem intralienalem Hämatom. Nach Stunden oder Tagen kann es spontan oder aus geringfügigem Anlaß zur Kapselruptur und freien intraabdominalen Blutung kommen.

◆ Persistierende subkapsuläre Hämatome führen zu traumatischer Milzzyste. Diese entspricht klinisch einem Oberbauchtumor, erkennbar palpatorisch, radiologisch (Eindellung der Magengroßkurvatur) und im weiteren durch Sonographie und CT.

Untersuchungen

◆ Unfallanamnese: Kommt eine Milzruptur in Frage?

◆ Hämorrhagisch-peritonealer Oberbauch, Leukozytose, evtl. Schulterschmerz links: s. stumpfes Bauchtrauma, S. 128.

◆ Bei kontinuierlicher, leichter Sickerblutung protrahierter Verlauf mit Abfall von Hämoglobin und Hämatokrit. Jederzeit kann eine dramatische Verschlechterung eintreten!

◆ Röntgen: Abdomenübersicht. Evtl. Frakturen basaler Rippen links, Zwerchfellhochstand, Verlagerung der Magenblase.

◆ CT und Sonographie sind organspezifisch: Darstellung eines intra- oder perilienalen Hämatoms, evtl. einer klaffenden Rupturstelle.

◆ Peritoneallavage (S. 278) ist dagegen nicht organspezifisch!

Operationsindikation

◆ Die klinisch vermutete oder apparativ nachgewiesene Milzverletzung mit klinisch relevanter Hämorrhagie.

◆ Bei guter Überwachung (Sonographie) exspektatives Vorgehen.

Operative Verfahren

◆ Splenektomie bei: unstillbarer Blutung, Zeitdruck bei Mehrfachverletzung (S. 280).

◆ Milzerhaltendes Operieren bei geringer und oberflächlicher Blutung, Polabriß. In Frage kommen atraumatische Durchstechungsnaht, die durch Mitfassen eines Netzzipfels oder Kollagenvlies stabilisiert wird, die Fibrinklebung glatter Absetzungsflächen.

◆ Splenorhaphie, Infrarot-Koagulation.

Prognose

◆ Isolierte Milzruptur hat bei rechtzeitiger Erkennung und Operation keine eigenständige Letalität.

◆ Splenektomie bringt keine Invalidität, ist rechtlich jedoch als Integritätsschaden zu bewerten.

◆ Veränderungen im Blutbild sind anfängliche Thrombozytose mit erhöhtem Thromboserisiko und permanent nachweisbare Jolly-Howell-Körperchen.

Besonderheiten

◆ Isolierte Leberruptur ist eine große Rarität: in über 90% der Fälle liegen Begleitverletzungen vor. Beim Lebertraumatisierten handelt es sich um den typischen „Polyblessé".

◆ Häufigste Begleitverletzungen sind Rippenfrakturen, Lungenkontusion, Milzruptur, Schädel-Hirn- und Extremitätenverletzungen.

◆ Rupturformen: oberflächliche, glatte Parenchymrisse (oft nur Zufallsbefund), Teilabrisse, zentrale Berstungsrupturen, Lebervenen- und retrohepatischer Kavariß.

Untersuchungen

◆ Im Zentrum des klinischen Bildes stehen der hämorrhagisch-peritoneale Schock und das rechtsseitige Thoraxtrauma, oftmals mit initialer respiratorischer Insuffizienz und Hämatopneumothorax.

◆ Untersuchungsgang s. stumpfes Bauchtrauma (S. 128).

◆ Röntgen: Zwerchfellhochstand, Thoraxtrauma rechts.

Operationsindikation

◆ Die intraabdominale Massivblutung mit Verdacht auf Leberruptur.

Operative Verfahren

◆ Wenn gleichzeitig ein Thoraxtrauma vorliegt: Pleurasaugdrainage vor Einleitung der Überdrucknarkose (s. S. 273).

◆ Desinfektion des ganzen Abdomens und Thorax (etwaige abdominothorakale Schnittführung).

◆ Behandlung der Leberwunde aufgrund von Lage, Größe und Typus, s. S. 281 ff.

Prognose

◆ Zufallsbefund eines oberflächlichen Parenchymrisses hat keine eigenständige Letalität.

◆ Unmittelbare Lebensgefahr abhängig von der Schwere der Ruptur, bei zentralen Berstungen, Lebervenenabriß oder retrohepatischem Kavariß etwa 50%.

◆ Im Überlebensfall hinterläßt auch ein großer Parenchymverlust kaum bleibende Nachteile.

Besonderheiten

◆ Subseröse kontusionelle Hämatome und inkomplette Rupturen (Läsion der Seromuskularis) als Zufallsbefund. Eine Sonderform der inkompletten Ruptur stellt die Décollement-Verletzung dar: zirkuläre Zerreißung der Seromuskularis bei erhaltenem Mukosaschlauch.

◆ Komplette intraperitoneale Rupturen = traumatische Perforation mit Lumeneröffnung und Peritonitis.

◆ Gedeckte, retroperitoneale Duodenumruptur mit Ausbildung einer retroperitonealen Phlegmone.

◆ Abriß des Dünndarms vom Mesenterium mit segmentärer Ischämie und intraabdominaler Blutung.

Untersuchungen

◆ Untersuchungsgang s. „Stumpfes und penetrierendes Bauchtrauma" (S. 128 ff).

◆ Erschöpfende Diagnostik ist präoperativ nicht möglich.

◆ Für freie Perforation sprechen Peritonitis und Luft in der Bauchhöhle (perkutorisch und radiologisch nachzuweisen).

◆ Protrahierte und unklare Oberbauchsymptomatik mit anfänglich fehlendem Peritonismus, ansteigender Leukozytose und Fieber sind ein Indiz für retroperitoneale Organverletzung: Duodenumruptur, Pankreasverletzung.

◆ Hämorrhagische Durchfälle implizieren Verdacht auf ausgedehnte ischämische Schleimhautnekrose: Mesenterialabriß (Analogie zum Mesenterialinfarkt).

◆ Abdomenleeraufnahme: besonderen Stellenwert haben freie Luft oder retroperitoneales Emphysem (gedeckte Duodenum- oder Kolonruptur).

◆ Labor: bringt weder Diagnose noch Operationsindikation, hat Bedeutung als Ausgangsbasis bei subakuten und unklaren Verläufen. In Ergänzung zum Notfallstatus Serumamylase, Bilirubin, alkalische Phosphatase und Transaminasen.

Differentialdiagnose

◆ Bei freier Luft: Perforation des Kolons.

◆ Bei retroperitonealem Emphysem: gedeckte Kolonperforation.

◆ Bei intraabdominaler Massivblutung: Milzruptur, Leberruptur.

◆ Bei reflektorischer Darmparalyse: Pankreasruptur, retroperitoneales Hämatom durch LWK-Fraktur oder Nierenverletzung.

Operationsindikation

◆ Peritoneale und/oder hämorrhagische Symptomatik, mit freier Luft oder retroperitonealem Emphysem.

Operative Verfahren

◆ Abschließende Exploration des Schadenmusters am eröffneten Abdomen.

◆ Je nach Verletzungstyp kommen in Betracht:

1. Primärer Nahtverschluß einzelner oder mehrerer Lecks, s. S. 287 ff. Eine Magenresektion erweist sich wegen der guten kollateralen Zirkulation kaum jemals als notwendig (Ausnahme: Laugenverätzung mit ausgedehnter Magenwandnekrose).

2. Dünndarmresektion mit End-zu-End-Anastomose, s. S. 288 f. Beachte: primäre Anastomose darf am Dünndarm mit guter Erfolgsaussicht vorgenommen werden, ist am unvorbereiteten Kolon jedoch gefährlich und in jedem Zweifelsfall abzuraten.

3. Retroperitoneale Duodenumruptur: Mobilisierung von lateral und ggf. vom Treitz-Band her, Verschluß durch Direktnaht.

Prognose

◆ Bei zeitgerechter und technisch einwandfreier Versorgung aller vorhandenen Verletzungen im Überlebensfall keine Invalidität.

Besonderheiten

◆ Ursächlich stumpfe Quetschung (Typ Lenkradaufprall), selten isoliert, meist in Kombination mit anderen intraabdominalen Organschäden.
◆ Kontusionen mit Parenchymblutung bei erhaltener Kapsel.
◆ Kapsel- und Parenchymrisse mit intaktem oder eröffnetem/durchtrenntem Ductus pancreaticus.
◆ Zertrümmerung des Pankreaskopfs mit Beziehung zum terminalen Ductus choledochus und Duodenum.

Untersuchungen

◆ Typisch für Pankreastrauma sind linksseitiger Oberbauch- und Schulterschmerz, reflektorische Darmparalyse und sekundärer Peritonismus, Blutdruckabfall mit Hämokonzentration.
◆ Organspezifische Schlüsseluntersuchung bei protrahierter Oberbauchsymptomatik ist die CT: Darstellung der Organruptur, des perifokalen Hämatoms/Ödems und eventueller Pseudozysten.
◆ Labor: ansteigende Leukozytose und Serumamylase.

Operationsindikation

◆ Verdacht auf Pankreasruptur (klinisch, CT, Amylase).

Operative Verfahren

◆ Alleinige Drainage der Bursa omentalis (S. 284).
◆ Nahtverschluß oberflächlicher Kapsel- und Parenchymrisse (S. 284).
◆ Teilresektion distal bei eröffnetem Ductus pancreaticus (S. 285).
◆ Innere Drainage von Pankreaskörper und Schwanz bei kopfnaher Ruptur (Pankreatikojejunostomie) (S. 286).
◆ Duodenopankreatektomie.

Prognose

◆ Nach Kontusionen: Pseudozysten innerhalb einiger Wochen.
◆ Nach Eröffnung des Ductus pancreaticus: Fisteln, Pseudozysten.

Kolonverletzung

Besonderheiten

◆ Ursache ist meist ein penetrierendes Trauma (Schuß, Stich).

◆ Schuß: multiple Läsionen, Lazeration der Darmwand mit Zirkulationsstörungen. Stich: häufiger solitäre Lecks, glatte Verletzung des Darms.

◆ Stumpfes Trauma: Abrißverletzungen von Darmteilen mit Perforation, Hämatomen und Zirkulationsstörung.

◆ 75% der Fälle weisen neben der Kolonverletzung weitere intraabdominale Organschäden auf.

◆ Im Gegensatz zur elektiven Chirurgie betrifft das Trauma ein nicht krankhaft verändertes, jedoch stuhlgefülltes Kolon.

◆ Kontamination der Bauchhöhle (und der Laparotomiewunde) durch Darmkeime ist obligat. Das Ausmaß der Infektion hängt ab von der Lage und Größe der Verletzung sowie vom Zeitfaktor.

◆ Neben der Peritonitis durch freie Perforationen sind retroperitoneale Lecks mit der großen Gefahr einer retroperitonealen Gasphlegmone und akuten Sepsis belastet.

◆ Die operative Versorgung einer Kolonverletzung ist unter diesen Gegebenheiten mit wesentlich mehr Komplikationen behaftet als die elektive Chirurgie; hauptsächliche Risiken sind die infektiöse Anastomoseninsuffizienz und das Übersehen einer retroperitonealen Perforation.

Untersuchungen

◆ Untersuchungsgang, s. S. 128 f, 130.

◆ Peritonitis, intraabdominale Blutung, freie Luft?

◆ Verdacht auf retroperitoneale Phlegmone? Radiologisch Gasblasen entlang Psoasschatten. Das Krankheitsbild wird am frisch unfallgeschädigten Patienten leicht durch die akute Perforationsperitonitis verschleiert und kommt im Regelfall erst postoperativ bei übersehener retroperitonealer Läsion zur Entfaltung (postoperative Sepsis mit allgemeinem Verfall, Darmparalyse, Fieber, hohe Leukozytose bei fehlenden Peritonitiszeichen).

Sofortmaßnahmen

◆ Einleitung der Schockbehandlung (Kavakatheter), Breitbandantibiotikum, Blasenkatheter.

◆ Vorbereitung zur Laparotomie.

Differentialdiagnose

◆ Jede penetrierende intraabdominale Organverletzung mit Austritt von freier Luft.

Operationsindikation

◆ Penetrierendes oder stumpfes Abdominaltrauma mit hämorrhagischer und/oder peritonealer Symptomatik.

Operative Verfahren

◆ Erste Hauptaufgabe am eröffneten Abdomen ist die Festlegung des erschöpfen-den Verletzungsstatus. Auf retroperitoneale Läsionen im Bereich des Colon as-cendens und descendens ist ganz besonders zu achten (retroperitoneale Luftbla-sen, verbunden mit jauchigem Ödem).

◆ Für die Versorgung der Darmverletzungen kommen im einzelnen folgende Ver-fahren in Betracht:

1. *Übernähung:*
   Direkter Verschluß durch einstülpende Primärnaht, z. B. bei Stichverletzung.

2. *Resektion:*
   a) Standardresektion mit intraabdominaler Anastomose: Hemikolektomie rechts, Transversumresektion, Hemikolektomie links, Sigmaresektion. Kom-bination mit vorgeschalteter Sicherheitskolostomie s. unter Punkt 3 a.
   b) Resektion mit endständiger Ausleitung des zuführenden Darmschenkels und (temporärem) Blindverschluß des abführenden Schenkels: wenn Stan-dardresektion zu riskant erscheint, z. B. bei bereits etablierter Peritonitis.

3. *Kolostomie:*
   a) Sicherheits- oder Schutzkolostomie: Vorlagerung einer doppelläufigen Schlinge (Transversum oder Sigma) als temporärer Anus praeter oberhalb ei-ner Anastomose oder Zäkostomie mit Ballonkatheter.
   b) Kolostomie durch Vorlagerung eines Lecks vor die Bauchdecken: Aus-weichverfahren, wenn weder Übernähung noch Standardresektion in Frage kommen.

◆ Sekundäre Rekonstruktion nach Anwendung der Verfahren 2 b und 3.

Prognose

◆ Bezüglich Sepsisrisiko abhängig von der zweckmäßigen operativen Versor-gung, insbesondere von der erschöpfenden Verifizierung aller, auch der retroperi-tonealen Läsionen.

◆ Im Überlebensfall von seiten des Kolons keine Invalidität.

Besonderheiten

◆ Unfallmechanismus ist weit überwiegend das stumpfe Flanken- oder Bauchtrauma; unter Friedensverhältnissen bedeutend seltener sind penetrierende Verletzungen durch Schuß oder Stich.
◆ Schweregrad der Organläsion reicht von leichten Parenchymrissen mit oder ohne Kapselverletzung zu durchgreifenden Rupturen ins Nierenbeckensystem und Abriß von Nierenteilen oder der ganzen Niere vom Gefäßstiel.

Untersuchungen

◆ Klinischer Untersuchungsgang s. stumpfes Bauchtrauma, S. 128 f, 130.
◆ Radiologische Schlüsseluntersuchungen sind Ausscheidungsurographie, selektive Nierenangiographie, CT mit Kontrastmittel.

Differentialdiagnose

◆ Läsionen der ableitenden Harnwege.

Konservative Therapie

◆ Nierenkontusion (kleinere Parenchymrisse) mit Mikro- oder Makrohämaturie und urographisch intakter oder zeitlich leicht verzögerter Ausscheidungsfunktion.
◆ Bei stabilen Kreislaufverhältnissen Infusionstherapie unter Kontrolle der Urinproduktion, Wiederholung der Ausscheidungsurographie oder Nierenangiographie nach 48 Stunden. Bei Wiederaufnahme der Nierenfunktion weiterhin konservative Behandlung. Schlußuntersuchung pyelographisch nach 4 Wochen: im Falle der Restitutio ad integrum keine weitere Maßnahme – bei Ausbildung einer Pseudohydronephrose Teilresektion der Niere.

Operationsindikationen

◆ Schockierendes, rasch wachsendes retroperitoneales Hämatom mit fehlender Kontrastausscheidung und/oder angiographisch verifiziertem Nierenabriß oder Durchriß.
◆ Stumme Niere (fehlende Ausscheidung im intravenösen oder Infusionsurogramm), wenn
  – im CT massive Parenchymblutung, Ödem, perirenales Hämatom nachzuweisen sind,
  – die selektive Nierenangiographie eine ischämisierende Läsion der Nierenarterie erkennen läßt.

Operative Verfahren

◆ Organerhaltende Operation, wenn immer möglich: Entfernung zerfetzter Parenchymteile, Hämostase an blutenden Gefäßen, Verschluß des Nierenbinnensystems, s. S. 298.
◆ Evtl. perkutane Nephrostomie unter sonographischer Kontrolle als temporäre entlastende und drainierende Maßnahme bei stummer Niere.
◆ Primäre Nephrektomie als äußerste Notmaßnahme bei akuter Verblutungsgefahr infolge Abriß des Nierenstiels.

Prognose

◆ Leichte Nierentraumen (Kontusion): Restitutio
ad integrum.

◆ Nach größeren Parenchymläsionen ist unter
konservativem Vorgehen immer mit der Möglichkeit einer posttraumatischen Pseudohydronephrose zu rechnen. Die Indikation zur Resektion einer Pseudohydronephrose unter Erhaltung der Restniere ist gegeben wegen Infek-
tionsgefahr und Druckschädigung von funk-
tionsfähig gebliebenem Nierenparenchym
(Abb. 75).

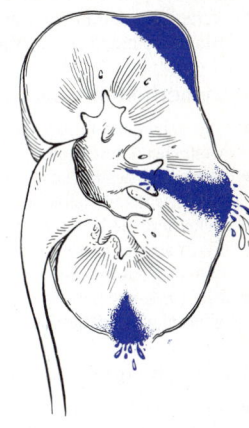

Abb. 75 Intrakapsulärer Nierenriß (oben). Extrakapsu-
lärer Riß (unten). Parenchymriß ins Nierenbecken (Mitte), Sonderform Teilabriß und Totalruptur des Organs

Begriffsbestimmung

◆ Verletzung extraperitoneal gelegener viszeraler Organe des kleinen Beckens; Blase/Urethra, Rektum, Vagina.

Besonderheiten

◆ Die genannten Organe werden durch den Beckenring vor stumpfen Traumen weitgehend geschützt.
◆ Von seiten des Beckens setzt ihre Verletzung daher besondere Bruchformen mit zielgerichteter Dislokation voraus.
◆ Penetrierende Unfallmechanismen betreffen Schuß oder Pfählung.
◆ Perforationen und Rupturen können intraperitoneal verlaufen oder extraperitoneal in die lockeren Bindegewebsspatien des kleinen Beckens führen.
◆ Mit evidenter Sepsisgefährdung behaftet sind besonders Läsionen von Blase, Urethra und Rektum.

Untersuchungen

◆ Unfallanamnese. Äußere Verletzungen in der Anogenitalregion, Blutung aus Anus, Vagina oder Urethra?
◆ Stabilität des Beckenringes? Beckenübersichtsaufnahme.
◆ Rektaluntersuchung: Blut am palpierenden Finger? Auffälliger Hochstand der Prostata mit teigigem Ödem bedeutet Verdacht auf Ruptur der Pars membranacea urethrae.
◆ Palpation des Abdomens:
◆ Peritonismus? Intraperitoneale Blasenruptur führt durch Urinextravasation zu urinösem Aszites, im Verlauf weniger Stunden dann zu Peritonitis mit paralytischem Ileus, Oligurie und toxisch-septischem Zustand.
◆ Freie Luft im Abdomen: Indiz für intraperitoneal verlaufende Perforation von Rektosigmoid oder Vagina.
◆ Teigiges, schmerzhaftes Ödem suprasymphysär oder (beim Mann) perineal: „Urinphlegmone" durch extraperitoneale Blasen- oder Urethraruptur.
◆ Spontanurin: klar? Bei Unmöglichkeit der Miktion oder blutigem Urin vorsichtige Katheterisierung, Zystographie (S. 142 f). Gelingt Katheterisierung nicht, so erfolgt zunächst eine Urethrographie.
◆ Proktoskopie/Rektoskopie: Unter ausgiebigem Spülen wird das Rektum auf Läsionen abgesucht.
◆ Vaginale Spekulumuntersuchung: intraperitoneale Perforationen fast stets im hinteren Scheidengewölbe. Massivblutung spricht für extraperitoneale Verletzungen im Bereich der Parametrien.

Röntgen

◆ Urethrographie (beim Mann): 20 ml Endografin mit Spritzenansatz direkt in Urethra injizieren, Röntgenaufnahme. Wenn Urethra durchgängig und unverletzt:
◆ Einführen eines Blasenkatheters Charr. 18, Durchführung der Zystographie (Abb. 76 u. 77).

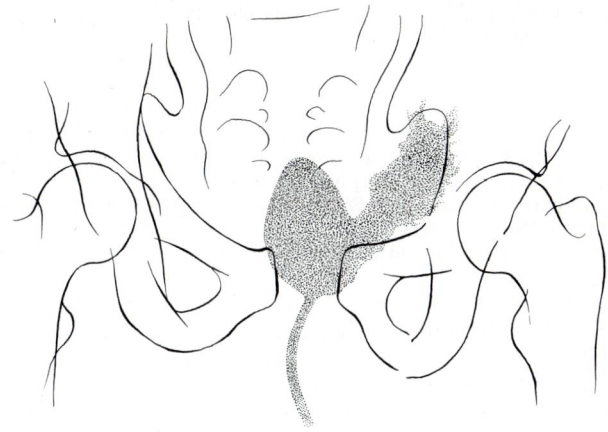

Abb. 76   Zystographie: Extraperitoneale Blasenruptur mit Kontrastaustritt ins Beckenbindegewebe. Sprengung des Beckenrings mit Symphysenzerreißung

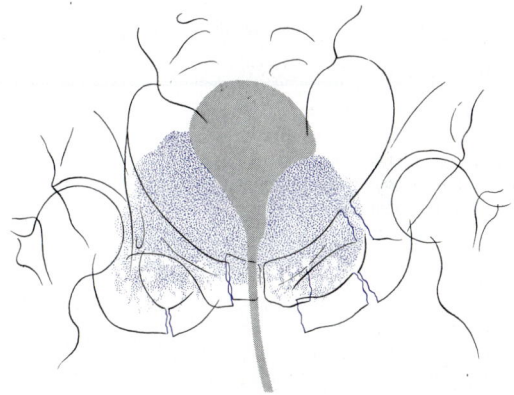

Abb. 77   Dislozierte vordere Beckenringfrakturen: Möglichkeit der Blasenläsion. Zystographie zeigt Hochdrängung der Blase und Eindellung (Pelotteneffekt) durch das Frakturhämatom

Beckenhöhlentrauma

- ◆ Zystographie: Instillation von 200 ml Kontrastmittel (100 ml Urografin 60%, verdünnt mit 100 ml NaCl-Lösung). Füllungs- und Entleerungsbild: Extravasate intraperitoneal (kontrastbeschlagene Dünndarmschlingen), extraperitoneal? Extraperitonealer Kontrastaustritt ist oft nur im Entleerungsbild zu erkennen.
- ◆ Abdomenübersichtsaufnahme (wenn möglich im Stehen): Nachweis von freier Luft entspricht intraperitonealer Perforation von Vagina oder Rektosigmoid.
- ◆ Kleiner Holzknecht-Einlauf mit wasserlöslichem Kontrast (Gastrografin) unter Bildverstärkerkontrolle: Füllung bis zur Rektosigmoidschleife. In seltenen Fällen indiziert bei Verdacht auf Perforation und Unmöglichkeit, diese rektoskopisch zur Darstellung zu bringen.
- ◆ Cave: strikte kontraindiziert sind bei Perforationsverdacht Kontrasteinläufe mit Barium!

Konservative Therapie

- ◆ Verletzung der Vagina ohne intraperitoneale Perforation und Massivblutung: die Läsion ist selbstdrainierend und darf unter Antibiotikaschutz konservativ behandelt werden.

Operationsindikationen

- ◆ Die intra- oder extraperitoneale Blasenverletzung.
- ◆ Urethraruptur.
- ◆ Intra- oder extraperitoneale Rektumverletzung.
- ◆ Intraperitoneale oder stark blutende Vaginalperforation.

Operative Verfahren

- ◆ Blasen-, Urethraversorgung, s. S. 300, 302.
- ◆ Intraperitoneale Kolonversorgung, S. 287 ff.
- ◆ Abdominoperineale Rektumrevision, S. 296 f.
- ◆ Vaginalruptur: bei starker Blutung vaginale Durchstechungsligatur, bei intraperitonealem Verlauf Probelaparotomie.

Allgemeines

◆ Schweregrad reicht von Bagatelltrauma (undislozierte Schambeinfraktur) über invalidisierende Läsion (Azetabulumfrakturen) bis zu unmittelbarer Lebensgefahr durch Verblutung oder (im späteren Verlauf) durch Sepsis.

◆ Begleitverletzungen sind Urogenitaltrauma, Zwerchfellruptur, Verletzung von Beckenstammgefäßen, Rektum, Plexus sacralis und schwere Weichteilavulsionen.

Beurteilungskriterien

1. *Stabilität des Beckenrings?*
   Kriterium ist die Integrität bzw. Sprengung des hinteren Ringsegments, des sog. sakroiliakalen Komplexes (Abb. 78). Völliger (hinterer) Stabilitätsverlust dokumentiert sich in *vertikalen Verschiebungen* (einseitiger Hochstand, Klaffen der Fragmente) mit konsekutiver Asymmetrie des inneren Beckenrings.
   Erhaltene Teilstabilität (aufgrund ganz oder teilweise erhaltener sakroiliakaler Ligamente) manifestiert sich als *Rotationsverschiebung* des inneren Beckenrings mit Asymmetrie.

2. *Einbezug des Hüftgelenks?*
   Wegen des immanenten Arthroserisikos kommt den Azetabulumfrakturen innerhalb der Beckenfrakturen eine Sonderstellung in therapeutischer und prognostischer Hinsicht zu.

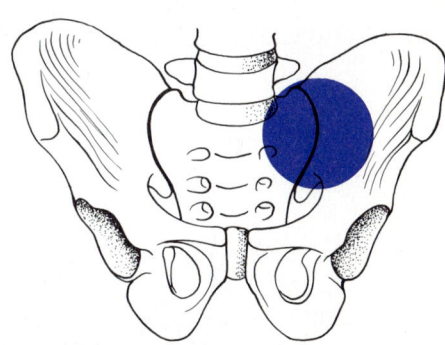

Abb. 78 Schlüsselzone zur Stabilitätsbeurteilung des Beckenrings ist das „hintere Ringsegment" (blau), bestehend aus Sakrum, Iliosakralgelenk und angrenzendem Darmbein (sakroiliakaler Komplex)

Untersuchungen

◆ Bimanuelle Beckenkompression, Druck auf Symphyse. Motorik der Beine, periphere Pulse.

◆ Frakturhämatom: Symphysengegend, Peniswurzel, Skrotum, Labien, Perineum. Miktion spontan möglich? *Hämaturie?*

◆ Röntgen: erste Orientierung durch Beckenübersicht a.-p.

◆ Spezialaufnahmen:

Becken

1. *Schrägaufnahmen* für Azetabulumfrakturen (Abb. 79 a u. b).
– Frakturseite 45° angehoben (Foramen-obturatum-Aufnahme): hinterer Azetabulumrand, vorderer Pfeiler.
– Nichtfrakturierte Seite 45° angehoben (Ala-Aufnahme): vorderer Azetabulumrand, Beckenschaufel, hinterer Pfeiler.

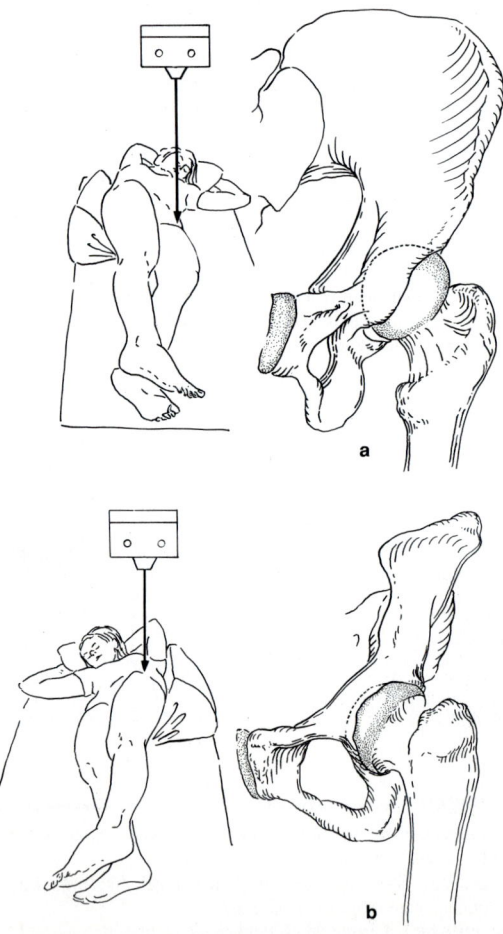

Abb. 79 Spezialaufnahmen zur Beurteilung des Azetabulums: a) Ala-Aufnahme, b) Foramen-obturatum-Aufnahme

2. *Beckeneingangsaufnahme* = „Inlet"-Aufnahme (Strahlengang 30° kraniokaudal geneigt): Dislokationen des hinteren Ringsegmentes (Abb. 80 a – c). „Outlet"-Aufnahme (Strahlengang 45° kaudokranial geneigt): sakrale Foramina und vertikale Verschiebungen.

3. *Zystographie* (Abb. 77). Bei allen dislozierten Frakturen, wenn spontane Miktion unmöglich ist oder bei Hämaturie.

◆ CT: Zur Beurteilung des „hinteren Ringsegmentes". Zur exakten Bilanzierung von Azetabulumfrakturen und hinteren Luxationsfrakturen (Interponate).

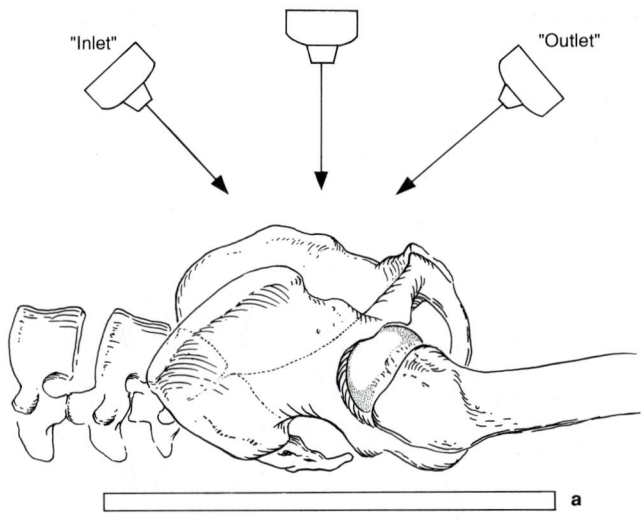

Abb. 80 a – c Röntgenprojektionen bei Verletzungen des Beckenrings: a) Standard-Projektion und Röhrenneigungen für „Inlet"- und „Outlet"-Aufnahmen

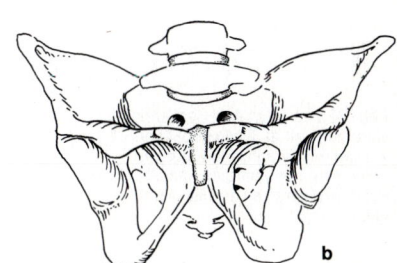

Abb. 80   b) die „Outlet"-Aufnahme läßt Vertikalverschiebungen im Iliosakralgelenk besonders gut erkennen

Becken

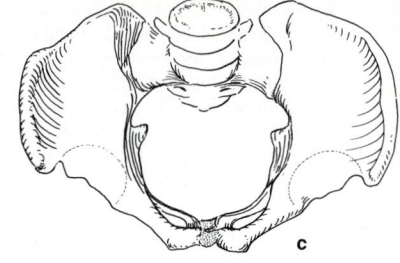

Abb. 80 c) die „Inlet"-Aufnahme stellt die Beckeneingangsebene orthograd dar und läßt Rotationsfehlstellungen gut beurteilen

Einteilung der Beckenringverletzungen (Abb. 81 a–c)

1. Typ A: Stabil, unbedeutende Fragmentverschiebung: Frakturen der Beckenschaufeln, isolierte Abrisse der Spinae und alleinige Frakturen der Schambeinäste, Querbrüche des Sakrums.

2. Typ B: Rotationsinstabil um die Körperlängsachse, vertikal stabil.
   Typ B 1: „Openbook"-Verletzung: Durch sagittale Kompression des Beckenringes reißt die Symphyse auf und eine oder beide Beckenhälfte(n) werden im Sinne einer Außenrotation (um die Körperlängsachse) aufgeklappt (Abb. 81 a).

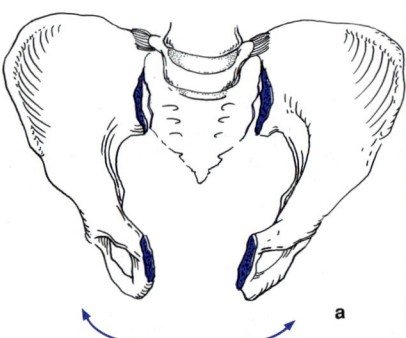

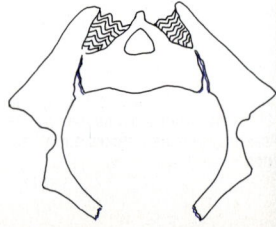

Abb. 81 a–c Instabile Beckenringverletzungen: a) „Open-book"-Verletzung mit Symphysenruptur und Verletzung der ventralen Kapsel-Band-Strukturen an den Iliosakralgelenken

Typ B 2: Laterale Kompressionsverletzung: Die getroffene Beckenhälfte wird um die Körperlängsachse nach innen rotiert, Impressionsfrakturen im ventralen Bereich des Iliosakralgelenkes, Übereinanderschieben des vorderen Beckenringes (Abb. 81 b).

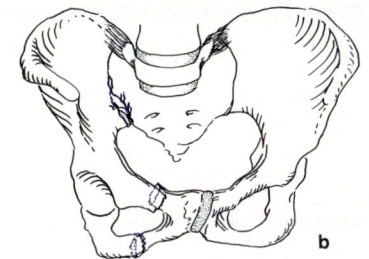

b

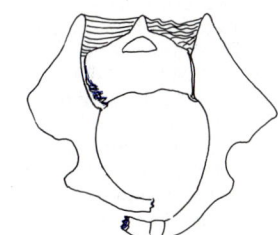

Abb. 81 b) laterale Kompressionsverletzung mit Impression an der Ventralseite des Iliosakralgelenkes und Übereinanderschieben des gebrochenen vorderen Beckenrings

3. Typ C: „Vertical-shear"-Verletzung: Vertikalverschiebung mit Rotation, Fraktur bzw. Zerreißung des vorderen Beckenringes, des hinteren sakroiliakalen Komplexes und des Beckenbodens (Abb. 81 c).

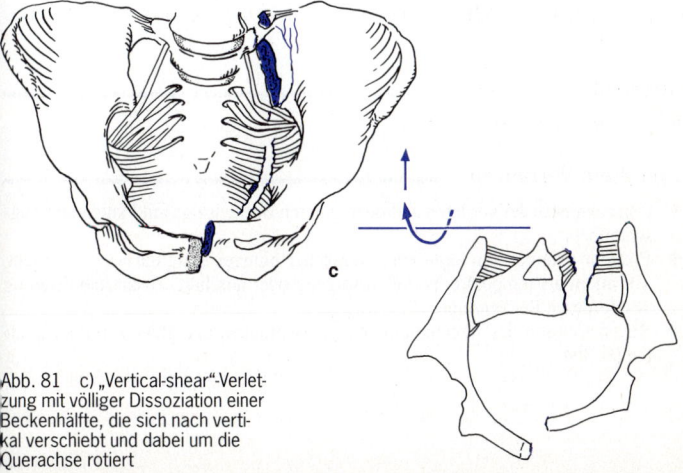

c

Abb. 81 c) „Vertical-shear"-Verletzung mit völliger Dissoziation einer Beckenhälfte, die sich nach vertikal verschiebt und dabei um die Querachse rotiert

Einteilung der Azetabulumfrakturen

1. Typ A: Hinterwandfrakturen und isolierte Brüche des vorderen oder hinteren Pfeilers.
2. Typ B: Azetabulumquerfrakturen mit und ohne Hinterwand- oder Pfeilerbeteiligung.
3. Typ C: 2-Pfeiler-Frakturen, wobei die Gelenkfläche mit keinem Fragment Kontakt zum Hauptteil der Beckenschaufel hat.

Konservative Therapie

1. Stabile Beckenverletzungen (Typ A):
   Bettruhe bis zur Schmerzlinderung, Thromboseprophylaxe, Frühmobilisierung, evtl. unter Teilbelastung für 1–2 Wochen.
2. Laterale Kompressionsverletzungen (Typ B 2):
   Bei Bedarf geschlossene Reposition, sonst wie bei Typ A, evtl. Teilbelastung für 3 Wochen.
3. „Open-book"-Verletzungen (Typ B 1):
   Nur ausnahmsweise Hängemattenlagerung (Rauchfuss-Schwebe), ansonsten Operationsindikation.
4. „Vertical-shear"-Verletzungen (Typ C):
   Nur ausnahmsweise bzw. temporär vor operativer Versorgung, Extension am distalen Femur mit $\frac{1}{7}$ des Körpergewichtes.
5. Azetabulumfrakturen: Minimal dislozierte Frakturen, kleine Abscherungen des hinteren Pfannenrandes, tiefe Azetabulumquerfrakturen und tiefe vordere Pfeilerfrakturen erfordern keine Operation. Teilbelastung für 6 Wochen.
   Nicht rekonstruierbare Trümmerfrakturen und solche mit „sekundärer Kongruenz" oder erhaltenem „Dachsegment" werden für 2–3 Wochen extendiert, evtl. auf einer Bewegungsschiene, danach Teilbelastung für weitere 6 Wochen.
   Falls Azetabulumfrakturen nicht primär operativ versorgt werden können, muß auch hier die Therapie konservativ mit Extension eingeleitet werden.
   Sog. „zentrale Hüftluxationen" sollten zuvor in Narkose grobreponiert werden.

Operationsindikationen

◆ S. roter Teil, S. 303.

Operative Verfahren

◆ Osteosynthese des vorderen und/oder hinteren Beckenrings mit Platten und Zugschrauben.
◆ Fixateur externe: nur wenn kein kompletter hinterer Stabilitätsverlust besteht. Vor allem als temporäre Notfallversorgung oder auxiliäre Zusatzstabilisierung des vorderen Beckenringes (S. 303).
◆ Rekonstruktion des Azetabulums mit Zugschrauben und Rekonstruktionsplatten (S. 304).

Prognose

◆ Zu unterscheiden sind die Prognosen bez. Überleben und bez. späterer Invalidität.

◆ Überlebensprognose abhängig von Schwere der Beckenfraktur (Verblutungsgefahr), später mitbestimmt von posttraumatischen Folgekrankheiten (Sepsis, respiratorische Insuffizienz).

◆ Prognosen bez. Invalidität:
  – Aus verbleibender Beckendeformität resultieren Beinlängendifferenz und evtl. statische Rückenbeschwerden. Dazu häufig neurologische Ausfälle des Sakralplexus.
  – Posttraumatische Arthrose besonders bei multifragmentären Frakturen des Azetabulums. Schweregrad ist abhängig vom Ausmaß der primären Spongiosaimpression und Knorpelverletzung an Femurkopf und Hüftpfanne, im weiteren vom Ausmaß der persistierenden Deformität, schließlich von zirkulatorischen Spätstörungen (sektorielle Femurkopfnekrose) und heterotopen Ossifikationen.

Hüftgelenk

Allgemeines

◆ Entstehung durch massive Gewalt (Stoß und Hebelkraft).

◆ Fixierte federnde Fehlstellung des Beines in Innen- oder Außenrotation bei reiner Luxation (Abb. 82 a u. b).

◆ Reposition dringlich (Devitalisation des Kopfes durch Zerreißung der Kapselgefäße).

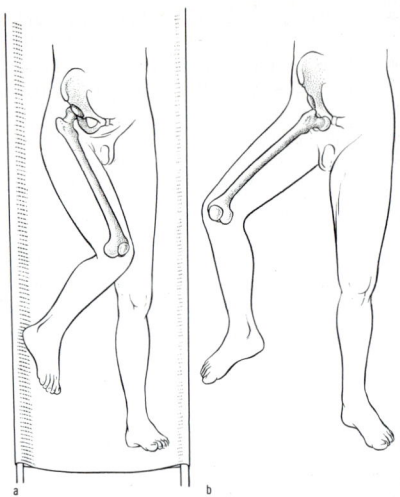

Abb. 82   Beinstellung bei reiner Luxation

Einteilung

◆ Hintere (Abb. 83 a) und

◆ vordere (Abb. 83 b), beide nach proximal oder distal möglich.

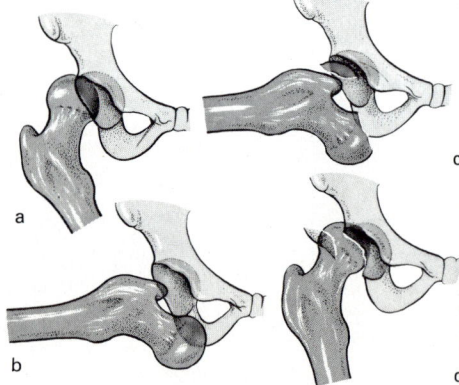

Abb. 83   Luxation und häufige Begleitfrakturen (a–d)

Begleitverletzungen

◆ Frakturen: Abscherungen am Femurkopf (Abb. 83 c), Abbrüche des dorsalen Pfannenrandes (Abb. 83 d).
◆ Zentrale Hüftluxation.
◆ Ischiadikusparesen durch Überdehnung oder Druck.
◆ Gefäßverletzungen selten.

Untersuchungen

◆ Klinisch: periphere Zirkulation, protokollarische Feststellung der Ischiadikus-funktion.
◆ Röntgen: Beckenübersicht. Spezialaufnahmen erst nach Reposition.

Konservative Therapie

◆ Reposition „auf dem Brett". Patient am Boden auf Brett fixiert. Narkose mit Relaxation. Breite Gurte umfassen flektiertes Knie des Patienten und Nacken des Operateurs. Reposition durch langsamen Zug und Rotation am Unterschenkel (Abb. 84).
◆ Reposition im vertikalen Dauerzug: Aufhängen des flektierten Knies. Reposition durch Eigengewicht des Körpers unter leichten Drehbewegungen am Fuß (Abb. 85).
◆ Nach Einschnappen des Gelenkes klinische Prüfung und Röntgen.

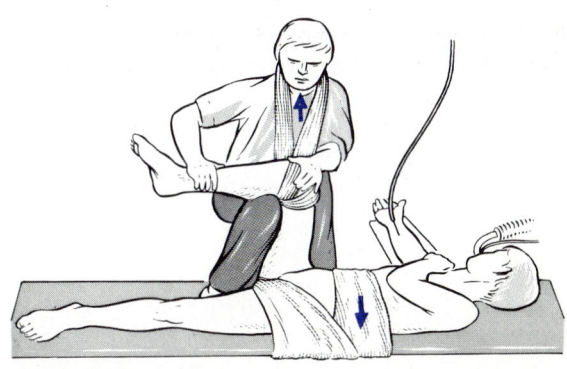

Abb. 84   Reposition auf dem Brett

Nachbehandlung

◆ Bettruhe bis Schmerzfreiheit. Medik. Thromboembolieprophylaxe.
◆ Teilbelastung für ca. 3 Wochen.

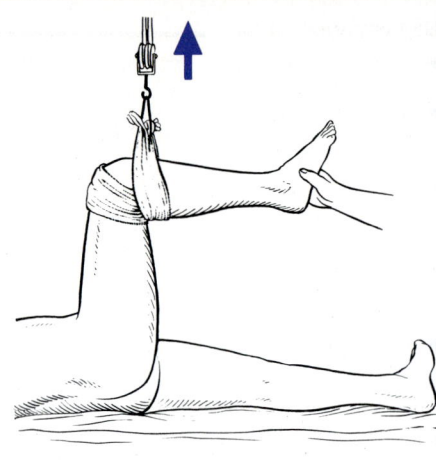

Abb. 85 Reposition im vertikalen Dauerzug

Operationsindikationen

◆ Dorsaler Pfannenabbruch: programmierte Operation (S. 303 f).
◆ Repositionshindernis (z. B. Begleitfraktur): Notfalloperation.

Prognose

◆ Nach verspäteter oder traumatisierender Reposition Kopfnekrose wahrscheinlich.

Allgemeines

◆ Im höheren Lebensalter häufig. Lebensbedrohend durch Bettlägerigkeit (Pneumonie, Urosepsis, Herzinsuffizienz, Dekubitus usw.).

◆ Seltener beim Jugendlichen und Kind: Gefahr der Kopfnekrose durch Devitalisation.

Einteilung

◆ Abduktionsfraktur (valgus), meist verkeilt (Abb. 86a). Belastungsfähigkeit kann erhalten bleiben, Risiko der Kopfnekrose gering.

◆ Adduktionsfraktur (varus): Dislokation mit Verkürzung des Beines und Abkippen des Kopfes nach hinten (= Retrotorsion). Dorsaler Spongiosadefekt (Abb. 86b). Erhebliches Risiko der Femurkopfnekrose.

◆ Abscherfraktur: mindestens partiell extrakapsulär. Sehr instabil, biomechanisch ungünstig: Pseudarthrosegefahr. Kopfnekrosen seltener (Abb. 86c).

◆ Laterale Schenkelhalsfraktur (extrakapsulär) (Abb. 86d). Bezüglich Konsolidation und Vitalität des Kopfes gutartig.

◆ Intrakapitale Fraktur selten (partielle Kopfabscherung wie Abb. 83c).

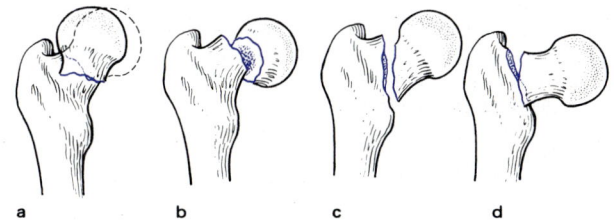

a   b   c   d

Abb. 86 Einteilung der Schenkelhalsfrakturen

Sofortmaßnahmen

◆ Röntgen: Beckenübersicht, Hüfte axial, Thorax.

◆ Rasche internistische Abklärung und Herstellung der Operabilität.

Differentialdiagnose

◆ Wie bei pertrochantärer Fraktur (S. 155).

◆ Arterielle Zirkulationsstörung.

◆ Koxitis.

Konservative Therapie

◆ Eingekeilte Abduktionsfraktur, sofern Patient unter Teilbelastung mobilisierbar ist.

Hüftgelenk

Operationsindikationen

◆ Alle dislozierten Frakturen.
◆ Eingekeilte Abduktionsfraktur: wenn Teilbelastung unmöglich, oder bei Retrotorsion über 30° (axiales Röntgen).
◆ Operationszeitpunkt: Femurkopfprothese (bzw. bipolare Kopfprothese) meistens als programmierte Operation. Verschraubung (besonders bei Kindern und Jugendlichen) als Notfalleingriff wegen gefährdeter Femurkopfdurchblutung.

Operative Verfahren

◆ Verschraubung mit Spongiosaschrauben oder kanülierten Schrauben (S. 305).
◆ DHS-Hüftschraube (Dynamic Hip Screw) (S. 314 f). Alternative zur Verschraubung.
◆ Kopfendoprothese bei Patienten im höheren Lebensalter (im allgemeinen ab 70 Jahren) (S. 308 ff).
◆ Totalprothese selten. Eingriff der Wahl bei vorbestehender Koxarthrose.

Prognose

◆ Kopfnekrose bis 2 Jahre nach Osteosynthese möglich, insbesondere bei dislozierten intrakapsulären Frakturen (Abb. 86 b).
◆ Pseudarthrose nach Osteosynthese von Abscherfrakturen: Valgisationsosteotomie und Osteosynthese mit Doppelwinkelplatten.
◆ Pfannendestruktion mit Protrusion des Prothesenkopfes, Lockerung des Prothesenschaftes (innerhalb Monaten bis Jahren).

Allgemeines

◆ Extraartikuläre spongiöse Fraktur des proximalen Femurendes. Schmerzhafte Fehlstellung, meist Verkürzung und Außenrotation.
◆ Häufig im höheren Alter (Osteoporose), aus allgemein medizinischen Gründen lebensbedrohlich (Bettlägerigkeit).

Einteilung

◆ Einfache, sog. stabile Fraktur (Abb. 87 a).
◆ Mehrfragmentfraktur, instabil infolge Verlust der medialen Abstützung am Adams-Bogen (Ausbruch des Trochanter minor) (Abb. 87 b).
◆ Mehrfragmentfraktur mit subtrochantärem Verlauf („Reversed obliquity": höchster Grad der Instabilität) (Abb. 87 c).

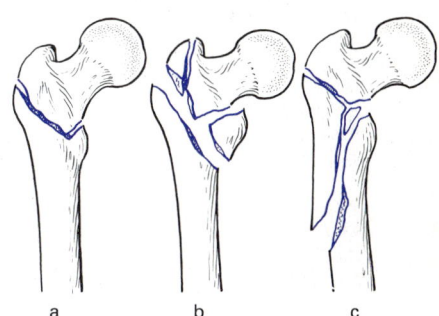

Abb. 87 Einteilung der pertrochantären Frakturen, s. Text

a   b   c

Sofortmaßnahmen

◆ Röntgen: Beckenübersicht, Hüfte axial, Thorax.
◆ Rasche medizinische Etablierung der Operabilität (EKG, Digitalisierung, Blasenkatheter, Flüssigkeitsbilanz).

Differentialdiagnose

◆ Schenkelhalsfraktur, Hüftluxationsfraktur, subtrochantäre Schaftfraktur. (Prädilektionsstelle für Metastasen.)

Operationsindikationen

◆ Jede Fraktur.
◆ Ziel ist Wiederherstellung einer möglichst baldigen, vollen Belastbarkeit.

Operative Verfahren

◆ DHS-Hüftschraube (Dynamic Hip Screw) (S. 314 ff).
◆ Gammanagel (S. 317).
◆ Winkelplattenosteosynthese (S. 319 ff).
◆ Osteosynthese mit Valgisation bei Trümmerfraktur (S. 320).
◆ Totalprothese mit langem Schaft bei Koxarthrose.
◆ Verbundosteosynthese (Knochenzement plus Metallimplantat) bei Extremosteoporose und pathologischer Fraktur (S. 320 f).

Prognose

◆ Stabile Frakturen: Adäquate Operation vorausgesetzt, erfolgt Konsolidierung innerhalb 6–8 Wochen bei sofortiger Belastbarkeit.
◆ Mehrfragmentbrüche mit subtrochantärem Verlauf: Bei zu früher Vollbelastung häufig Implantatversagen oder Auslockerung mit Redislokation.

Allgemeines

◆ Schwere Allgemeinverletzung: erheblicher Blutverlust, starker Schmerz durch direktes Trauma und Dislokation.
◆ Kombinationsverletzungen (Polytrauma) häufig.
◆ Lokale Begleitverletzungen eher selten: beachte besonders stumpfes Trauma der A. femoralis im Adduktorenkanal mit Ischämiesyndrom am Unterschenkel!

Einteilung

◆ Lokalisation: subtrochantär, Schaftmitte, Schaft distal.
◆ Morphologie: wie Tibiafraktur (s. S. 172).

Sofortmaßnahmen

◆ Allgemeinuntersuchung, Begleitverletzungen.
◆ Röntgen: evtl. nur eine Bildebene (Schmerzen).
◆ Zentralvenöser Zugang, Plasmaexpander, Transfusionsblut testen.

Operationsindikationen

◆ Jede Femurschaftfraktur des Erwachsenen und Jugendlichen.
◆ Wahl des Operationszeitpunktes:
  1. Wenn möglich Sofortoperation: durch Stabilisierung Schmerzreduktion und Pflegeerleichterung.
  2. Insbesondere bei Polytrauma ist die primäre Stabilisierung der Femurfraktur erforderlich. Je nach Traumaschwere modifizierte Osteosyntheseverfahren (Fixateur externe). Präoperativ Schockbehandlung.
  3. Aufgeschobene Operation (3.–5. Tag). Bei Monotrauma aus organisatorischen Gründen u. U. erforderlich (Extension).

Operative Verfahren

◆ Wenn möglich Marknagelung (S. 322 ff).
◆ Torsions-, Keil- und Trümmerfrakturen: Verriegelungsmarknagel, evtl. Platten-osteosynthese (S. 324 f u. 326 f).

Prognose

◆ Bezüglich Überleben sind systemische Begleitverletzungen und/oder respiratorische Insuffizienz entscheidend.
◆ Bezüglich Invalidität weitgehend abhängig von der Qualität der Osteosynthese.

Allgemeines

◆ Schwere Verletzung, entsteht vor allem beim Verkehrsunfall.
◆ Beingewicht und Muskelkontraktion führen zu schwer reponierbaren Dislokationen. Grobe Weichteilverletzungen sind häufig.
◆ Bezüglich Kombinationsverletzungen, Sofortmaßnahmen und Operationsindikation gelten die gleichen Grundsätze wie bei der Femurschaftfraktur (S. 157).

Einteilung

◆ Extraartikuläre, einfache und komplexe Fraktur (Abb. 88a u. b).
◆ Monokondyläre Fraktur (Frontal- oder Sagittalebene) (Abb. 88c u. d).
◆ Bikondyläre Frakturen (T- oder Y-Morphologie) einfach oder komplex (Abb. 88e u. f).

Begleitverletzungen

◆ Bandrisse am Kniegelenk. Diese können erst in situ, nach Stabilisierung der Fraktur, sicher diagnostiziert werden.
◆ Verletzungen der A. femoralis superficialis bzw. poplitea (vorwiegend Intimariß). Präoperativ Protokollierung der Fußpulse, postoperativ Überwachung der peripheren Zirkulation.
◆ Verletzungen des N. peronaeus (vorwiegend Überdehnung). Funktionelle Prüfung und Protokollierung prä- und postoperativ.

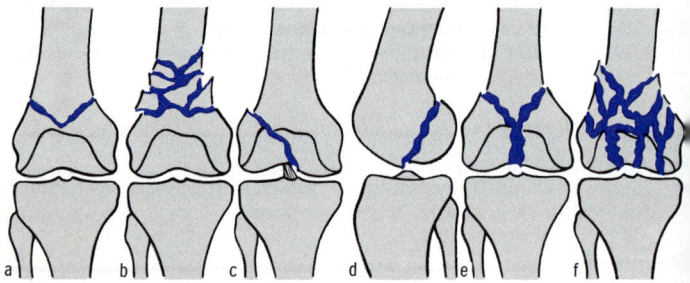

Abb. 88   Einteilung der distalen Femurfraktur, s. Text

Operative Verfahren

◆ Kondylenplatten 95°, zusätzliche Schrauben (S. 328).
◆ DCS (dynamic condylar screw) (S. 329).
◆ Kondylenabstützplatte.
◆ Bei Trümmer- und Defektfrakturen zusätzlich autologe Spongiosaplastik.
◆ Die Implantate werden ausnahmslos durch einen lateralen Zugang eingeführt.

Prognose

◆ Extraartikuläre Fraktur wie Femurschaftfraktur (S. 157).

◆ Bei artikulärer Fraktur abhängig von der Qualität der Reposition und der Vitalität der Fragmente (Arthrose), von begleitenden Bandrissen und deren Versorgung bzw. den Möglichkeiten der funktionellen Nachbehandlung des Kniegelenks.

Allgemeines

◆ Folge eines direkten Traumas in Knieflexion. Schürfungen und Kontusionen der Haut sind häufig.
◆ Funktionelle Unterbrechung des Streckapparates bei Querfraktur.
◆ Hämarthros.
◆ Knorpelschäden (Kontusion und Abscherungen) an Patella und Femurkondylen möglich.

Einteilung

◆ Querfraktur (Abb. 89 a, 91).
◆ Mehrfragment- und Trümmerfraktur (Abb. 89 b u. c).
◆ Polfrakturen: distal (Abb. 89 d u. e) oder seitlich = Längsfraktur (Abb. 89 f).

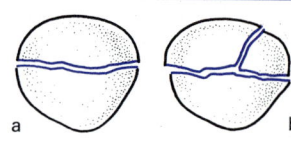

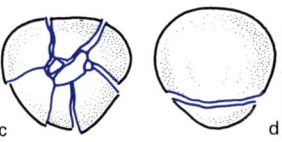

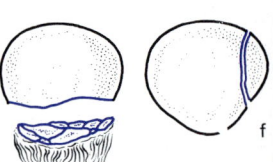

Abb. 89   Einteilung der Patellafraktur

Untersuchungen

◆ Röntgen: Knie a.-p. und seitlich.
◆ Tangentiale Aufnahmen bei Verdacht auf Längsfraktur oder Läsion im Femoropatellargelenk (Abb. 90).

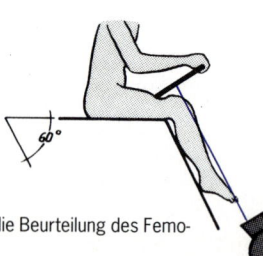

Abb. 90   Technik der tangentialen Aufnahme für die Beurteilung des Femoropatellargelenks

Differentialdiagnose

◆ Quadrizepssehnenriß.
◆ Riß des Lig. patellae.
◆ Traumatische Luxation der Patella mit Kapselriß.
◆ Traumatisierte Patella bipartita.
◆ Traumatischer Knorpelschaden (Kontusion, Abscherung).

Konservative Therapie

◆ Nicht dislozierte Fraktur (kein Kapselriß, keine Unterbrechung des Streckapparates). Bei kooperativem Patienten – wenn möglich – funktionelle Nachbehandlung mit Teilbelastung bis 15 kg für 4 – 6 Wochen und begrenzter Beugung (40°).
Alternative: Kniehülse für 6 Wochen. Medikamentöse Thromboembolieprophylaxe.

Operationsindikationen

◆ Jede dislozierte Patellafraktur.
◆ Offene Patellafraktur = offenes Kniegelenk = dringliche Operationsindikation.
◆ Bei frischen Hautläsionen über der Patella besteht ebenfalls dringliche Opera-
tionsindikation.

Operative Verfahren

◆ Zuggurtung (S. 332).
◆ Verschraubung (S. 333).
◆ Kombinierte Osteosynthese bei Mehrfragmentbruch (S. 333).
◆ Partielle Patellektomie (Polresektion, nur bei vollständiger Zertrümmerung), (S.
333 f).
◆ Primäre totale Patellektomie nur in Ausnahmefällen.

Prognose

◆ Funktionelle Ausheilung innerhalb 3 – 4 Monaten.
◆ Sekundäre Dislokation oder Pseudarthrose bei ungenügender Stabilisierung.
◆ Femoropatellararthrose bei persistierender Stufe und Knorpelschaden.

Allgemeines

◆ Die Quadrizepssehnenruptur (Abb. 91) tritt vor allem bei großen, schweren Männern über 50 Jahren auf. Der scharfrandige Riß am oberen Patellapol reicht in die Kniegelenkkapsel.
◆ Die Patellarsehnenruptur (Abb. 91) ist relativ selten: am unteren Patellapol oder an Tuberositas tibiae (Abrißfrakturen bei Tibiakopffraktur S. 164 u. 170). Zentrale Lazeration möglich. Wenn die umgebende Kniegelenkkapsel intakt bleibt, ist der funktionelle Ausfall wenig auffallend.

Untersuchungen

◆ Klinisch: Delle und Druckschmerz. Kniestreckung gegen Widerstand unmöglich.
◆ Röntgen: Zum Ausschluß von Frakturen. Vergleichsaufnahmen der gesunden Seite (relativer Tief- bzw. Hochstand der Patella).
◆ Sonographie.

Operationsindikation

◆ Bei jeder Ruptur aus funktionellen Gründen.

Operative Verfahren

◆ Transossäre Sehnen- und Kapselnaht bzw. Reinsertion. Ruhigstellung in Kniehülse. Bei Patellarsehnenruptur zusätzlich Absicherung durch Drahtschlinge zwischen Patella und Tuberositas tibiae (S. 334).
◆ Medikamentöse Thromboembolieprophylaxe präoperativ beginnen.

Prognose

◆ Bei Quadrizepssehnennaht im allgemeinen gut. Bei Patellarsehnenruptur zirkulatorisch bedingte, narbige Verkürzungstendenz (Patella baja).

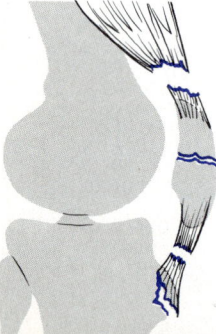

Abb. 91   Ruptur des Streckapparates: Quadrizepssehnenriß, Patellaquerfraktur, Riß Lig. patellae, Abriß Tuberositas tibiae

Allgemeines

◆ Das schwere ligamentäre Trauma des Knies wird immer häufiger (Sport). Die Restitutio ad integrum ist unsicher.

◆ Bei frischem Trauma muß man sich oft mit der Grobunterscheidung „ossäre Läsion, Insuffizienz der seitlichen Gelenkführung, sagittale Instabilität" begnügen.

◆ Klinische Instabilität bedeutet immer mehrfache Bandkapselläsion.

◆ Bänder reißen an den Ansätzen, zentral oder als Abrißfraktur. Der Riß kann partiell oder vollständig sein.

◆ Schmerzen oder Hämarthros (= Beweis einer Binnenläsion) erschweren die Diagnostik.

◆ Im Zweifel Untersuchung in Narkose, Arthroskopie.

◆ Das Band-Kapsel-System ist mehrschichtig und durch einstrahlende Sehnen verstärkt. Tiefe Verletzungen verbergen sich oft unter einer intakten äußeren Schicht.

Nebenverletzungen

◆ Meniskusrisse.
◆ Tibiakopffrakturen.
◆ Abrisse (Eminentia intercondylaris) (Abb. 92 u. 102). Fibulaköpfchen (Abb. 93).
◆ Osteochondrale Abscherungen (Patella, Femurkondylen).
◆ Überdehnungen: A. poplitea (Intimariß). Thrombose evtl. erst nach Latenz. N. peronaeus.

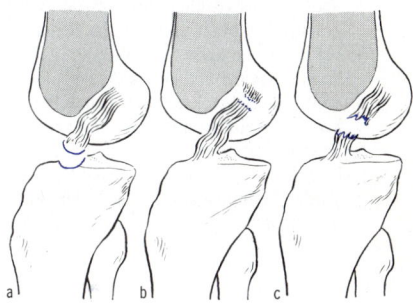

Abb. 92   Rißformen des vorderen Kreuzbandes: a) ossärer bzw. tibialer Ausriß, b) femoraler und c) intermediärer Riß

Abb. 93   Laterale Läsionen: a) Abrißfraktur des Fibulaköpfchens, kombiniert mit Abriß der Popliteussehne und der lateralen Gelenkkapsel, b) totaler femoraler Abriß, kombiniert mit hinterem Kreuzbandriß

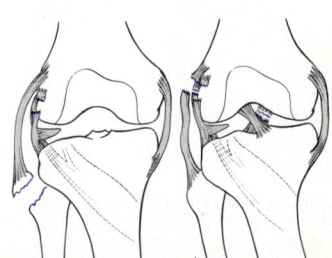

Untersuchungen

◆ Schwellung, Erguß, Druckpunkte.
◆ Stabilität in Streckstellung (Abb. 99), Flexion von 30 und 90°. Vergleich mit der gesunden Seite.
◆ Fußpulse und venöse Zirkulation, N. peronaeus.
◆ Arthroskopie: immer indiziert bei Hämarthros und Erguß sowie zur Diagnose bzw. zum Ausschluß von Meniskusrissen und zur Lokalisation von Kreuzbandrissen (Abb. 94).
◆ Röntgen: Knie a.-p. und seitlich, Patella axial. Funktionelle Aufnahme in forcierter Varus- bzw. Valgusstellung. Nur zuverlässig wenn entspannt und schmerzfrei.
◆ Stabilitätsprüfungen und Tests in bestimmten Stellungen (Abb. 99):

1. VlFI: Valgus-(Abduktion-)Flexion (30°-)Innenrotation: Instabilität = Läsion mediales Seitenband und vorderes Kreuzband.
2. VlFA: Valgus-Flexion-Außenroation: Zunahme der Instabilität in Außenrotation = Läsion der hinteren medialen Kapsel.
3. VrFA: Varus-(Adduktion-)Flexion (30°-)Außenrotation: Instabilität = Riß: Tractus iliotibialis und laterales Seitenband.
4. VrFI: Zunehmende Instabilität in Innenrotation = Riß vorderes Kreuzband, Popliteussehne und laterodorsale Kapsel.
5. VlS: Valgus-Steckstellung: Instabilität = ausgedehnte ventrale und dorsale Kapselzerreißung mit hinterem Kreuzband.
6. Vordere Schublade in 60–70°-Flexion und in Außenrotation = Riß mediale Kapsel und vorderes Kreuzband („anteromediale Instabilität") (Abb. 95).
7. Vordere Schublade in 15–20°-Flexion (Lachmann-Test) = Läsion des vorderen Kreuzbandes möglich (Abb. 96).

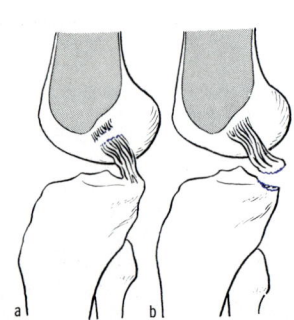

Abb. 94   Rißformen des hinteren Kreuzbandes: a) femoral bzw. b) ossärer Ausriß tibial

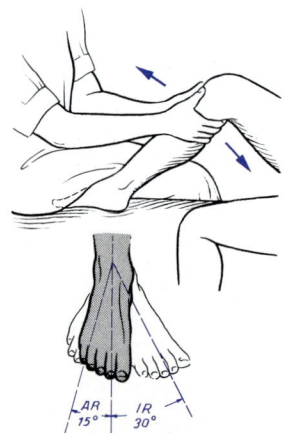

Abb. 95   Prüfung der Rotationsschublade mit fixiertem Vorfuß. Kann auch am hängenden Unterschenkel geprüft werden

8. Vordere Schublade in Flexion und Innenrotation = Läsion von Tractus iliotibialis, lateralem Seitenband und dorsolateraler Kapsel sowie des vorderen Kreuzbandes „anterolaterale Instabilität").
9. Hintere Schublade = komplexe ventrale Kapselläsion und Riß des hinteren Kreuzbandes (Abb. 97).
10. Laterales „Pivot-Shift-Zeichen" = vordere Kreuzbandinsuffizienz. Gestrecktes Bein in Innenrotation am Fuß hochhalten. Von der Wade aus Unterschenkel in Valgusstellung drücken und Knie langsam flektieren. Bei ca. 30°-Beugung schnappende Reposition des bis dahin nach vorne subluxierten lateralen Tibiaplateaus. Auch umgekehrte Prüfung möglich (Abb. 98).

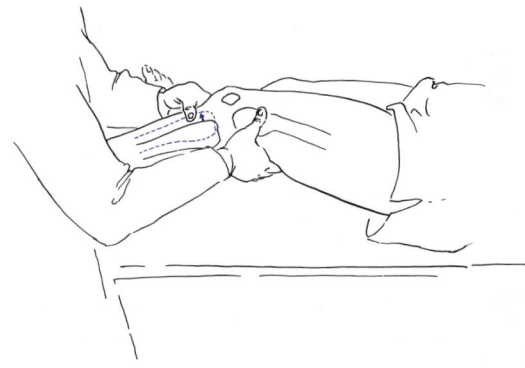

Abb. 96 Lachmann-Test zur Prüfung der Kreuzbänder: bei Beugung von 15–20° läßt sich bei Ruptur des vorderen Kreuzbandes ein deutliches vorderes Schubladenphänomen nachweisen

Differentialdiagnose

◆ Konstitutionelle Bandschwäche.
◆ Distorsion.
◆ Kleine Frakturen oder osteokartilaginäre Abscherungen.
◆ Spontan reponierte Patellaluxation.
◆ Meniskusriß ohne Bandläsion.

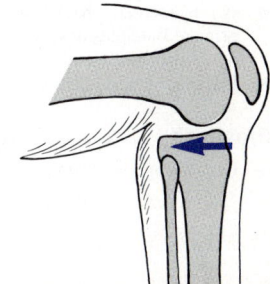

Abb. 97 Hintere Schublade mit infrapatellarer Delle bei aufgestelltem Unterschenkel

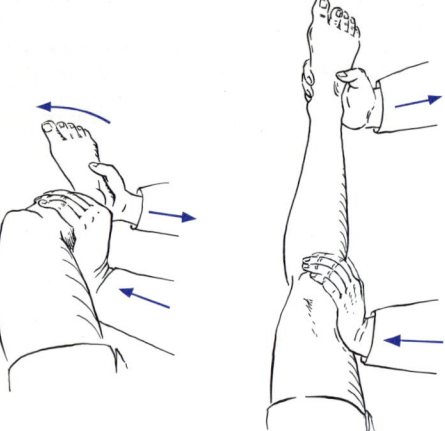

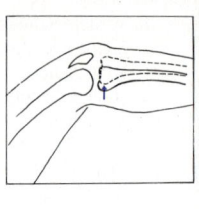

Abb. 98 Pivot-shift (Dreh-schnappen): das um 90° ge-beugte Kniegelenk wird un-ter Valgusstreß und Innenro-tation des Unterschenkels gestreckt. Bei chronischer Insuffizienz des vorderen Kreuzbandes und der latera-len Kapsel kommt es bei 30°-Beugung zu einem deut-lich fühlbaren Schnappen des nach vorne luxierenden lateralen Tibiaplateaus (Inset)

Konservative Therapie

◆ Distorsion bis Schmerzfreiheit, danach Muskeltraining (Quadrizeps- und ischio-krurale Muskulatur) und Bewegungsübungen.

Operationsindikationen

◆ Bei frischer starker oder komplexer Instabilität.
◆ Hämarthros allein: isolierter Riß (Kapsel, vorderes Kreuzband) oder Absche-rungsfraktur (Arthroskopie).

Operative Verfahren

◆ Primäre Naht oder Reinsertion aller gerissenen Strukturen (S. 355 ff).
◆ Bei ligamentären Kreuzbandrupturen wird die Naht oder Reinsertion durch eine primäre Bandplastik verstärkt (augmentiert) oder ganz ersetzt (Bone-tendon-bo-ne-Transplantat aus dem Lig. patellae) (S. 339).
◆ Partiell abgelöste Menisken werden reinseriert.

Prognose

◆ Langwierige Nachbehandlung mit Physiotherapie. Restinstabilität möglich.

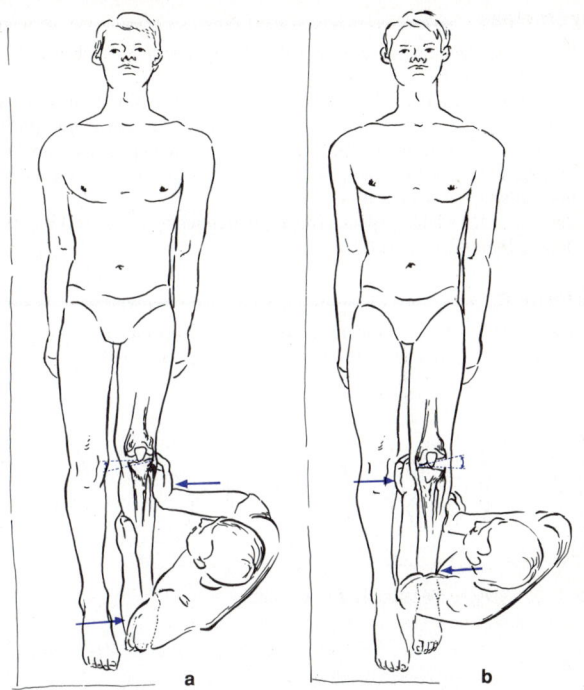

Abb. 99 Untersuchung der Seitenstabilität des Kniegelenks: Die Prüfung muß sowohl am gestreckten wie auch am flektierten (20–30°) Kniegelenk erfolgen

Allgemeines

◆ Vorwiegend bei jugendlichen Sportlern. Kommt beim Kind ab etwa 12. Jahr und auch im Alter vor.

◆ Traumatische Genese: durch Abscherung beim Distorsionstrauma (vor allem belastete Rotation in Flexion). Häufige Begleitverletzung beim Kniebänderriß. Auch nach wiederholtem Mikrotrauma (berufliche Exposition) möglich.

◆ Degenerative Genese: Knorpelriß ohne eigentliches Unfallereignis. Kann auch bei Gonarthrose entstehen.

◆ Anamnestisch wichtig: Blockierungen, rezidivierende Ergüsse. Große beschwerdefreie Intervalle möglich.

Rißformen

◆ Längs (Abb. 100a), Korbhenkel (Abb. 100b), Lappen (Hinter- und Vorderhorn [Abb. 100c u. d]), quer (Abb. 100e), horizontal (Abb. 101).

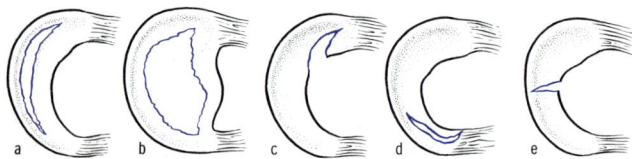

Abb. 100   Typische Meniskusrisse in Aufsicht

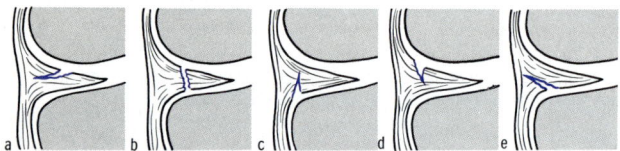

Abb. 101   Typische Meniskusrisse im Schnitt

Untersuchungen

◆ Röntgen beider Kniegelenke a.-p. und seitlich.

◆ Arthroskopie: bei klinischem Verdacht. Bei positivem Befund arthroskopische Meniskusteilresektion anschließen.

◆ MRI: Neben den Meniski können Knorpel und Kreuzbänder nichtinvasiv beurteilt werden.

Differentialdiagnose

◆ Distorsion und Folgen (z. B. psychogene Streckhemmung).
◆ Chondromalazie der Patella (evtl. kombiniert mit Meniskusriß).
◆ Seitenband und Kapselrisse (evtl. kombiniert mit Meniskusriß).
◆ Osteochondrosis dissecans.
◆ Synovitis (z. B. bei beginnender PCP).
◆ Tibiofemorale Arthrose (evtl. mit Meniskusriß).
◆ Laterales Meniskusganglion (schleimig-zystische Degeneration).

Konservative Therapie

◆ Bei unsicherem Befund, Operationsverweigerung oder Kontraindikationen allgemeiner Natur: Bandage, Quadrizepstraining, lokale Wärme, Diathermie. Relative Schonung und Entlastung (Krücken). Antirheumatika.
◆ Bei Gonarthrose: sorgfältiges Abwägen des Anteils der Meniskusläsion am Zustandsbild.

Operationsindikationen

◆ Jeder nachgewiesene Riß bei sonst gesundem Kniegelenk.
◆ Als Notfall bei akuter Blockierung (Korbhenkelluxation).

Operative Verfahren

◆ Arthroskopische Teilmeniskektomie bei Lappen- und Korbhenkelriß (S. 340).
◆ Meniskusnaht (arthroskopisch) bei prognostisch günstiger Rißbildung.

Prognose

◆ Quadrizepsatrophie bei langwierigem Verlauf möglich.
◆ Postoperative Instabilität möglich nach operativer Entfernung der Konsole des Meniskushinterhorns.
◆ Spätarthrose, vor allem nach traumatisierender Operationstechnik (offen oder arthroskopisch) oder bei Instabilität.

Einteilung

◆ Genetisch: Luxationsfrakturen, Impressionfrakturen.
◆ Topographisch: monokondyläre Fraktur = Typ B (vorwiegend lateral, seltener medial) (Abb. 102 c, d u. e), bikondylärer Bruch = Typ C (Abb. 102 f), metaphysäre extraartikuläre Fraktur = Typ A (Abb. 102 b). Abrisse: Eminentia intercondylaris (Abb. 102 a) und Tuberositas tibiae (Abb. 93) befinden sich außerhalb des Gelenkknorpels bzw. extraartikulär und gehören zum Typ A.
◆ Morphologisch: Spaltbruch (Abb. 102 c), Impressionsbruch (Abb. 102 d u. e), unregelmäßige komplexe Brüche.

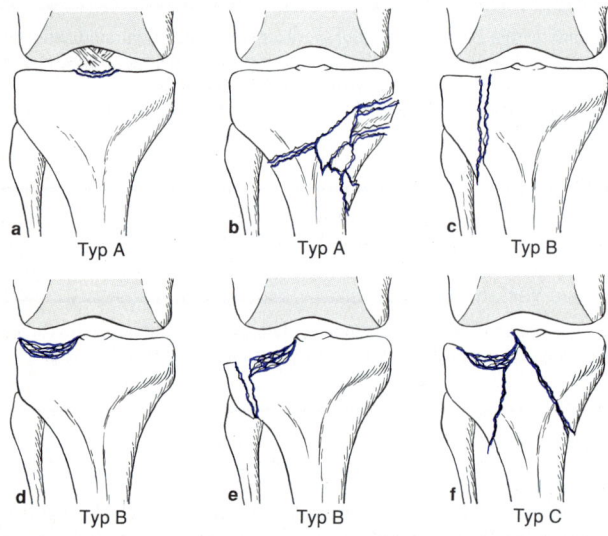

Abb. 102   Einteilung der Frakturen des proximalen Tibiasegmentes. Details s. Text

Nebenverletzungen

◆ Kniebandrisse, Meniskusläsionen (S. 163 ff, 168 f).
◆ Peronäuslähmung (Überdehnung, Kompression).

Untersuchungen

◆ Klinisch periphere Zirkulation und Innervation.
◆ Röntgenaufnahmen a.-p. und seitlich oft ungenügend: Ergänzung durch schräge Aufnahmen, Tomogramme oder CT.
◆ Arthroskopie präoperativ bei Verdacht auf begleitende Knie-Binnenläsionen.

Differentialdiagnose

◆ Unterscheidung: Plateaufrakturen versus Luxationsfrakturen.
◆ Kniebänderriß.

Konservative Therapie

◆ Zirkulärgips für 6–8 Wochen bei geringer Dislokation und älterem Patienten.
  Medikamentöse Thromboembolieprophylaxe.
◆ Dauerextension am Kalkaneus und aktive Kniemobilisierung ohne Gips. Wird
  vor allem in angelsächsischen Ländern gepflegt.
  Funktionelle Ergebnisse oft überraschend.

Operationsindikationen

◆ Artikuläre Dislokation (Stufen und Einstau-
  chungen).
◆ Kombination von Fraktur und Bänderriß
  (Abb. 103).
◆ Abrißfrakturen.
◆ Hautschürfungen und Kontusionen präopera-
  tiv abheilen lassen.

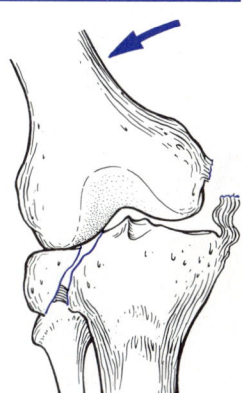

Abb. 103   Lateraler Spaltbruch mit medialem Sei-
tenbandriß (Kreuzbandrisse sind ebenso möglich)

Operative Verfahren

◆ Offene Reposition und Stabilisierung mit Abstützplatte. Defektfüllung mit auto-
  loger Spongiosa (S. 368 f).
◆ Versorgung der Nebenverletzungen nach genauer Revision des Gelenkes vor der
  Osteosynthese.
◆ Frühe funktionelle Nachbehandlung mit elektrischen Bewegungsschienen
  (CPM).

Prognose

◆ Weitgehend abhängig vom Schweregrad der Verletzung.
◆ Günstig bei guter Qualität der Erstversorgung und funktioneller Nachbehandlung.
◆ Mögliche Folgezustände: Einschränkung der Kniebeweglichkeit, Instabilität, tibiofemorale oder femoropatellare Arthrose bei persistierender Gelenkstufe, langer Ruhigstellung oder Instabilität.

Allgemeines

◆ Die Ansichten über die beste Behandlung der Unterschenkelfraktur sind z. T. noch kontrovers.
◆ Indikation und Technik sollten bei jedem Patienten individuell geprüft und angewendet werden.

Einteilung

◆ Morphologisch: an der Tibiaschaftfraktur läßt sich die ABC-Klassifikation optimal exemplifizieren. Torsion = A 1, schräg = A 2, quer = A 3, Drehkeil = B 1, Biegekeil = B 2, Trümmer- und Etagenfraktur = C (Abb. 104).
◆ Bezüglich Indikation ist zwischen isolierter Tibiafraktur (Varustendenz) und Unterschenkelfraktur zu unterscheiden.

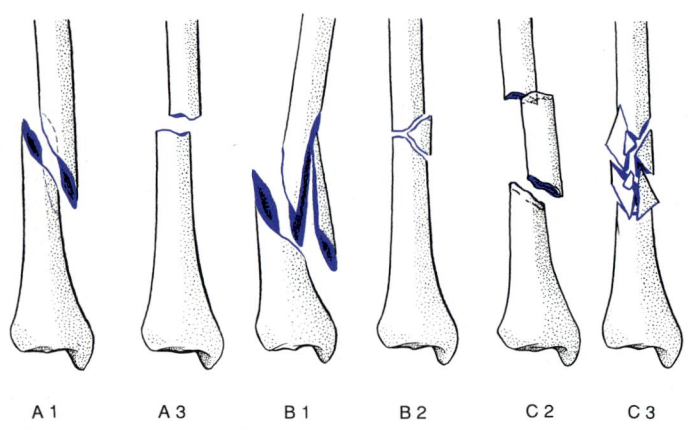

A 1   A 3   B 1   B 2   C 2   C 3

Abb. 104   Typische Tibiaschaftfrakturen: A1 = einfache Torsion, A3 = einfache Querfraktur, B1 = Torsion mit Keil, B2 = Fraktur mit Biegekeil, C2 = Etagenfraktur, C3 = Trümmerbruch (s. auch S. 25, Abb. 3)

Untersuchungen

◆ Lokalbefund und Peripherie: Hautfarbe, Hautwärme, Fußpulse, Varizen, Sensibilität und Motorik (Großzehe, laterale Fußheber).
◆ Röntgen a.-p. und seitlich.

Nebenverletzungen

◆ Syndesmosenzerreißung: Bei isolierter Tibiafraktur häufig.
◆ Luxation des Fibulaköpfchens bei proximaler Tibiafraktur möglich.

Konservative Therapie

◆ Extension am Kalkaneus und Reposition
(S. 376 ff). Nach ca. 3 Wochen Zirkulärgips bis Mitte Oberschenkel.
◆ Bei geringer Dislokation gespaltener
Oberschenkelliegegips.
◆ Sarmiento-Gips nach Abschwellung
(= entlastender Gehgips mit Abstützung
an Patella und Tibiakopf). Perfekte Gips-
technik unerläßlich (Abb. 105).

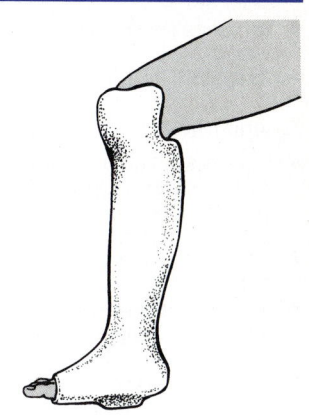

Abb. 105   Unterschenkelgips nach Sarmiento

Operationsindikationen

◆ Offene Fraktur.
◆ Relative Indikation: Schaftfraktur aller Varietäten. Gegen proximal und distal zunehmende Indikation wegen ungünstigem Hebelarm.
◆ Relative Kontraindikation (Bevorzugung der geschlossenen Marknagelung): Arterielle Verschlußkrankheit, schwere Varikose, Hautschäden (Schürfungen, Kontusionen, Hautkrankheiten).

Operative Verfahren

◆ Marknagel: einfache geschlossene Nagelung bei Querfraktur (S. 346 ff). Die Ver-
riegelungstechnik gestattet eine frühe Belastung bei langen Schrägfrakturen, Torsionsfrakturen, Keilbrüchen und komplexen Frakturen ohne groben Weichteilschaden. Bei Frakturen mit Weichteilschaden solider nicht aufgebohrter Verrie-
gelungsnagel (UTN) (S. 346).
◆ Plattenosteosynthese bei distalen und proximalen Frakturen (S. 341, 343).
◆ Fixatur externe: bei schwerem Weichteilschaden und komplexen Frakturen bzw.
Kombination (S. 372 ff).

Prognose

◆ Bei konsequenter Therapie gut und weitgehend unabhängig von der Behand-
lungsmethode bzw. Operationstechnik.

Einteilung

◆ Extraartikuläre Frakturen = A. Abgrenzung zur Diaphyse mittels Quadratmessung (S. 24).
◆ Artikuläre = Pilon tibial: partielle = B, totale = C.

Besonderheiten

◆ Morphologie: artikuläre Impressionen (vor allem bei B). Metaphysäre Impaktionen (vor allem bei A und C). Die Fibula kann intakt sein (10–15%). Die Syndesmose ist meistens, das Lig. deltoideum immer intakt. Frakturen des Malleolus internus sind häufig.
◆ Röntgen: Standard- und Schrägaufnahmen. Tomogramme oder CT meist erforderlich.
◆ Weichteile: Posttraumatische Schwellung oft erheblich. Kann nicht vorausgesehen werden. Compartment-Syndrome nicht selten.
Offene Frakturen bei ca. 25%. Verletzung vorwiegend medial.
◆ Nebenverletzungen: Kalkaneusfraktur, evtl. kontralateral, Tibiaschaftfrakturen. Talusfraktur selten.

Operationsindikationen

◆ Irreponible artikuläre Stufen.
◆ Impressionen und Impaktionen.
◆ Offene Frakturen.

Besonderes

◆ Komplexe artikuläre Frakturen (vor allem C 3) können irreparabel sein.
◆ Hohe Infektionsrate (Osteitis) nach langwierigen Operationen und postoperativen Hautnekrosen (schlechte Hautzirkulation).

Operatives Verfahren

◆ Geschlossene Fraktur: Notfallmäßig Extension am Kalkaneus oder Fixateur externe: Kalkaneus-Tibia-Schaft.
– Definitive Osteosynthese nach Abschwellung (S. 350 f).
– Offene Fraktur: Individuell angepaßtes Vorgehen s. S. 351.

Allgemeines

◆ Bekanntestes Logensyndrom an der unteren Extremität (Abb. 106).

◆ Ischämie (→ Nekrose) der emp-
findlichen anterolateralen Muskel-
gruppe (M. extensor hallucis longus, M. tibialis anterior, M. extensor digitorum longus). Vorwiegend posttraumatisch und postoperativ durch Ödem und Selbstkom-
pression (Circulus vitiosus) im geschlossenen Kompartiment.

◆ Kardinalsymptome: zunehmender,
unverhältnismäßiger Schmerz. *Cave:* Massive Analgetikagabe durch
Pflegepersonal kann Diagnose ver-
schleiern. Pralle druckdolente
Schwellung der Loge. Ausfall der
aktiven Dorsalextension der Großzehe. Schmerz verstärkt durch passive Plantarflexion. Kleine Anästhesiezone fakultativ: Endast des
N. peroneus profundus interdigital
I–II (Abb. 107). Evtl. Überwärmung, Temperaturanstieg und
leichte Leukozytose.

◆ Kombination mit hinteren Logensyndromen und Peronäuslogensyn-
drom nicht selten. Gleichzeitige
Peronäuslähmung ist möglich.

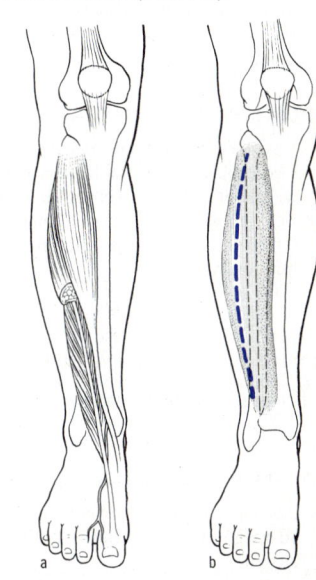

Abb. 106   Topographie der Tibialis-anterior-
Loge (a) und Ausdehnung der lateralen Faszienspaltung (b)

Differentialdiagnose

◆ Thrombose: Schwellung, Schmerz und Druckdolenz der Wade, Überwärmung
und Fieber.

◆ Arterielle Zirkulationsstörung (Spasmus oder Verletzung):
Ischämieschmerz, kaltes Bein, fehlende Fußpulse, keine
Druckempfindlichkeit. Meist diffuse Anästhesie und Pare-
sen. Doppler-Sonographie.

◆ Akuter Infekt nach Osteosynthese: lokale Entzündung, Fieber, Leukozytose.

◆ Lähmung des N. peroneus: laterale Fußheber- und Großze-
henparese. Kein Schmerz, keine Schwellung. Große Anästhesiezone am Fußrücken (Abb. 107).

◆ Hintere posttraumatische Logensyndrome: dorsale Schwellung und Schmerzen. Spitzfußstellung.

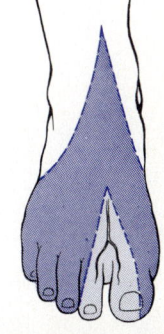

Abb. 107   Ausgedehnter Sensibilitätsausfall am Fußrücken bei
Peronäuslähmung, geringfügiger beim Tibialis-anterior-Syndrom

Operationsindikationen

◆ Faszienspaltung als dringlicher Notfall aufgrund klinischer Diagnosestellung bzw. aufgrund der Logendruckmessung.
◆ Operation auch bei verspäteter Diagnosestellung zur Rettung vital gebliebener Muskelabschnitte.

Operatives Verfahren

◆ Ausgedehnte, möglichst laterale Spaltung der Faszie aus mehr ventral liegender Hautinzision, welche offen bleibt (Abb. 107 b, 108).
◆ Bei kombinierten Logensyndromen am Unterschenkel Spaltung aller 4 Kompartimente aus 2 Inzisionen.

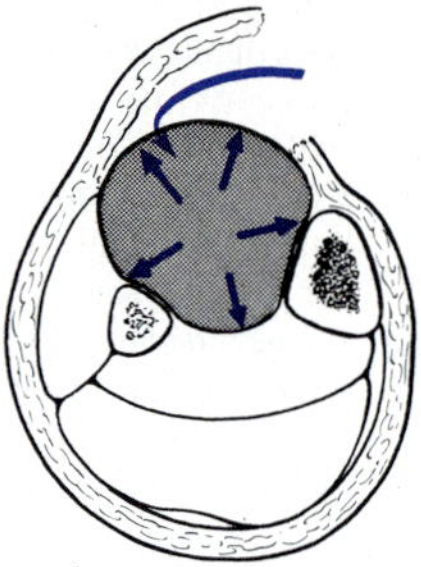

Abb. 108   Querschnitt: Die Hautinzision liegt unmittelbar lateral von der Tibiakante, die Faszie wird kulissenartig, mehr lateral, in ganzer Ausdehnung inzidiert

Prognose

◆ Abhängig von der Durchblutung der Muskulatur (Biopsie): bei Ödem Restitutio ad integrum möglich. Bei Nekrose → partielle oder totale Fibrose mit Funktionsausfall.

Allgemeines

◆ Entsteht durch plötzliche Gewalteinwirkung auf vorgespanntes System. Es reißt die nicht dehnbare dicke Sehne. Bei Ski, Leichtathletik, Sturz, Fehltritt usw. Oft Bagatelltrauma.

◆ Anamnestisch „Peitschenschlag", rasch abflauender, stichartiger Schmerz (evtl. Knall).

◆ Nebenverletzungen: Malleolarfraktur, Abriß des Tuber calcanei, Peronealsehnenluxation, evtl. mit kleiner kortikaler Schale.

◆ Konservative Therapie (Zirkulärgips in Spitzfußstellung und Knieflexion) und rein funktionelle Behandlung werden neuerdings wieder empfohlen.

◆ Das Resultat der Sehnennaht wird beeinträchtigt durch: Narbenkeloid, Adhäsionen, Neurome des N. suralis, venöse Zirkulationsstörungen, Bewegungseinschränkungen.

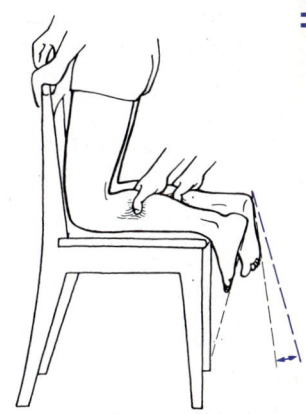

Abb. 109   Fallfuß und Delle bei Knieflexion. Thompson-Zeichen: Bei Druck auf die Wade keine Plantarflexion des Vorfußes

Untersuchungen

◆ Klinisch: Zehenstand unmöglich, Delle und Durchhängen des Fußes beim Knien. Thompson-Zeichen (Abb. 109).

◆ Röntgen: Sprunggelenk. Im Zweifel Sonographie (S. 21).

Differentialdiagnose

◆ Partielle Sehnenrisse (selten).

◆ Riß am Rand des Sehnenspiegels: Hämatom, Delle.

◆ Riß des medialen Gastroknemius: Dorsalflexion des Fußes bei gestrecktem Knie schmerzhaft.

◆ Peritendinitis.

Operationsindikation

◆ Die Mehrheit der Risse, insbesondere beim Leistungssportler und jüngeren Patienten. Bei kooperativen Patienten und Thromboserisiko konservative funktionelle Therapie erfolgversprechend.

Operative Verfahren

◆ Sehnennaht mit zentraler Verstärkung (S. 352 f).

◆ Naht mit Sehne des M. plantaris longus (S. 352 f).

Allgemeines

◆ Fraktur eines hochgradig belasteten, komplizierten Gelenks.
◆ Vorwiegend Läsionen lateral *und* medial.
◆ Fraktur immer mit Bandläsion kombiniert (außer Typ A).
◆ Biomechanisch sind die lateralen Läsionen entscheidend.

Einteilung

◆ Einteilung nach Danis-Weber (Abb. 110 u. 111).
Typ A = Fibulafraktur distal der intakten Syndesmose.
Typ B = Fraktur auf Höhe der Syndesmose (vs) (meist gerissen oder Abrißfraktur) (af).
Typ C = Fraktur proximal der Syndesmose. Bänder gerissen.
Maisonneuve-Trauma (M): hohe Fraktur. Da diese weit vom Sprunggelenk entfernt ist, wird sie leicht übersehen. Totaler Bandriß am oberen Sprunggelenk inklusive Membrana interossea (mi). Bandriß ohne Fraktur möglich. Evtl. Luxation des Fibulaköpfchens.

◆ Mediale Läsionen:
Abrißfraktur (horizontal) (ih). Abscherungsfraktur (Adduktion = schräger und vertikaler Verlauf (iv).
Riß des Lig. deltoideum (ld).

◆ Die Kantenfragmente: hinteres Kantenfragment (Volkmann) (hk): biomechanisch bedeutsam (tragende Tibiafläche) = Ansatz des kräftigen hinteren Syndesmosenbandes (hs).
Vorderes Kantendreieck (vk) = kleiner Abriß am Tubercule de Tillaux-Chaput = proximaler Ansatz des vorderen Syndesmosenbandes (vs).

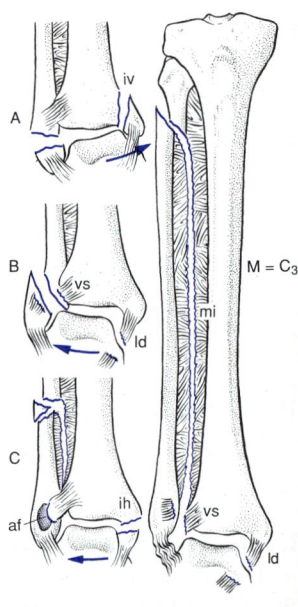

Abb. 110   Einteilung der Frakturen und Bandrisse s. Text

Untersuchungen

◆ Klinisch: Schwellung und Druckdolenz (Bandrisse) beachten.
◆ Röntgen: oberes Sprunggelenk a.-p. und seitlich. Zusammen mit klinischem Befund wird auf die begleitende Bandläsion geschlossen. Arthrographie und MRI können einen Bandriß beweisen.
◆ Bei klinischem Frakturverdacht und negativem Röntgen: gezielte Aufnahme des proximalen Unterschenkels zum Ausschluß eines Maisonneuve-Traumas (Abb. 110, M = C₃).

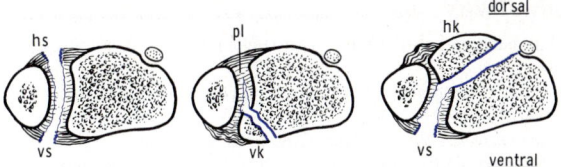

Abb. 111   Laterale Bandläsionen und Tibiakantendreiecke im Querschnitt: Syndesmosen-sprengung mit Riß des vorderen (vs), des hinteren (hs) Bandes. Abriß des vorderen Kanten-fragments (vk) bei intaktem hinterem Band. Spaltung der tibiofibularen Bindegewebsplatte (pl). Hinteres Kantendreieck (hk) und Riß des vorderen Bandes (vs)

Differentialdiagnose

◆ Distorsion.
◆ Isolierte Bandrisse (S. 181 f).
◆ Talusfraktur und subtalare Luxation (S. 184 f).
◆ Peronealsehnenluxation (Abb. 112).

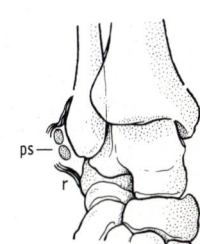

Abb. 112   Luxation der Peronealsehnen (ps) infolge Riß des Retinakulums (r)

Nebenverletzungen

◆ Abscherungen an der Talusrolle (Flake-Fragment).
◆ Risse der distalen Bänder (talofibulare und kalkaneofibulare) vor allem bei iso-lierter Fraktur des Malleolus medialis (S. 181).
◆ Luxation und Interposition von Sehnen (Peronaei, Tibialis posterior).

Konservative Therapie

◆ Nur wenn anatomische Reposition (Cave: Fibulaverkürzung) und Retention (Zir-kulärgips) einwandfrei möglich.

Operationsindikationen

◆ Alle nicht perfekt reponierbaren oder retinierbaren Malleolarfrakturen (große Mehrheit).
◆ Maisonneuve-Fraktur bzw. Maisonneuve-Trauma ohne Fraktur: Stabilisierung der Fibula im Zentrum der Inzisur mit Stellschraube. Rekonstruktion des medial und lateral gerissenen Bandapparates.

Operative Taktik

◆ Notfalloperation bei frischer Fraktur (Entleerung des Hämarthros entlastet die Haut).

◆ Verzögerte Operation (nach Abschwellung) bei nicht mehr frischer Fraktur (diffuses Hämatom).

◆ Stabile Osteosynthese und Band-Kapsel-Rekonstruktion.

◆ Immer zuerst die fibularen Läsionen versorgen (Ausnahme: mediale Interposition).

◆ Nach Möglichkeit funktionelle Nachbehandlung.

Operative Verfahren

◆ Osteosynthese und Bandnähte (S. 354 ff).

Prognose

◆ Abhängig von der Qualität der Erstversorgung und der Nebenverletzungen.

◆ Restitutio ad integrum bei großer Mehrheit.

◆ Einschränkung der Beweglichkeit möglich bei längerer Ruhigstellung bzw. Inaktivität von Arzt und Patient.

◆ Spätarthrose bei irreparablen Knorpelschäden, ungenügender Operationstechnik, ungeeigneter Nachbehandlung.

◆ Sudeck-Osteodystrophie: selten nach Notfalloperation und aktiver Nachbehandlung.

Allgemeines

◆ Isolierte Bandrisse haben nur lateral klinische Bedeutung (Abb. 113–115).
◆ Typische Kombination: isolierte Fraktur des Malleolus medialis mit lateralen Bandrissen.
◆ Isolierte Risse der Syndesmosenbänder mit der Membrana interossea möglich.
◆ Vorbestehende klinisch stumme Instabilität (alter Riß) mit zusätzlichem frischem Riß ist häufig (mehrzeitiger Bänderriß).

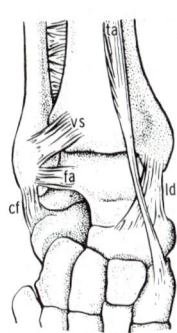

Abb. 113 Die Bänder des oberen Sprunggelenks von vorn: Lig. deltoideum (ld) mit Sehne des Tibialis anterior (ta), vorderes Syndesmosenband (vs), Lig. talofibulare anterius (fa), Lig. calcaneofibulare (cf)

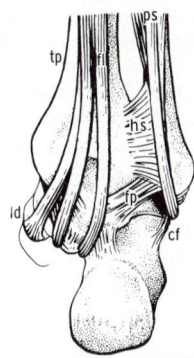

Abb. 114 Die Bänder des oberen Sprunggelenks und die aktiven Stabilisatoren (Sehnen) von hinten: Lig. deltoideum (ld) mit Sehnen des Tibialis posterior (tp) sowie des Flexor hallucis longus und Flexor digitorum longus (fl), Peronealsehnen = ps, hinteres Syndesmosenband (hs), Lig. talofibulare posterius (fp), Lig. calcaneofibulare (cf)

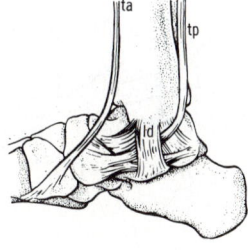

a

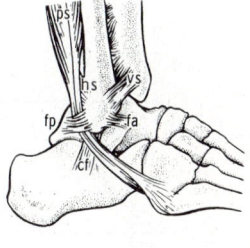

b

Abb. 115 Die Bänder des oberen Sprunggelenks in der Ansicht von tibial (a) und fibular (b) mit den aktiven Stabilisatoren (Sehnen)

Einteilung

◆ Isolierte (z. B. Lig. talofibulare anterius) und kombinierte Risse (z. B. zusätzlich Lig. calcaneofibulare).
◆ Abrißfrakturen vor allem beim Kind.

Untersuchungen

◆ Klinisch: Schwellung, Druckdolenz. Aufklappbarkeit und „Anschlagphäno-men" bei Inversionsdruck, „Schublade" bei a.-p. Druck.
◆ Röntgen: Sprunggelenk a.-p. und seitlich.
◆ Gehaltene Aufnahmen in forcierter Stellung und Anästhesie im Vergleich zur Gegenseite (Abb. 116 u. 117).
◆ Isolierte Risse der Syndesmose und der Membrana interossea sind durch Sonographie, Arthrographie oder MRI nachweisbar.

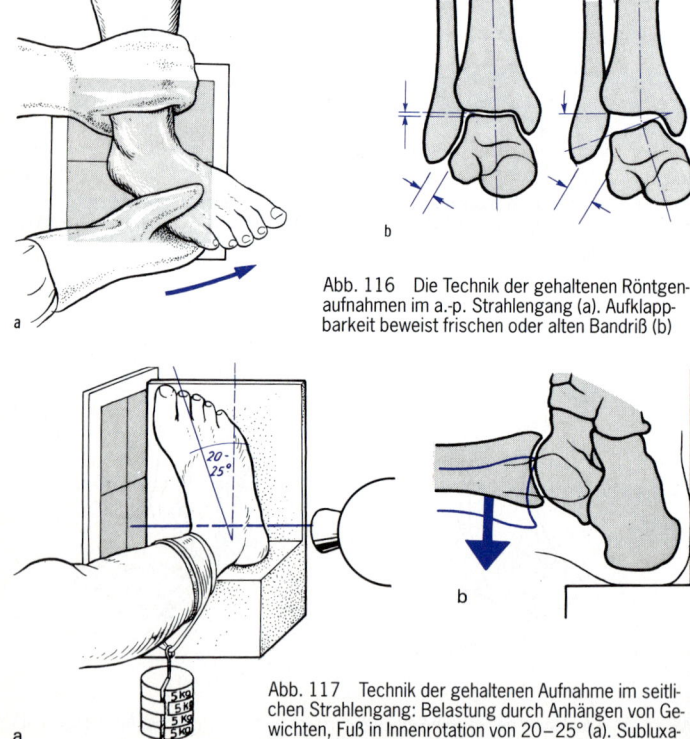

Abb. 116 Die Technik der gehaltenen Röntgen-aufnahmen im a.-p. Strahlengang (a). Aufklapp-barkeit beweist frischen oder alten Bandriß (b)

Abb. 117 Technik der gehaltenen Aufnahme im seitlichen Strahlengang: Belastung durch Anhängen von Gewichten, Fuß in Innenrotation von 20–25° (a). Subluxation des Talus nach vorn beweist Bandläsion (b)

Differentialdiagnose

- Distorsion (Zerrung oder Teilriß).
- Malleolarfraktur (evtl. Kombination, s. oben).
- Abriß an Talus oder Kalkaneus.
- Unterscheidung zwischen rein frischem und mehrzeitigem Bänderriß ist für die operative Versorgung von technischer Relevanz.

Konservative Therapie

- Schiene und Hochlagerung bis abgeschwollen, dann Taping und entlastender Spezialschuh für 7–8 Wochen.
- Gehgips für 3–4 Wochen, dann entlastender Spezialschuh.

Operationsindikation

- Erhebliche Instabilität bei sportlich aktivem Patient.

Operative Verfahren

- Bändernaht bei frischem Riß (S. 362).
- Bänderplastik bei Kombination mit alter Verletzung (S. 363).

Prognose

- Sowohl mit der konservativ-funktionellen als auch mit der operativen Behandlung können durchgehend gute Resultate erreicht werden.
- Die operative Behandlung ist nur bei kompletter Zerreißung des Bandapparates überlegen.

Allgemeines

◆ Seltene Fraktur. Wird bei Polytrauma leicht übersehen.

◆ Begleitfrakturen häufig: Malleolen, Kalkaneus, Vorfuß, Tibia.

◆ Bei Luxation und erheblicher Dislokation Gefahr der Hautnekrosen, notfallmäßige Reposition. Sehneninterpositionen können Repositionshindernis bilden (Notfalloperation).

◆ Talusnekrose (Sklerose, dann langsames Zusammensintern der Rolle) infolge Unterbrechung der prekären Blutzufuhr (vorwiegend aus Sinus tarsi) nach Hals- und Korpusfraktur sowie totaler Luxation häufig.

◆ Revitalisation aus der distalen spongiösen Bruchfläche (wenn anatomische Reposition und Stabilisierung). Im Röntgenbild dann subchondrale Osteoporose.

◆ Entlastung gefährdeter Frakturen bis zu 12 Monaten (Abb. 118).

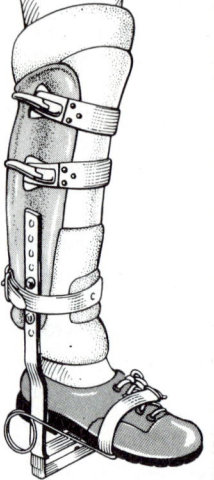

Abb. 118 Gehapparat zur Entlastung des Fußes. Die Abstützung erfolgt an Tibiakopf und Patella

Einteilung

◆ Periphere Frakturen (nicht nekrosegefährdet): Kopf, Processus lateralis tali, Processus posterior tali, osteochondrale Taluskantenfraktur (Abb. 119).

◆ Zentrale Frakturen (nekrosegefährdet): Hals, Körper, Trümmerfrakturen (Abb. 119).

◆ Luxationsfrakturen.

◆ Luxationen. Eingelenkig: Luxatio pedis cum talo (totaler Bandriß OSG), talonaviculare (Chopart). Zweigelenkig: Luxatio pedis sub talo, dreigelenkig: totale Luxation.

Konservative Therapie

◆ Bei nicht dislozierter oder einwandfrei reponierbarer Fraktur: Zirkulärgips 4–6 Wochen. Bei Nekrosegefahr anschließend Entlastung im Gehapparat bis zu 12 Monaten (Schuhsohle am anderen Fuß erhöhen) und aktive Mobilisierung, speziell Schwimmen (Abb. 118).

◆ Notfallmäßige Reposition dislozierter Halsfrakturen: Narkose mit Relaxation. Ferse auf harter Unterlage. Ruckartige Plantarflexion des Vorfußes (Abb. 120). Stellungskontrolle. Wenn Reposition nicht ideal, Operation anschließen.

◆ Irreparable Trümmerfraktur.

Operationsindikation

◆ Jede dislozierte oder nicht perfekt reponierbare Fraktur bzw. Luxation als Notfall.

Sprunggelenk, Fuß

Operative Verfahren

◆ Blutige Reposition und Ver-
schraubung bei peripheren,
Hals- und Korpusfrakturen
(S. 364).
◆ Zusätzlich autologe Spon-
giosaplastik bei Defekten.

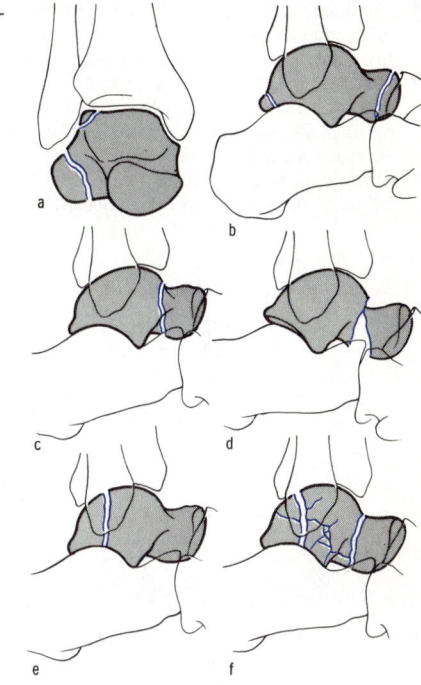

Abb. 119 Periphere (a, b) und
zentrale Frakturen (c–f)

Prognose

◆ Nekrosen bei zentralen Frakturen und mehrgelenkigen
Luxationen häufig.
◆ Notfallosteosynthese verbessert Prognose.

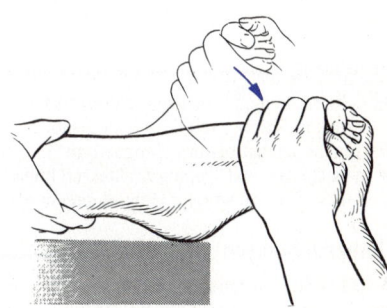

Abb. 120 Reposition der dislozierten Halsfraktur

Allgemeines

◆ Die funktionelle Behandlung steht im Vordergrund. Ziel ist die Erhaltung von möglichst viel Bewegung in den unverletzten Gelenken. Langdauernde Immobilisierung fördert trophische Störungen (Sudeck).

◆ Die zentrale thalamische Fraktur entsteht durch massive schräge oder axiale Gewalt beim Sturz (Abb. 121). Sie ist charakterisiert durch: Impression des hinteren Talokalkanealgelenks, Hebung des Tubers (Abb. 121, 122). Verkürzung und Verbreiterung mit Stenosierung der Sehnenkanäle und des Tarsaltunnels.

◆ Erhebliche lokale Schwellung und relativ schlechte Zirkulation bedingen ein erhöhtes Infektrisiko bei operativer Behandlung.

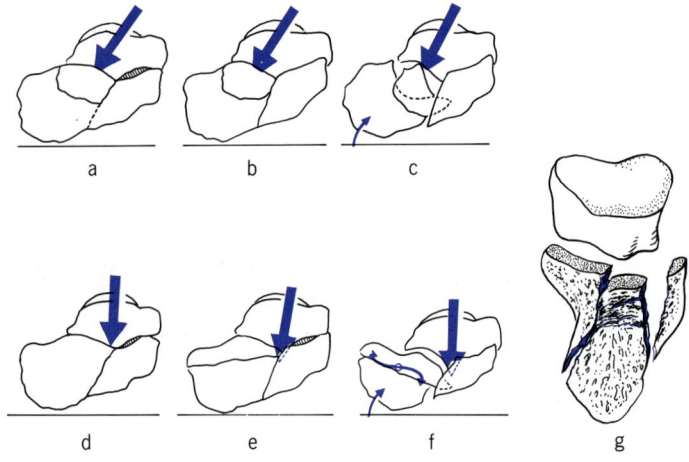

Abb. 121 a–g   Entstehung typischer Calcaneusfrakturen je nach Richtung und Größe der Gewalteinwirkung (nach Essex-Lopresti): „Joint-depression-type" (a–c), „Tongue-type" (d–f). Im coronaren CT zeigt sich die Zerstörung der hinteren Gelenkfacette (g)

Einteilung

◆ Abrißfrakturen: Processus anterior (Ansatz der Ligg. calcaneofibulare und interosseum), Tuber (Achillessehnenansatz).
◆ Entenschnabelfraktur („Tongue-type").
◆ Stauchungs- und Trümmerfraktur mit Impression des hinteren unteren Sprunggelenks (Thalamusfraktur [Joint-depression]) (Abb. 121 a–c).

Untersuchungen

◆ Klinisch Deformierung und Schwellung, periphere Sensibilität.
◆ Röntgen: Sprunggelenk, Kalkaneus axial (Verbreiterung, Desaxation). Tomogramme oder CT bei komplexen Frakturen.

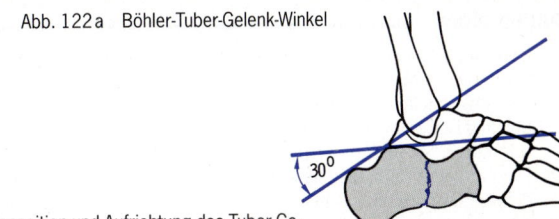

Abb. 122a Böhler-Tuber-Gelenk-Winkel

Abb. 122b Reposition und Aufrichtung des Tuber-Gelenk-Winkels mit Steinmann-Nagel. Perkutane Stabilisierung mit Kirschner-Drähten

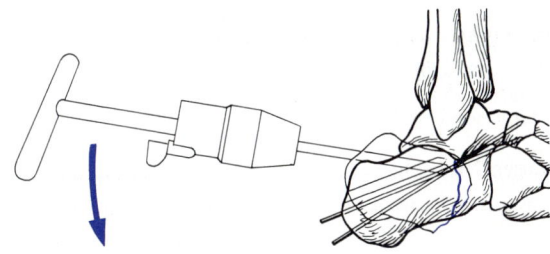

Konservative Therapie

◆ Reposition durch bilaterale Kompression (manuell, Böhler-Zwinge), bei Trümmer und Impressionsfraktur. Anschließend kurze Gipsphase, dann Entlastung im Gehapparat.
◆ Rein funktionelle Behandlung mit längerer Entlastung im Gehapparat.

Operationsindikationen

◆ Abrißfrakturen (Band- und Sehnenansätze).
◆ Entenschnabelfraktur.
◆ Thalamische Impression mit Defekt und Deformierung.

Operative Verfahren

◆ Verschraubung oder Zuggurtung von Abrißfrakturen (S. 365).
◆ Perkutane Aufrichtung mit Steinmann-Nagel und Stabilisierung mit axialen Kirschner-Drähten, welche im Talus bzw. Kuboid verankert werden. Funktionelle Nachbehandlung (Abb. 122).
◆ Offene Osteosynthese bei thalamischer Impression aus lateralem Zugang (S. 365).
◆ Fixateur externe. Als intraoperative Repositionshilfe und zur Stabilisierung nach Reposition offener Frakturen.

Prognose

◆ Komplexe Frakturen sind invalidisierend. Die konservative Behandlung ist langwierig. Physiotherapie über Monate. Häufig sekundäre Arthrodesen. Trotzdem meist Abschluß mit Deformation und Restbeschwerden.

Allgemeines

◆ Behandlungsziel ist das schmerzfreie Gehen und Tragen. Die Wiederherstellung der Fußgewölbe ist wichtig.
◆ Die funktionelle Behandlung steht im Vordergrund. Langdauernde Immobilisation und Entlastung führt zur Erschlaffung der aktiven und passiven Gewölbestabilisatoren. Sie fördert dystrophische Störungen (Sudeck).
◆ Die Zirkulation ist relativ schlecht. Verzögerte Heilung ist bei konservativ behandelten Frakturen nicht selten.
◆ Massive posttraumatische Schwellungen sind häufig. Präoperativ Abschwellung abwarten (Ausnahme: Luxationen). Bei Ischämiegefahr große längsgerichtete Entlastungsinzisionen der Faszien, evtl. offene Wundbehandlung.

Untersuchungen

◆ Röntgen: Vorfuß a.-p. und schräg.
◆ Einkalkulierung der posttraumatischen Schwellung.
◆ CT-Abklärungen wenn Tarsometatarsal- oder Intertarsalgelenke betroffen sind.

Konservative Therapie

◆ Nicht dislozierte Frakturen werden im Gehgipsverband für 4 – 6 Wochen ruhiggestellt.

Operationsindikationen

◆ Dislozierte Abrißfrakturen (Sehnen- und Bandansätze).
◆ Dislozierte Gelenk- und Schaftfrakturen.
◆ Luxationen (im Intertarsal- und Tarsometatarsalgelenk).

Operative Verfahren

◆ Perkutane oder offene Markdrahtung bzw. Spickung, Zuggurtung, Schrauben- oder Plattenosteosynthese (S. 366).

Prognose

◆ Vorher schon bestehende Fußdeformitäten (Spreizfuß, Hallux valgus, Knickfuß, Hohlfuß) bedingen u. U. eine längere physiotherapeutische Nachbehandlung.
◆ Periphere Zirkulationsstörungen (arteriell oder venös) verschlechtern die Prognose.

Allgemeines

◆ Wie Metatarsalfraktur.

Konservative Therapie

◆ Unterschenkelgehgips bei nicht dislozierter Großzehenfraktur für 4–6 Wochen. Medikamentöse Thromboembolieprophylaxe.
◆ Dachziegelartiger Heftpflasterverband bei Schaftfrakturen der Zehen II–V (Abb. 123).

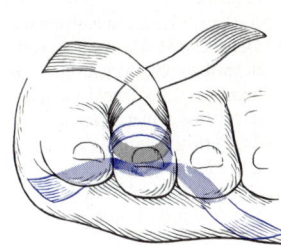

Abb. 123 Heftpflasterverband mit alternierend von plantar und von dorsal geführter Fixation

Operationsindikationen

◆ Dislozierte Großzehenfrakturen.
◆ Artikuläre Frakturen (Metatarsophalangeal- und proximales Interphalangealgelenk) der Zehen II–V.

Operative Verfahren

◆ Osteosynthese bei Großzehenfraktur (S. 367), evtl. perkutaner Kirschner-Draht und Gips.
◆ Gelenkresektion bei artikulären Frakturen der Zehen II–V: Debasierung oder Dekapitierung der Grundphalanx wie bei Hammerzehenoperation.

Frakturen am wachsenden Skelett

Allgemeines

◆ Der kindliche Knochen ist gekennzeichnet durch eine hohe Elastizität, ein starkes widerstandsfähiges Periost und eine hohe Wachstumspotenz. Für das Dickenwachstum ist im wesentlichen das Periost verantwortlich, für das Längenwachstum die Wachstumsfugen und zwar je nach Lokalisation in unterschiedlichem Ausmaß. Die hohe Wachstumspotenz bedingt eine raschere Bruchheilung als beim Erwachsenen und ein wesentlich höheres Korrekturvermögen, vor allem bezüglich Längenausgleich und Achsenfehler.

◆ Der dicke Periostmantel ist die Voraussetzung für besondere Bruchformen im Schaftbereich: Axiale Stauchungen führen im Metaphysenbereich zum Wulstbruch, bei Biegemechanismus zum Knickbruch. Bei beiden Bruchformen bleibt der Periostschlauch intakt. Bei stärkeren Biegemomenten im Schaftbereich reißt das Periost einseitig auf der Konvexseite ein, während es auf der Konkavseite intakt bleibt. Wegen des ähnlichen Bruchverhaltens grüner Zweige heißt diese Bruchform „Grünholzfraktur".

◆ Die Wachstumsfuge beim kindlichen Knochen ist besonders vulnerabel und stellt im Bereich des Blasenknorpels ein „Locus minoris resistentiae" dar. Tangiert eine Fraktur das „Stratum germinativum" der Epiphysenfuge, können ernsthafte Wachstumsstörungen auftreten durch Änderung der Wachstumsgeschwindigkeit oder in Form eines dissoziierten Fugenwachstums durch Teilblockade (Epiphyseodese) der germinativen Zone.

◆ Bei Überwiegen eines Schermechanismus kann es zur alleinigen Epiphysenlösung (Epiphyseolyse) im Bereich der Blasen-Knorpel-Zone kommen. Wirkt zusätzlich ein Biege- oder Drehmoment mit, läuft die Epiphyseolyse in einem metaphysären Frakturkeil aus. Da bei diesen Konstellationen das „Stratum germinativum" nicht betroffen ist, heilen die Verletzungen nach anatomischer Reposition mit guter Prognose aus.

◆ Führt jedoch eine axiale Stauchung oder ein Abschermechanismus zu einer epiphysären Fraktur, so wird das „Stratum germinativum" mehr oder weniger mitverletzt und bestimmt die weitere Prognose der Verletzung. Die epiphysäre Fraktur kann in eine Epiphyseolyse auslaufen oder direkt bzw. nach einer Epiphyseolyse in einen metaphysären Keil weiterziehen. Die letztere Konstellation wird auch als „Tri-plane"-Fraktur beschrieben.

◆ Die oben skizzierten Verletzungen der Wachstumsfuge (Abb. 124) werden nach Aitken (Typ I–III) klassifiziert oder auch nach Salter und Harris, wobei in dieser Einteilung auch noch die Quetschverletzung (Crush) der Fuge miterfaßt ist.

Operationsindikationen bei kindlichen Frakturen

◆ Beschleunigte Bruchheilung, hohe Korrekturpotenz und geringe Neigung zu Immobilisationsschäden erlauben eine konservative Behandlung der meisten kindlichen Frakturen. Klare Indikationen zur operativen Versorgung bestehen bei
  – offenen Frakturen 2. und 3.°,
  – Brüchen mit komplizierenden Gefäß- und Nervenverletzungen,
  – Epiphysenfrakturen,
  – schwer reponiblen oder retinierbaren Frakturen (supracondyläre Humerusfraktur, Bruch des Condylus radialis humeri),
  – Femurschaftfrakturen und Schenkelhalsfrakturen.

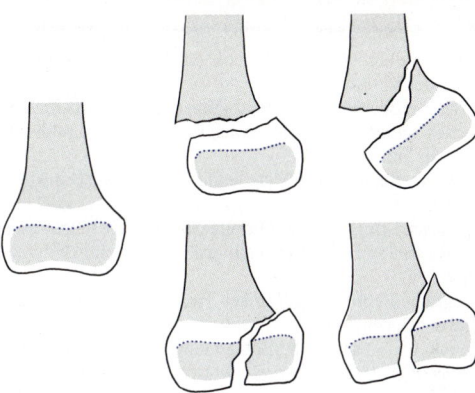

Abb. 124   Typische Wachstumsfugenverletzungen bei kindlichen Knochen: a) die Wachstumsfuge hat ihr Stratum germinativum auf der Seite des epiphysären Knochenkerns, b) Epiphysenlösung im Bereich der Schwachstelle des Blasenknorpels, c) Aitken-I-Verletzung: Epiphysenlösung mit metaphysärem Keil, d) Aitken-II-Verletzung: epiphysäre Fraktur, die in eine Epiphyseolyse ausläuft, e) Aitken-III-Verletzung: epiphysäre Fraktur, die metaphysär weiterzieht oder nach kurzer Epiphyseolyse in eine metaphysäre Keilfraktur mündet (Triplaneverletzung)

◆ Bei Schaftfrakturen scheidet die Marknagelung wegen der noch offenen Wachstumsfugen aus. Neben dem Fixateur externe und entsprechend dimensionierten Platten sind vielfach spezielle Implantate zur intramedullären Schienung in Gebrauch (Prévot-Nägel).

◆ Epiphysenfrakturen erfordern exakte anatomische Reposition und eine „wasserdichte" Osteosynthese, um eine Kallusbildung in der Epiphysenfuge mit der Gefahr der Epiphyseodese zu vermeiden. Dazu empfehlen sich Zugschrauben, die im epiphysären oder metaphysären Fragment parallel zur Wachstumsfuge verlaufen und diese nicht kreuzen dürfen. Wählt man eine nur adaptionsstabile Osteosynthese mit Kirschner-Drähten, so können diese die Wachstumsfuge temporär kreuzen, sollten aber unmittelbar nach Frakturheilung mit der Gipsabnahme auch wieder entfernt werden.

Allgemeines

◆ Implantierte Fremdkörper aus Stahl werden mehrheitlich nach gesicherter Frakturheilung wieder entfernt.
- Metallurgische Begründung: Es tritt immer etwas Korrosion an Kontaktstellen zwischen Schrauben und Platten auf. Eine Ausnahme bilden die extrem korrosionsarmen Titanimplantate.
- Technische Begründung: Die Metallentfernung ist meist ein kleiner und einfacher Eingriff.
- Biomechanische Begründung: Dickere Stahlplatten führen zu einer lokalen Zirkulationsstörung in der Kortikalis und wahrscheinlich zu einem Elastizitätsverlust.
- Psychologische Begründung: Für den Patienten bedeutet sie den definitiven Abschluß der Behandlung.
- Funktionelle und kosmetische Begründung: Gleichzeitig sind Weichteilkorrekturen möglich (Arthrolysen, Tenolysen, Narbenkorrekturen, Muskelhernien usw.).
◆ Nicht entfernt werden (außer bei lokalen Beschwerden bzw. Unruhe):
- Implantate aus Reintitan mit speziellem biologischem Design (LCDCP).
- Implantate an der oberen Extremität (außer Hand).
- Einzelne ruhige und stabile Implantate (Schrauben allein), insbesondere im Alter.

Kontraindikationen

◆ Allgemeine: bei erhöhtem Operationsrisiko (Herz, hohes Alter usw.).
◆ Lokale: Bei tiefen Fremdkörpern, deren Entfernung technisch aufwendig oder schwierig ist (z. B. Becken, Schulterpfanne).
◆ Operationsverweigerung durch den Patienten.

Zeitpunkt

◆ Frakturdurchbau im Röntgenbild bedeutet Tragfähigkeit unter Implantatschutz. Der mikroskopische Umbau geht aber über viele Monate weiter. Nach der Metallentfernung erfolgt beim Röhrenknochen ein erneuter Umbau des Havers-Systems bis zur Rückgewinnung der normalen Elastizität. Daher ist Sportkarenz nach Metallentfernung bei belasteten Schaftfrakturen für 4 Monate zu verordnen (Gefahr der Refraktur).
◆ Bei lokalem Reizzustand (Korrosion) können einzelne störende Schrauben unter Belassung der Platte frühzeitig entfernt werden.
◆ Der günstige Zeitpunkt für die Metallentfernung bei häufigen Lokalisationen ist im roten Teil angegeben (S. 381).

Grundsätzliches

◆ Ziel der Behandlung ist die rasche, kosmetisch und funktionell optimale Heilung einer Wunde.

◆ Der Wundversorgung geht die genaue Untersuchung voran (tiefe Verletzungen, Fremdkörper, Verschmutzung) (S. 3).

◆ Die sog. „6-Stunden-Grenze" markiert den Zeitraum für einen sicheren primären Wundverschluß.
   – „Frische Wunden": Primärnaht, wenn spannungsfrei. Ausnahmen Stich- und Schußwunden.
   – „Veraltete Wunden": chirurgische Versorgung (Débridement), verzögerter Wundschluß nach Rückbildung der posttraumatischen Entzündung.

Allgemeine Taktik

◆ Desinfektion der umgebenden Haut.
◆ Asepsis: sterile Handschuhe und Instrumente.
◆ Wundreinigung mit: Ringer-Lösung, Betadine.
◆ Anästhesie: Infiltration von der Wunde aus unbedenklich.
◆ Atraumatisches Arbeiten: Wundränder weder zerren noch quetschen.
◆ Débridement: Fremdkörperentfernung, Exzision von nekrotischem Gewebe – besonders in der Wundtiefe (Subkutis). Hautexzisionen beschränken sich auf *sichere* Nekrosen. Faszienspaltung über gespannten Muskellogen (S. 29).
◆ Tetanusimmunisierung einleiten oder erneuern.

Primäre Wundversorgung

◆ Oberflächliche, glattrandige Wunde (Haut-Subkutis): feine, adaptierende Einzelkopfnaht oder intrakutane, fortlaufende Naht (Abb. 125 a–e). Adaptieren der Wundränder mit Steristrips (ohne Anästhesie) speziell bei Kindern. Deckverband. Anweisungen: Ruhigstellung und Hochlagerung. Bei zunehmenden Schmerzen notfallmäßige Kontrolle. Entfernung von nichtresorbierbarem Nahtmaterial nach ungestörter Heilung zwischen 5. (Gesicht) und 14. (Hand) Tag, meistens zwischen 8. und 10. Tag.

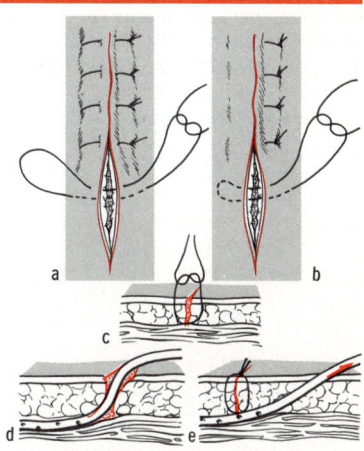

Abb. 125   Wundnähte und Drainagen:
a) Rückstichnaht (Donati), b) einseitig intrakutane Rückstichnaht, c) wundrandnahe einfache tiefgreifende Hautnaht, d) Drainage durch die Wunde, e) Saugdrainage bei geschlossener Wunde

◆ Tiefe frische Wunde: Drainage subkutaner Hohlräume (Abb. 125). Lockere Wundnaht, keine Steristrips. Angefeuchteter, saugender, leicht komprimierender Verband. Ruhigstellung und Hochlagerung, evtl. Schienenfixation. Anweisungen: Wundkontrolle mit Drainentfernung nach 1–2 Tagen. Weitere Behandlung wie oberflächliche Wunde.

◆ Veraltete Wunde: Exploration und Reinigung – falls nötig in Leitungsanästhesie. Débridement. Keine Wundnaht. Saugender, täglich erneuerter Deckverband. Fixation und Hochlagerung bis reizlos und abgeschwollen. Verzögerte Naht (DPS = Delayed primary suture) aller verletzten Strukturen (3.–7. Tag).

Sekundäre Wundversorgung

◆ Débridement. Drainage von Hohlräumen über mehrere Tage.

◆ Wundrandmobilisierung mit Skalpell. Einzelknopfnaht.

◆ Saugender, leicht komprimierender Verband, täglicher Wechsel bis trocken. Schienenfixation.

◆ Bei Dehiszenz, Spannung oder Defekt: Spalthauttransplantat nach Konditionierung.

Sonderfälle

◆ Wunden im Gesicht: *nie exzidieren.* Massive Schwellung täuscht Defekte vor.

◆ Décollement (taschenbildende Abscherung der Subkutis von der Fazie): langdauernde innere Sekretion. Débridement und Saugdrainage über mehrere Tage.

◆ Offene Bursa (S. 195).

◆ Offenes Gelenk: Schleimhautverschluß durch Naht. Hochlagerung und Ruhigstellung mit Schiene.

◆ Handverletzungen: Wunderweiterung zur Exploration (S. 248).

◆ Schußverletzung: Bei Geschoß mit hoher Geschwindigkeit (≥ 900 m/s) entstehen ausgedehnte tiefe Nekrosen (Kavitationseffekt „Yawing"). Diese müssen exzidiert werden.

Indikationen

◆ Eine traumatisch eröffnete Bursa praepatellaris oder Bursa olecrani ist erkennbar an der glänzenden Schleimhaut in der Wundtiefe. Diese ist nur deutlich beim Verschieben der Wundränder und genauem Ausleuchten.
◆ Bei chronischer Bursitis im Zusammenhang mit Osteosynthese an Patella und Olekranon.

Prinzip

◆ Wundexzision und S-förmige Erweiterung. Vollständige Exzision der Bursa. Blutstillung, Drainage, Ruhigstellung.

Operatives Vorgehen

◆ Narkose und pneumatische Blutsperre oder Infiltrationsanästhesie mit Adrenalin.
◆ Sparsame Exzision gequetschter Wundränder mit dem Skalpell.

1. Inspektion der Bursaausdehnung durch Austasten mit Sonde.
2. Erweiterungsinzisionen (Abb. 126).
3. Totale Exzision des lockeren, gequollenen Bursagewebes, welches auf der Faszie und an der Haut haften kann.
4. Offnen der Blutsperre. Peinlich genaue Blutstillung (Elektrokoagulation oder Durchstechung).
5. Lockerer Wundverschluß. Drainage (Gummilasche, Plastikfolie). Redon-Drain ungeeignet.
6. Polsterverband. Schiene in entspannter Lage. Hochlagerung.
7. Tetanusprophylaxe.

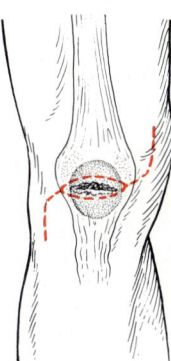

Abb. 126   Wundexzision und Erweiterung zur Bursektomie bei offener Bursa praepatellaris

Nachbehandlung

◆ Schiene und Bettruhe (Knie) bis gesicherte Wundheilung
◆ Drainage mindestens 48 Stunden (Abb. 125).
◆ Hautnähte lange belassen.
◆ Medikamentöse Thromboembolieprophylaxe bei Risikopatient.

Operative Taktik

◆ Bei glatter, totaler oder partieller Durchtrennung und guter Vaskularität: primäre, epineurale oder faszikuläre Naht.
◆ Bei zweifelhafter Vaskularität: frühe Sekundärnaht nach 2–4 Wochen.
◆ Bei Defekt: sekundäre Versorgung nach 4–6 Wochen.
◆ Primäre Arteriennaht wo immer möglich ausführen. Sie verbessert die Mikrozirkulation und damit die Prognose der benachbarten Nervennaht.

Vorbereitungen

◆ Wie Nervenäste (S. 198).
◆ Mikroskop und mikrochirurgische Instrumente bereithalten.
◆ Sterile Rasierklinge.

Operatives Verfahren I
Epiperineurale Naht

1. Erweiterung der Wunde. Darstellung und schonende Mobilisierung der Stümpfe.
2. Sparsame Anfrischung mit Rasierklinge (Abb. 127): Umscheiden des Stumpfs mit Schaumgummi, der mit Klemme gefaßt wird. Einzelne Axonhernien werden mit der Mikroschere angefrischt.
3. Einsatz des Mikroskops und der mikrochirurgischen Instrumente.
4. Bei persistierender Blutung aus Zentralarterie feinste Durchstechung.
5. Identifizierung der zugehörigen Faszikel beider Stümpfe. Die epineuralen Gefäße dienen der Groborientierung.
6. Erste Orientierungs- und Stütznaht (Abb. 128, a).
7. Durch die epineurale Resektion entfalten sich die zentralen Faszikel. Sie können mit einzelnen perineural geführten Nähten adaptiert werden (Abb. 128, b).
8. Die peripheren Faszikel werden mit je einer epi- und perineural gelegten Naht optimal adaptiert (Abb. 128, c).
9. Drainage fakultativ. Hautnaht.
10. Schiene in entlastender Position.

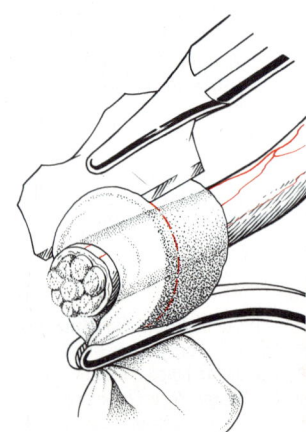

Abb. 127   Sparsame Anfrischung eines Nervenstumpfs mit Rasierklinge. Der Stumpf wird mit Schaumgummimantel und Klemme gefaßt

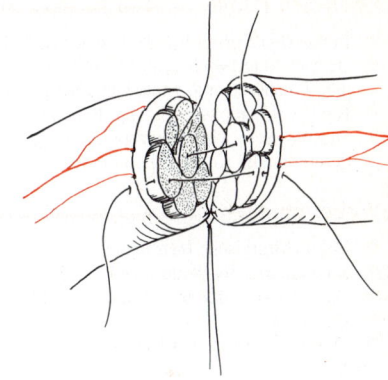

Abb. 128   Technik der epiperi-
neuralen Naht, s. Text

Operatives Verfahren II
Faszikuläre Naht

1. Mobilisation und Anfrischung wie bei
   Verfahren I.
2. Identifizierung der zugehörigen Faszikel beider Stümpfe. Die epineuralen
   Gefäße dienen der Groborientierung.
3. Einstechen der Nadel zwischen den
   passenden Bündeln und Prüfung der
   optimalen Adaptierung (Abb. 129a).
4. Lockeres Knoten der tiefen Nähte.
5. Zusätzliche epineurale Feinadaptierung (Abb. 129b).

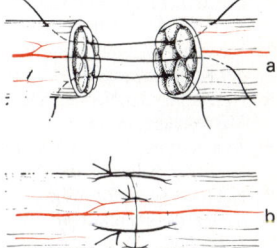

Abb. 129   Technik der faszikulä-
ren Naht, s. Text

Nachbehandlung

◆ Hochlagerung auf Schiene in entlastender Position für 3–4 Wochen, anschließend Mobilisierung.
◆ Regelmäßige neurologische Kontrollen mit Elektromyogramm ab ca. 3. Woche.

Operative Taktik

◆ Epineurale End-zu-End-Naht eines Kollateral- oder Fingernervs.
◆ Bei Defekt mit wichtigem Sensibilitätsverlust Einbau eines autologen Transplantats. Voraussetzung: vitale Umgebung (Bett- und Hautmantel).
◆ Bei Kombinationsverletzung Reihenfolge der Versorgungen einhalten (S. 88).
◆ Die Prognose wird durch gleichzeitige mikrochirurgische Naht einer ebenfalls durchtrennten Kollateralarterie verbessert.

Vorbereitungen

◆ Mikrochirurgische Instrumente.
◆ Nahtmaterial 10–0 oder 11–0.
◆ Optische Vergrößerung (Lupe oder Mikroskop).
◆ Blutsperre.
◆ Plexusanästhesie oder Narkose.

Operatives Verfahren I
Einfache Naht

◆ Erweiterung der Wunde. Inzisionen an der Hand (S. 248).
◆ Darstellung und schonende Mobilisierung der Nervenstümpfe.
◆ Wenn möglich mikrochirurgische Naht der Kollateralarterie.
◆ Anfrischen der Nervenenden mit der Mikroschere.
◆ Adaptierung mit 2–3 das Epineurium fassenden Nähten (Abb. 130 a u. b).
◆ Hautnaht (evtl. Plastik).
◆ Schienung in entlastender Position für 3 Wochen.

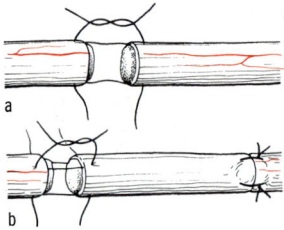

Abb. 130 Primäre epineurale Naht eines Nervenastes (a) bzw. Einbau eines autologen Transplantats (b)

Operatives Verfahren II
Transplantateinbau

◆ Präparative Arbeit und Vorbereitung der Stümpfe wie Verfahren I. Einbau eines autologen Transplantats (Entnahmetechnik Abb. 131) nach der gleichen Nahttechnik.
◆ Bei schlecht vaskularisierter Umgebung kein Transplantat: Vorgehen wie bei Defekt (S. 196).

Prinzip

◆ Atraumatische Entnahme eines dünnen Hautnervs ohne sensible Autonomie.
◆ Für Defekte eines Kollateralnervs am Finger: Äste des N. cutaneus antebrachii ulnaris (Abb. 131 b).
◆ Für Defekte von Nervenstämmen (Kabeltransplantate): N. suralis (Abb. 131 a).

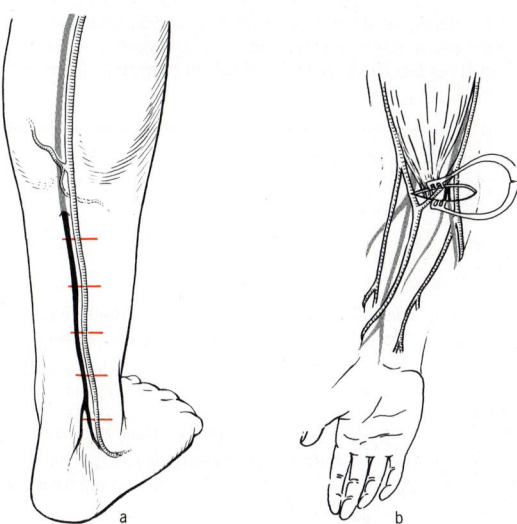

Abb. 131 a   Entnahme eines Transplantats in der lateralen Ellenbeuge (N. cutaneus ante-brachii), b Topographie des N. suralis hinter der V. saphena parva. Lage der Inzisionen

Operatives Verfahren I

1. Quere Inzision in der ulnaren Ellenbeuge.
2. Darstellung der Weichteile durch stumpfes Spreizen der Wunde. Die Nervenäste liegen tiefer als die Venen.
3. Mobilisation eines Hautnervs in der erforderlichen Ausdehnung (mehrere Zentimeter möglich). Resektion mit der Mikroschere.

Operatives Verfahren II

◆ Blutsperre. Schräglage.
1. Quere Inzision dorsal und proximal des Malleolus lateralis.
2. Aufsuchen und Anschlingen des N. suralis hinter der V. saphena parva.
3. In Abständen von 4–5 cm weitere quere Inzisionen. Schonende Mobilisierung, dann Durchtrennung des Nervs.
4. Transplantat in feuchte Kompresse einlegen.
5. Hautnaht und Kompressionsverband.

Indikationen

◆ Alle frischen, glatten oder leicht ausgefransten Sehnenverletzungen.
◆ Besondere Techniken an der Hand s. S. 108 u. 260 ff.

Prinzip

◆ Atraumatische Darstellung und End-zu-End-Anastomose der Stümpfe.
◆ Erhalten von Sehnenscheide, Peritenon, Vinkula und Ringbändern.
◆ Entlastung der Anastomose durch proximales Zugsystem.
◆ Immobilisation der Nachbargelenke in bestimmter Position.

Vorbereitungen

◆ Feinste Instrumente und atraumatisches Nahtmaterial.
◆ Optische Vergrößerung.
◆ Pneumatische Blutsperre.

Operatives Verfahren I
Proximales Entlastungssystem

1. Herausmassieren oder schonendes Vorziehen der Stümpfe. Wundfernes perkutanes Anstechen derselben mit Injektionsnadel verhindert deren Zurückrutschen.
2. Intratendinöse Stütz- oder Kernnaht mit nicht resorbierbarem Nahtmaterial (Abb. 132 a).
3. Feinadaptierung des Epitenons mit fortlaufender Naht 7–0 (Abb. 132 b u. c).
4. Proximales Einziehen des Entlastungssystems mit Ausziehdraht. Zug distal, bis Anastomose entlastet. Fixation des Drahtes über Gummiring oder Tupfer mittels festgeklemmter Bleikugel (Abb. 133).
5. Gepolsterte Gipsschiene in entlastender Position unter Einbeziehung eines Nachbarfingers (Abb. 134 u. 135).

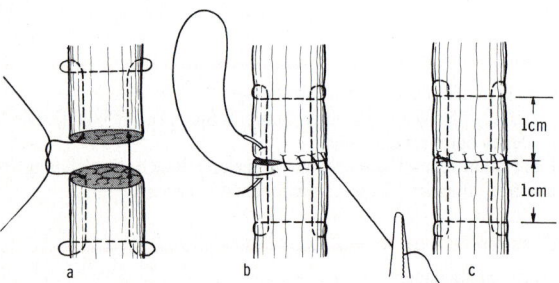

Abb. 132   Detail der Nahttechnik: Intratendinöse Stütz- oder Kernnaht (a). Feinadaptierung des Epitenons (b, c)

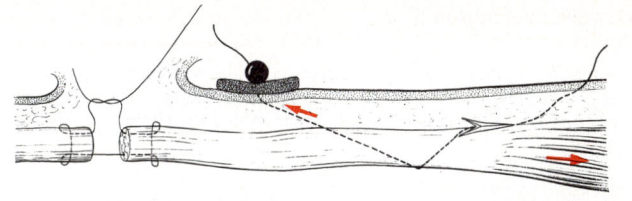

Abb. 133 Technik mit intratendinöser Kernnaht. Proximales Entlastungssystem mit Widerhaken. Wundferne Verankerung (Lengemann-Naht)

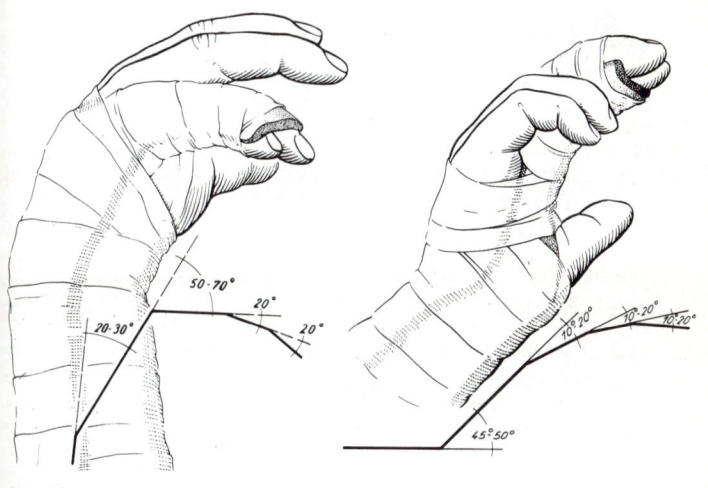

Abb. 134   Abb. 135

Abb. 134 u. 135 Gipsschienen nach Sehnennaht an der Hand: Entlastung in ungezwungener Position unter Mitfassen eines Nachbarfingers. Nach Strecksehnennaht Extension im Handgelenk und leichte Flexion in den Metakarpophalangeal- und Interphalangealgelenken. Nach Beugesehnennaht leichte Flexion im Handgelenk und in den Interphalangealgelenken, stärkere Flexion im Metakarpophalangealgelenk. Alternative: Frühfunktionelle Nachbehandlung nach Kleinert (S. 261)

Operatives Verfahren II
Transfixierendes Entlastungssystem

◆ Durchziehen eines geflochtenen Drahts oder glattwandigen doppelten Fadens mit Ausziehdraht durch das Zentrum der Sehnenstümpfe. Keine Kernnaht. Verankerung des Zugsystems distal der Wunde (Abb. 136). Übrige Technik wie Verfahren I.

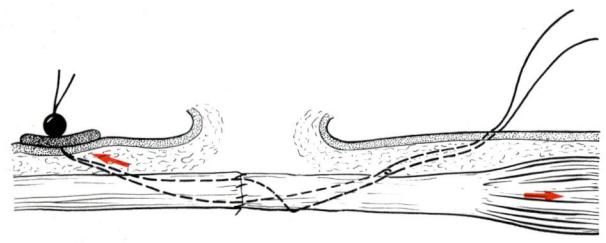

Abb. 136   Entlastungssystem mit zentral durchgeführter doppelter Naht (a). In deren Ende ist eine Nahtschlinge als Ausziehsystem eingelegt (b)

Nachbehandlung

◆ Schiene und Entlastungssystem für 3–4 Wochen. Technik der Entfernung Abb. 137.
◆ Alternative: Nachbehandlung nach Kleinert (S. 261).
◆ Etappenweise Steigerung der aktiven Beweglichkeit. Passive Belastung der Anastomose (Arbeit) nicht vor der 6. Woche. Anschließend Physio- oder Ergotherapie erforderlich.

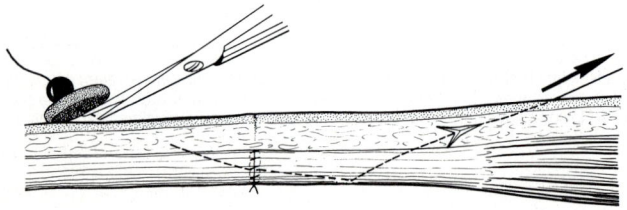

Abb. 137   Die Entfernung des Zugsystems: Durchtrennung des distalen Drahts unter dem Gummiring, ruckartiges Zurückziehen des proximalen Drahtendes. Der Widerhaken und der in der Sehne zentral verlaufende Drahtabschnitt gefährden die Anastomose nicht

Indikationen

- Verletzungen peripherer Arterien durch stumpfe oder scharfe Gewalt, s. S. 36.
- Ausgenommen von der Rekonstruktion sind einzelne arterielle Endäste, bei denen eine Ligatur ohne Ausfallerscheinungen statthaft ist.

Prinzip

- Großzügige Freilegung des verletzten Gefäßabschnitts.
- Vor der Arterienrekonstruktion Stabilisierung einer etwaigen Fraktur durch Osteosynthese. Technische Behelfe: Verkürzung des Knochens, temporäre Überbrückung der Strombahn mit silikonisiertem Plastikschlauch.
- Breitbandantibiotikum i. v. und lokal bei penetrierenden Verletzungen.
- Verfahrenswahl abhängig vom traumatologischen Lokalstatus, s. nachfolgende Abschnitte I–IV.

Instrumente

- Gefäßinstrumentarium.
- Nahtmaterial synthetisch, atraumatisch (z. B. Prolene, evtl. mit doppelter Armierung. Fadenstärke an peripheren Arterien 5–0 oder 6–0.
- Bei kleinen Lumina Lupenbrille, Operationsmikroskop, Mikrotechnik.

Operatives Verfahren I

- Arteriotomie, Intimaversorgung, Thrombektomie, Arterienverschluß mit Venenstreifen (Abb. 138).
- Indiziert bei Binnenschaden mit Intimariß, Intimadissektion und Appositionsthrombose.
- Zirkuläre Freilegung, Inspektion und Palpation der verletzten Arteriensegmente.
- Gefäßklemmen anlegen, zuerst proximal, dann distal der Läsion. Kollateralen anschlingen oder abklemmen.
- Längsarteriotomie über der rupturierten Innenschicht, proximal und distal 5 mm über die Abrißstufen hinausreichend (Abb. 138 a).
- Resektion der abgelösten Intima unter Bildung einer schrägen, distalen Intimastufe (Abb. 138 b).

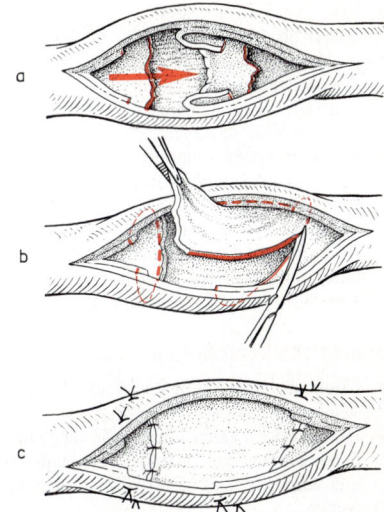

Abb. 138 Längsarteriotomie über der gelösten Intima (a). Schräges Anfrischen der distalen Intimastufe (b). Distale und proximale Intimastufe sind mit Einzelstichen an die Gefäßwand fixiert (c). Es folgt Verschluß der Arteriotomie mit Venenstreifen

◆ Herunternähen der distalen Intimastufe auf die Gefäßwand: Einzelstiche, Fadenstärke 6–0. Knoten nach außen! Stichführung von außen nach innen auf der endarteriektomierten Seite, dann unter Mitfassen der Intima von innen nach außen (Abb. 138 c).

◆ Entnahme eines Venenstreifens vor dem medialen Malleolus, Anpassung in Länge und Form (beachte Venenklappen, Strömungsrichtung beim Einnähen!).

◆ Sondierung der Ausflußbahn mit Fogarty-Katheter, distale Thromben und Embolien extrahieren. Instillation von Liqueminlösung (Verdünnung 1 : 50) ins distale Gefäßbett.

◆ Einnähen des Venenstreifens (Abb. 139 c): zunächst proximale und distale Eckfäden (doppelt armiertes Nahtmaterial). Von den Eckfäden ausgehend fortlaufende Naht unter stetigem Mitfassen aller Wandschichten.

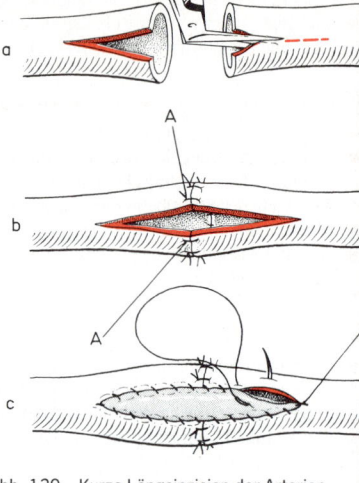

Abb. 139 Kurze Längsinzision der Arterienstümpfe (a). Arteriennaht, ausgehend von den lang belassenen Eckfäden A–A (b). Arterienverschluß mit Venenstreifen (c)

◆ Stichführung am Venenstreifen von außen nach innen, am Arterienrand von innen nach außen verhindert Intimadissektion.

◆ Vor dem Abschluß der Gefäßnaht Überprüfung des Blutstroms von proximal und distal, evtl. nochmalige Sondierung mit Fogarty-Katheter. Liquemin 1 ml i.v.

◆ Beendigung der Gefäßnaht. Freigabe der Strombahn unter Kompression der Arteriennaht mit heißer, feuchter Kompresse.

◆ Überprüfung der Hämostase, Redon-Drains, schichtweiser Wundverschluß.

Operatives Verfahren II

◆ Direktnaht eines arteriellen Lecks oder Arterienverschluß unter Erweiterung mit Venenstreifen.

◆ Indiziert bei scharfer Lumeneröffnung ohne völligen Kontinuitätsverlust.

◆ Direktnaht bei querlaufender Verletzung und größerem Gefäßlumen. Verschluß mit Venenstreifen bei vorwiegend längsverlaufender oder zerfetzter Arterienwunde.

◆ Permanente Hämostase durch Fingerdruck (Operationshandschuh) während der Vorbereitung des Operationsfeldes.

◆ Darstellung des lädierten Gefäßabschnitts. Erster Schritt: Gefäßklemme an die Zustrombahn, dann distal der Verletzung und an Kollateralen.

◆ Direkte Naht: Vorlegen von Eckfäden in die beiden Winkel der Arterienwunde, diese in querer Richtung leicht anspannen.
Sondierung der Strombahn nach proximal und peripher mit Fogarty-Katheter, Instillation von Liqueminlösung 1 : 50 in die Ausflußbahn.
Zwischen die Eckfäden werden im Abstand von 1–1,5 mm weitere Einzelnähte vorgelegt. Beachte dabei besonders, daß mit jedem Stich die Intima gefaßt wird! Verknoten der vorgelegten Gefäßnähte, Freigabe der Strombahn. Liquemin i.v. 1 ml.

◆ Verschluß eines Lecks mit Venenstreifen: sparsamstes Glätten zerfetzter Wundränder mit feiner gebogener Schere. Entnahme des Venenstreifens und Einnähen wie bei Verfahren I.

Operatives Verfahren III

◆ Anastomose direkt End-zu-End oder unter gleichzeitiger Erweiterung mit Venenstreifen.

◆ Indiziert bei scharfer, glatte Durchtrennung ohne Längendefizit. Direkte Anastomose bei größerem Querschnitt ohne pathologische Wandveränderungen. Bei Anastomosierung kleinerer oder vorher sklerotisch geschädigter Arterien empfiehlt sich dagegen eine Erweiterungsplastik mit Venenstreifen.

◆ Direkte Anastomose: Anlegen und Verknoten von zwei gegenüberliegenden Eckfäden. Sondierung der Strombahn nach proximal und distal mit Fogarty-Katheter, Instillation von Liqueminlösung 1 : 50 nach distal.
Quergestellte Reihe von Einzelknopfnähten an die Vorderwand der Arterie. Rotation des Gefäßes um 180°, Vorgang bei der Hinterwandnaht in gleicher Weise.

◆ Erweiterungsanastomose: kurze Längsinzision in beide Arterienstümpfe (Abb. 139 a).
Anastomose beginnt mit zwei lang belassenen Eckfäden (A in Abb. 139 b), von denen aus zunächst die Naht der Arterienhinterwand mit Einzelknoten angelegt wird.
Einnähen des Venenstreifens (Abb. 139 c).

Operatives Verfahren IV

◆ Defektüberbrückung mit autologem Veneninterponat (Abb. 140).

◆ Indiziert bei totalem Kontinuitätsverlust und gleichzeitigem Defekt, auch bei ausgedehntem Binnenschaden mit Ruptur von Intima und Media (Adventitiaschlauch).

◆ Darstellung des verletzten Gefäßabschnitts, Arterienklemmen. Sondierung der Strombahn nach proximal und distal, Instillation von Liqueminlösung 1 : 50.

◆ Bei präliminarer Osteosynthese: evtl. Verkürzung der Ischämiedauer durch Überbrückung des Gefäßdefekts mit silikonisiertem Material (temporärer Bypass).

◆ Entnahme des Veneninterponats vom Oberschenkel (V. saphena magna). Aufbereitung durch Ligatur aller abgehenden Kollateralen. Prüfung des Interponats auf Dichtigkeit durch Aufblähen mit physiologischer Kochsalzlösung und Liqueminzusatz.

◆ Schräges Anfrischen des proximalen und distalen Arterienstumpfes, Adaptation des Veneninterponats auf die Defektlänge (beachte Strömungsrichtung wegen der Venenklappen).

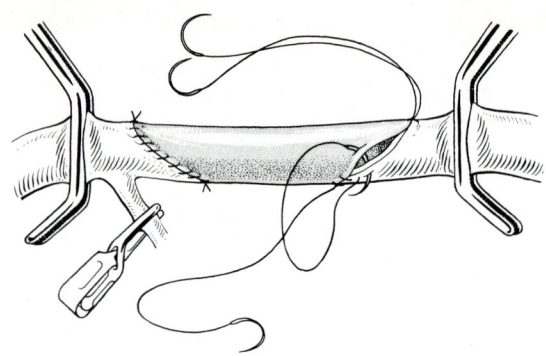

Abb. 140 Autologes Veneninterponat: proximale Anastomose (links) ist fertiggestellt. Stichführung an der distalen Anastomose

◆ Proximale Anastomose schräg End-zu-End: zunächst gegenüberliegende Eckstiche mit doppelt armiertem Faden, davon ausgehend fortlaufende zirkuläre Naht. Stichführung am Interponat von außen nach innen, an der Arterie von innen nach außen.
◆ Nach Beendigung der proximalen Anastomose nochmals Ausstrombahn mit Fogarty-Katheter sondieren.
◆ Distale Anastomose in analoger Weise. Interponat gestreckt einnähen, aber nicht spannen. Torsion vermeiden!

Kunststoffprothesen

◆ Verwendung nur bei Fehlen einer entsprechenden eigenen Vene oder bei zu geringem Kaliber derselben (biologisch den autologen Venen unterlegen).
◆ Führung von Kunststoffprothesen über Gelenkbeugen (Ellenbogen, Knie) ist wegen Abknickungsgefahr zu vermeiden.

Nachbehandlung

◆ Antikoagulation postoperativ sofort mit Liquemin im Dauertropf weiterführen (20 000 E/24 h). Bei gutem Flow nicht nötig.
◆ Übergang auf ein Kumarinpräparat am ersten postoperativen Tag. Wenn Quick-Wert auf 30% abgesunken, wird Liquemin abgesetzt.
◆ Dauer der Antikoagulation ist Ermessensfrage. Richtlinie beim Gefäßgesunden 6 Wochen.
◆ Bettruhe: nach Rekonstruktion im Bereich der unteren Extremität Mobilisierung des Patienten erst nach Wundheilung.
◆ Oberarmschiene in Semiflexion nach Rekonstruktionen im Ellenbogen- oder Handgelenksbereich bis zur Wundheilung.

Indikationen

- Akutes Epidural- und Subduralhämatom.
- Intrazerebrales Hämatom.

Prinzip

- Osteoplastische Kraniotomie: Aussägen eines großzügig bemessenen Kalotten-stücks als Zugang zum akuten Hämatom.
- Intraoperativ vorbehaltener Entscheid: primäre oder sekundäre Replantation des Kalottendeckels (sekundär = nach 2–6 Monaten).
- Ungenügend zur Entlastung akuter Hämatome ist die „Bohrlochmethode": die festgepreßten Koagula lassen sich nicht entfernen.

Operatives Verfahren

- Rasur des ganzen Schädels, Kopf seitlich gedreht.
- Ausschneiden eines nach der Schädelbasis zu ge-stielten Haut-Galea-Lap-pens, Abpräparieren des-selben von der Tempora-lisfaszie. Hämostaseklips an die Schnittränder.
- Inzision der Temporalis-faszie mit Elektromesser, sparsames Abschieben der Muskulatur vom Schädelknochen (Abb. 141).
- Alternative Schnittfüh-rung: in einem Zug durch alle Schichten bis auf die Tabula externa, scharfes Ablösen des Weichteillappens ein-schließlich Temporalis-muskel von der Kalotte mit Elektromesser und Raspatorium.

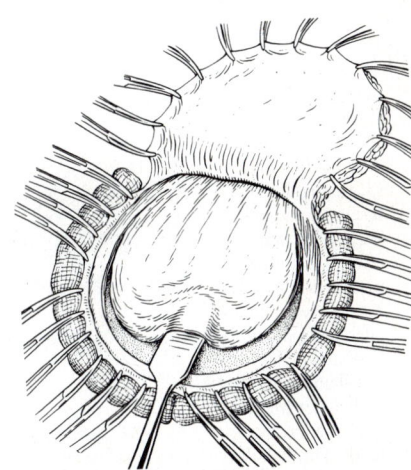

Abb. 141   Lappenförmig inzidierte Temporalismus-kulatur wird vom vorgesehenen Rand der Kranioto-mie abgeschoben

- Bohrlöcher mit Hand- oder Elektrobohrer, Ver-bindungsschnitte unter sorgfältiger Schonung der Dura (Abb. 142).
- Hochklappen des Kalottendeckels, der an der Temporalismuskulatur gestielt bleibt.
- Hämostase an der Diploe mit Knochenwachs.
- Ein Epiduralhämatom liegt damit frei und kann abgetragen und abgesaugt wer-den. Aufsuchen der Blutungsquelle, situationsgerechte Hämostase mit Durchste-chungsligatur, Klips, bipolarer Koagulation oder Knochenwachs.

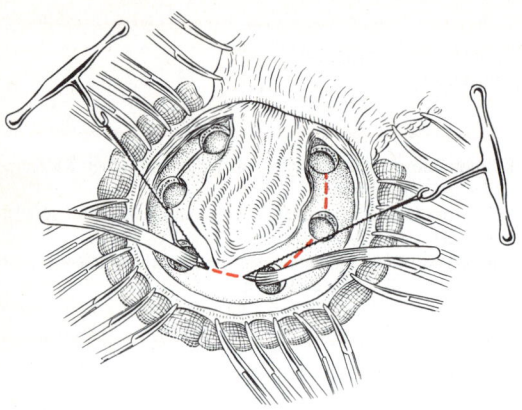

Abb. 142 Anlegen von Verbindungsschnitten zwischen den Bohrlöchern, hier Handsäge

◆ Subduralhämatom:
Dura ist prall gespannt und schimmert bläulich durch.
Eröffnung der Dura zu einem parietal gestielten Lappen (Abb. 143), wobei präliminar die A. meningea media ligiert oder geklippt wird.

◆ Evakuation des Subduralhämatoms, Aufsuchen der Blutungsquelle: Kontusionsherde, kortikale Venen.

◆ Hämostase sichtbarer Gefäße: bipolare Koagulation oder Klips. Hämostase der kapillären Sickerblutung mit Wasserstoffsuperoxid 3% (aseptisch zubereitet), reichliches Spülen mit körperwarmer Ringer-Lösung. Belegen des kontusionierten Kortex mit resorbierbarer, blutstillender Gaze (Oxycel, Tabotamp).

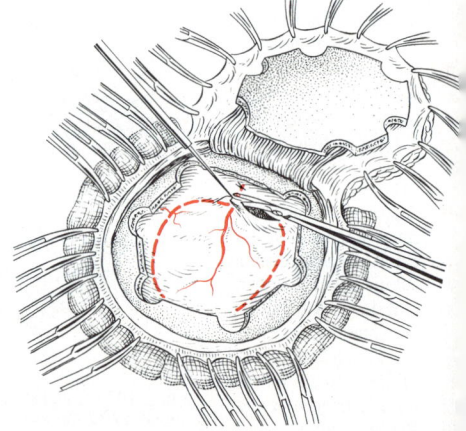

Abb. 143 Subduralhämatom: lappenförmige Eröffnung der Dura, parietal gestielt

◆ Placierung einer ICP-Sonde (subdurale Wilkinson Cup-Sonde oder Ventrikel-Katheter).

◆ Verschluß der Dura (Abb. 144) mit atraumatischem Vicryl oder PDS 3–0, Hochnaht an den Rand der Kraniotomie (Abb. 145).

◆ Kalottendeckel: jetzt Entscheid, ob primäre Replantation (bei kurzdauerndem Epiduralhämatom). Ansonsten Entfernung vom Temporalismuskel, postoperativ Versenken des Knochenstücks in eine subkutane Tasche im linken Unterbauch oder sterile Lagerung im Tiefkühlfach.

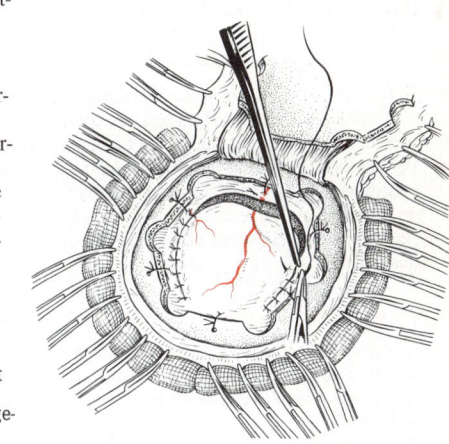

Abb. 144 Duraverschluß mit Einzelstichen. Dura ist bereits am freien Knochenrand hochgenäht

◆ Überprüfung der Blutstillung, Redon-Drain epidural, Verschluß der Galea mit Dexon 2–0, Hautnähte.

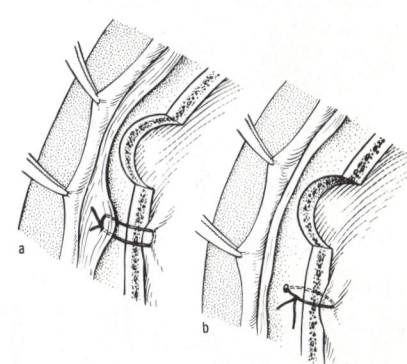

Abb. 145 Durahochnaht: Befestigung der Dura entweder am Perikranium (a) oder mittels Bohrloch direkt am Knochen (b)

Nachbehandlung

◆ Infusionstherapie.
◆ Evtl. Hirnödembehandlung (s. S. 42).
◆ Sicherung vor Aspiration bei andauernder Bewußtseinstrübung: Patient bleibt intubiert.
◆ Weiterhin laufende Kontrolle des Neurostatus bzw. Monitorisierung des intrakraniellen Drucks (ICP).
◆ Replantation des Kalottendeckels nach 2–6 Monaten.

Indikationen

◆ Offene Kalottenimpressionsfraktur.
◆ Penetrierendes Kraniozerebraltrauma.

Prinzip

◆ Stufenweises Débridement der Weichteilbedeckung, der imprimierten oder zertrümmerten Kalotte, der Dura und des kontusionierten Gehirns.
◆ Verschluß der Dura mit autologem Fascia-lata-Transplantat.
◆ Verschmutzte Kalottentrümmer werden nicht wieder verwendet; Schädeldachplastik nach frühestens 6 Monaten mit autologem Material. Verwendet werden im Stirnbereich Rippenknorpel als sog. „diced cartilage", an kosmetisch weniger relevanten Stellen (behaarter Kopf) ganze oder auf Fläche gespaltene Rippenspangen.

Operatives Verfahren

◆ Hautlappen: Türflügelartige Erweiterung einer größeren Rißwunde durch Hilfsschnitte (Abb. 146). Kleinere Platzwunden temporal oder temporoparietal werden primär verschlossen, worauf ein klassischer, gestielter Lappen angelegt wird (Abb. 147).
◆ Inzision des Perikraniums mit Elektromesser zirkulär in mindestens 1,5 cm Abstand von der Impressionszone, Abschieben des Perikraniums mit scharfem Raspatorium beiderseits der Inzision.

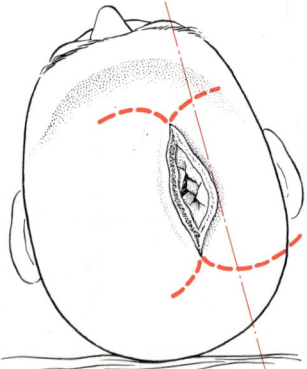

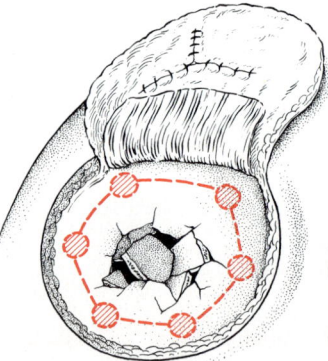

Abb. 146 Offene Impressionstrümmerfraktur: Erweiterung der Gelegenheitswunde durch Hilfsschnitte (rot)

Abb. 147 Direkter Verschluß einer Platzwunde über penetrierendem Hirntrauma. Temporal gestielter Weichteillappen um die Impression, zerfetzter Temporalismuskel angefrischt. Rot: vorgesehene Kraniotomie

1. *Dura eröffnet* (penetrierendes Schädel-Hirn-Trauma im eigentlichen Sinn), Abfluß von Liquor und Hirnbrei: Imprimierte Knochensplitter wegen Gefahr einer profusen Blutung aus der Tiefe nicht einzeln herausziehen! Anlegen einer Kraniotomie um die Impression (Abb. 148), Entfernung derselben en bloc, worauf übersichtliche Verhältnisse zur Hämostase am Kortex geschaffen sind.

◆ Anfrischung der zerfetzten Duraränder. Débridement am kontusionierten Gehirn durch Absaugen, Hämostase blutender Gefäße mit bipolarer Elektrode oder Klips. Kapilläre Sickerblutungen werden mit Wasserstoffsuperoxidlösung (3%, aseptisch zubereitet) zur Stillung gebracht und der Kortex anschließend mit blutstillender, resorbierbarer Gaze belegt (Oxycel-Gaze oder Tabotamp), (s. Abb. 149).

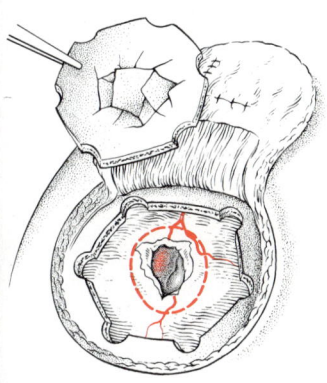

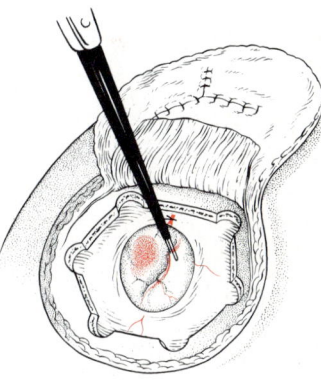

Abb. 148   Nach Kraniotomie Entfernung des Imprimates en bloc. Rot: Resektion der zerfetzten Dura

Abb. 149   Dura nach Ligatur der A. meningea media angefrischt. Débridement und Hämostase am kontusionierten Kortex

◆ Verletzung des Sinus sagittalis superior: massive Blutung. Hämostase erfolgt hier durch Tamponade mit einem ad hoc aus der Umgebung gewonnenen Muskel- oder Perikraniumlappen, der ins Leck gepreßt und mit Situationsnähten festgehalten wird.

◆ Verschluß des durch Anfrischung entstandenen Duradefekts mit einem Fascia-lata-Transplantat (Abb. 150).

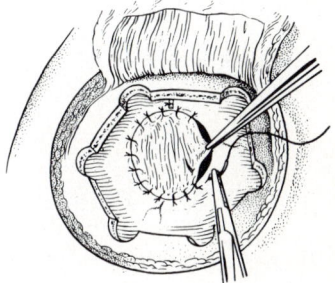

Abb. 150   Verschluß des Duralecks mit einem freien autologen Transplantat (Fascia lata)

2. *Dura unverletzt:* Imprimierte Kalottenfragmente dürfen einzeln angehoben und entfernt werden. Bei starker Verschmutzung Kalottenrand mit scharfer Knochenzange anfrischen. Dura grundsätzlich exploratorisch eröffnen zur Verifikation einer Contusio cerebri oder Entleerung eines Subduralhämatoms.

◆ Nach Duraverschluß (mit Fascia lata oder Direktnaht bei exploratorischer Eröffnung) Überprüfung der Hämostase, Redon-Drainage, Zurücklegen und Verschluß des Weichteillappens.

Nachbehandlung

◆ Parenterale Flüssigkeitszufuhr mit Nullbilanz.
◆ Bei penetrierendem Schädel-Hirn-Trauma i. e. S. Breitbandantibiotikum und Hirnödemprophylaxe (S. 42).
◆ Allgemeine Maßnahmen abhängig von der Bewußtseinslage.

Indikation

◆ Chronisches Subduralhämatom.
◆ Zur Sondenplacierung für ICP-Monitoring.
◆ Probetrepanation bei klinischem Verdacht auf Epiduralhämatom und fehlender Infrastruktur für CT oder Angiographie (Abb. 153).

Prinzip

◆ Evakuation des verflüssigten Hämatoms von 2–3 Bohrlöchern aus (frontal, parietal, evtl. temporal). Wenn möglich in Lokalanästhesie.

Operatives Verfahren

◆ Rasur des ganzen Schädels.
◆ Anzeichnen eines Hautlappens analog wie bei osteoplastischer Kraniotomie (Abb. 151).
◆ Hautinzisionen: frontal und parietal auf dem angezeichneten Rand des Hautlappens, können für eine osteoplastische Kraniotomie allenfalls verbunden werden.
  1. Frontale Hautinzision in einem Zug bis auf den Knochen, Abschieben des Galeaperiostes von der Tabula externa mit scharfem Raspatorium. Hämostase mit Elektrokoagulation, Einsetzen eines selbsthaltenden Wundspreizers.
◆ Frontales Bohrloch: Hämostase an der Diploe mit Knochenwachs.
◆ Ein chronisches Epiduralhämatom entleert sich damit, der Epiduralraum wird mit körperwarmer Ringer-Lösung durchgespült.
◆ Bei chronischem Subduralhämatom oder Hygrom kreisförmige Koagulation der Dura am Rand des Bohrlochs.
◆ Einsetzen eines Durahäkchens, Anspannen der Dura. Ausschneiden eines zirkulären Durafenster mit spitzer Skalpellklinge, radiäre Inzisionen bis zum Rand des Bohrlochs (Abb. 152).

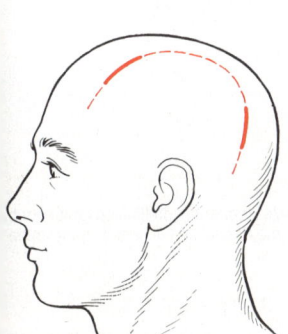

Abb. 151 Hautlappen, punktiert eingezeichnet. Ausgezogen: Inzisionen für die Trepanationslöcher

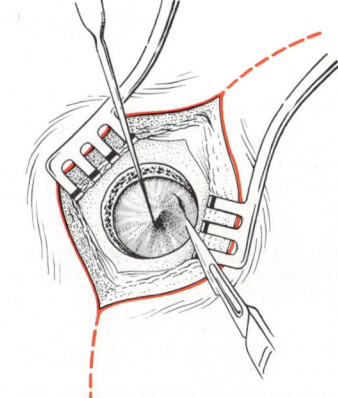

Abb. 152 Eröffnung der angespannten Dura im Bohrloch mit spitzer Skalpellklinge

◆ Ein Hygrom kommt nun zur Entleerung. Bei chronischem Hämatom findet sich unter der Dura zunächst die „Hämatommembran".

◆ Inzision der dunkel verfärbten äußeren Hämatommembran, bis das chronische, verflüssigte Subduralhämatom ausfließt.

◆ Resektion der Hämatommembran im Bereich des Bohrlochs.
2. Anlegen eines zweiten parietookzipitalen Bohrlochs in analoger Weise.

◆ Durchspülen des Subduralraums von beiden Richtungen her mit körperwarmer Ringer-Lösung.

◆ Beobachtung der Hirnpulsation und der Entfaltung des Gehirns.

◆ Einlegen eines Monaldi-Drains ins frontale Bohrloch, zweischichtiger Verschluß von Galea und Haut.
3. Nur ausnahmsweise notwendig (bei gekammerten Prozessen) ist ein drittes, tief temporal angesetztes Bohrloch.

Nachbehandlung

◆ Zur Förderung der Entfaltung des Gehirns Kopf tief lagern, reichliche Hydrierung.

◆ Entfernung des Monaldi-Drains nach 48 Stunden.

◆ Bei fehlender psychischer Aufhellung: Wiederholung der CT (Rezidivhämatom?).

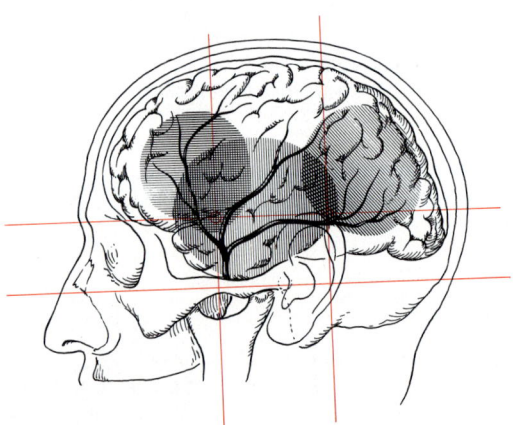

Abb. 153 Klassisches „Krönlein-Schema" für epidurale Hämatome stellt auch heute noch eine valable Lokalisierungshilfe für temporale Hämatome dar, wenn CT oder Angiographie nicht zur Verfügung stehen

Indikation

◆ Infratentorielles Hämatom, epidural oder subdural, durch CT nachgewiesen.

Prinzip

◆ Evakuation durch infratentorielles Bohrloch, das bei Auffinden des Hämatoms osteoklastisch erweitert wird.

Operatives Verfahren

◆ Rasur des ganzen Schädels, Bauchlage.
◆ Bildung eines Hautlappens, Ablösung von der Faszie. Transmuskulärer Zugang auf die Hinterhauptschuppe mit dem Elektromesser (Abb. 154).
◆ Probebohrloch analog wie bei chronischem Subduralhämatom (s. S. 213).
◆ Epiduralhämatom: osteoklastische Erweiterung des Bohrlochs, Hämostase an der Diploe mit Knochenwachs, Absaugen und Ausspülen des Hämatoms.
◆ Subduralhämatom: zuerst osteoklastische Erweiterung des Bohrlochs, dann kreuzweise Eröffnung der Dura, Ausspülen und Absaugen des Hämatoms.
◆ Verschluß: Dura offenlassen. Redon-Drain auf Hinterhauptsschuppe, schichtweiser Wundverschluß.

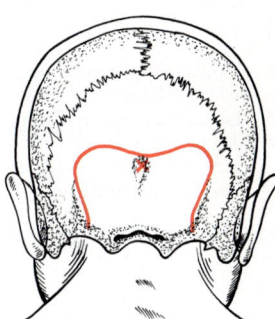

Abb. 154   Okzipitale Inzision lappenförmig gestielt im Bereich des Planum nuchale

Indikationen

◆ Nottracheotomie: Obstruktion der oberen Atemwege mit Unmöglichkeit der endotrachealen Intubation: schwere Gesichtsschädelverletzung mit Aspirationsgefahr, Glottisödem.
◆ Elektive Tracheotomie: prospektive Langzeitbehandlung am Respirator.

Prinzip

◆ Nottracheotomie mit i.-v. Narkoseeinleitung. Hautschnitt vertikal in Mittellinie des Halses (rasch, wenige Gefäßligaturen).
◆ Elektive Tracheotomie über Trachealtubus mit Inhalationsnarkose. Hautinzision als kurzer Kragenschnitt in Spaltrichtung, 2 Querfinger über Jugulum (kosmetisch besser als Längsschnitt, zusätzliche Venenligaturen).
◆ Fenestration der vorderen Trachealwand: beim Erwachsenen oberhalb des Schilddrüsenisthmus auf Höhe des 2./3. Knorpelrings (obere Tracheotomie). Beim Kind unterhalb des Isthmus (4. oder 5. Knorpelring, untere Tracheotomie).
◆ Flexible Tracheotomiekanüle mit Blockermanschette zur Sicherung vor Aspiration und Möglichkeit der Überdruckbeatmung (Abb. 155).
◆ Alternatives Verfahren: Dilatationstracheostomie mit Spezialset, erfordert lediglich Hautinzision.

Operatives Verfahren

◆ Reklinationshaltung des Kopfs, Oberkörper flach wegen Gefahr der Luftembolie bei Eröffnung größerer Halsvenen.
◆ Hautinzision vertikal oder quer (s. oben).
◆ Längsspaltung der mittleren Halsfaszie in der Linea alba zwischen den Mm. sternohyoidei, stumpfes seitliches Abschieben dieser Muskeln mit Stieltupfer, Einsetzen eines Selbsthalters.

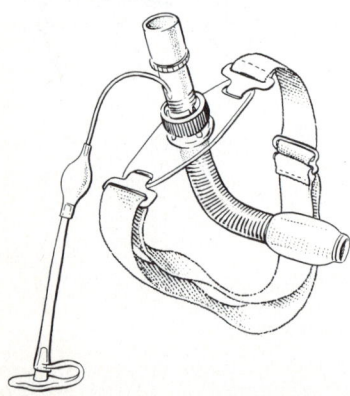

Abb. 155   Flexible Tracheotomiekanüle aus Kunststoff mit Blockermanschette (Mod. Tracheoflex)

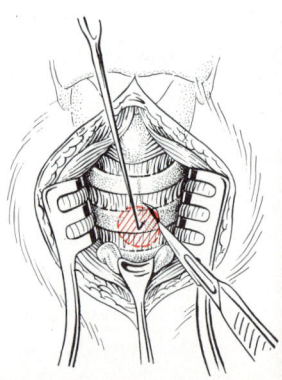

Abb. 156   Fenestration des 2. Trachealrings Schüdddrüsenisthmus nach unten gezogen

- Identifikation von Ringknorpel und Schilddrüsenisthmus.
- Trachea durch Zug am Ringknorpel (Einzinkerhäklein) nach vorn oben bringen, Freilegen der Tracheavorderfläche mit Präparierschere und Stieltupfer, wobei der Oberrand des Isthmus von der Trachea etwas abgeschoben werden muß.
- Anatomische Varianten: Lobus pyramidalis, breiter Isthmus bei Struma. In beiden Fällen Unterfahren des störenden Schilddrüsengewebes mit Kocher-Sonde, Durchtrennung zwischen Ligaturen.
- Einsetzen eines Häkleins in den 2. Trachealring (Abb. 156), Vorziehen des Knorpels und Ausschneiden eines kreisrunden Fensters, wobei der 1. Trachealring nicht verletzt werden darf, Absaugkatheter, Hämostase mit EK.
- Beachte: das Fenster muß großzügig bemessen sein, so daß die vorgesehene Kanüle mühelos passieren kann. Ein zu enges Tracheostoma erzeugt Deformierung der Trachea durch die Kanüle und begünstigt Knorpelnekrosen und Arrosionsblutung.
- Nach erfolgter Fenestrierung: bei Nottracheotomie sofortige Trachealtoilette mit Absaugkatheter, Einführen der flexiblen Trachealkanüle. Im Fall elektiver Tracheotomie muß Trachealtubus vor dem Einführen der Tracheotomiekanüle zurückgezogen werden.
- Lockeres Aufblähen der Kanülenmanschette.
- Falls nötig Übergang auf Respiratorbeatmung oder endotracheale Narkose via Trachealkanüle.
- Wundverschluß mit wenigen Adaptationsnähten, Fixierung der Kanüle mit Halsbändchen.

Nachbehandlung

- Trachealtoilette: periodisches Absaugen des Tracheobronchialsekrets mit sterilem Absaugkatheter, bakteriologische Untersuchung einmal pro Woche.
- Bei Spontanatmung kontinuierliche Befeuchtung der Atemluft, z. B. mit Ultraschallvernebler.
- Frühkomplikation: Arrosionsblutung. Tamponade je nach Lokalisation durch Einführen eines Trachealtubus von oral oder durch das Tracheostoma mit sattem Aufblähen der Manschette.

Indikation

◆ Akute Einflußstauung infolge eines kompressiven Mediastinalemphysems.
◆ Beachte: Die kollare Mediastinotomie ist nicht eine endgültige Behandlung, sondern eine provisorische Maßnahme! Ursache kann eine Bronchusruptur sein – also ist Nachfolgeeingriff die Bronchoskopie!

Prinzip

◆ Eröffnung des vorderen Mediastinums zur Druckentlastung von einer Hautinzision am Hals aus.
◆ Ist die Indikation gegeben, so handelt es sich immer um einen Notfalleingriff, bei dem höchste Eile geboten ist.

Operatives Verfahren

◆ Rückenlage, Kopf rekliniert.
◆ Lokalanästhesie in der Fossa jugularis.
◆ Querer Hautschnitt von 4 cm Länge, fingerbreit über dem Jugulum. Durchtrennung der oberflächlichen Halsfaszie unter Ligatur störender oberflächlicher Venen.
◆ Stumpfes Eingehen mit dem Zeigefinger in den Retrosternalraum dicht hinter dem Manubrium sterni (Abb. 157 a).
◆ Cave: V. brachiocephalica sinistra liegt hinter dem Finger!
◆ Einlegen eines dicken, weichen Gummidrains hinter das Manubrium, Fixation mit Hautnaht oder Halsbändchen (Abb. 157 b).
◆ Nach Entfernung des Gummidrains Öffnung zugranulieren lassen.

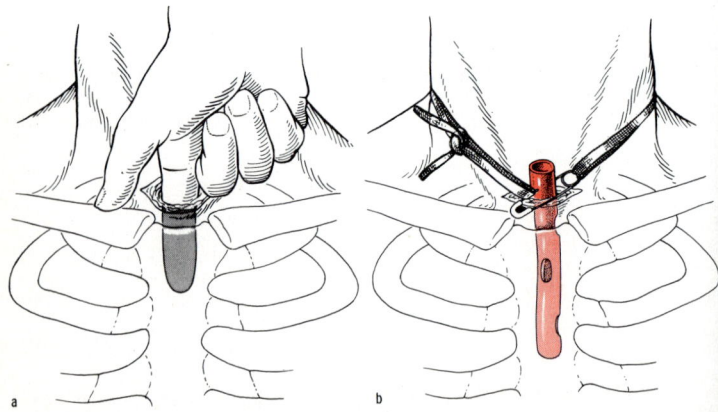

a   b

Abb. 157   a. Eingehen ins mediastinale Bindegewebe dicht hinter dem Manubrium. b. Gummidrain hält die Hautinzision offen

Prinzip

- Bei gegebener Indikation (S. 50 ff) ermöglicht die operative Versorgung eines verletzten Wirbelsäulenabschnitts die Dekompression von Rückenmark und Wurzeln, die Korrektur von Fehlstellungen und die stabile Fixation zur Pflegeerleichterung und raschen Mobilisierung.
- Aus zahlreichen Möglichkeiten wird nachstehend eine Auswahl von 4 Verfahren illustriert, die heute als Standardeingriffe etabliert sind.

Hakenplättchen-Spondylodese

- Indikationsbereich sind Luxationen und instabile Subluxationen der Halswirbelsäule.
- Das Prinzip beruht auf einer hinteren Zuggurtung; durch Fusion der Dornfortsätze mittels eines Spongiosablocks erfolgt endgültige Konsolidierung des instabilen Wirbelsäulensegments (Abb. 158 u. 159).

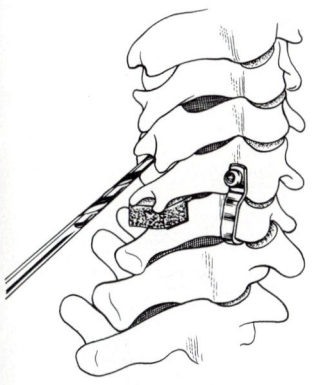

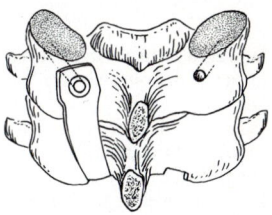

Abb. 158   Schrägansicht von hinten rechts: der Spongiosablock ist zwischen den angefrischten Dornfortsätzen eingekeilt. Rechts befindet sich das Hakenplättchen bereits in situ, links wird durch den Bohrer die Lage des Bohrkanals für die Verschraubung des gegenseitigen Plättchens angezeigt

Abb. 159   Schema zur Plattenlage und Schraubenposition

Wirbelsäule

Vordere interkorporelle Spondylodese der Halswirbelsäule
(Abb. 160 a u. b)

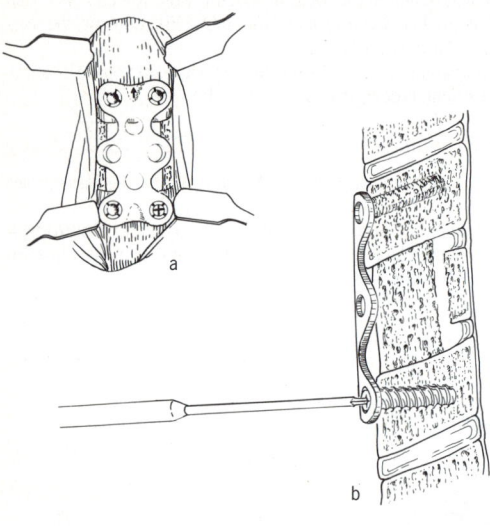

Abb. 160 a u. b   Ventrale bisegmentale, interkorporelle Spondylodese der Halswirbelsäule mit Knochenblock und winkelstabiler Plattenfixation

- Indikationsbereich sind instabile Frakturen und diskoligamentäre Verletzungen.
- Dekompression durch Ausräumen der zerstörten Strukturen (Wirbelkörper und Bandscheiben).
- Interposition eines kortikospongiösen Blocks.
- Stabilisierung (uni- oder bisegmental) durch winkelstabile Platten (TLSP = Titanium Locking Screw Plate).

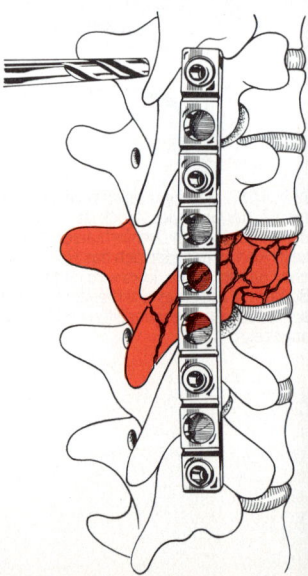

Abb. 161   Rechts ist die Wirbelsäulen-Kerbenplatte bereits in situ, links sind die Bohrlöcher vorbereitet

Hintere Plattenspondylodese

◆ Indikationsbereich sind instabile Frakturen der Brustwirbelsäule.
◆ Die paarig angelegten Platten werden beiderseits der Dornfortsätze durch die Bogenwurzeln festgeschraubt; endgültige Fusion erfolgt durch Anlagerung von Spongiosa zwischen die angefrischten Dornfortsätze (s. Abb. 161).

Hintere Stabilisierung durch „Fixateur interne"

◆ Indikationsbereich sind instabile Frakturen der unteren BWS und der LWS.
◆ Durch die transpedunkulär tief in die Körper der intakten Nachbarwirbel eingeführten Schanz-Schrauben gestattet das System die Reposition der Fraktur durch Aufrichten, Distraktion und winkelstabile Fixation.
◆ Der überbrückte Wirbel kann vom gleichen hinteren Zugang aus transpedunkulär mit Spongiosa gefüllt werden (Abb. 162).

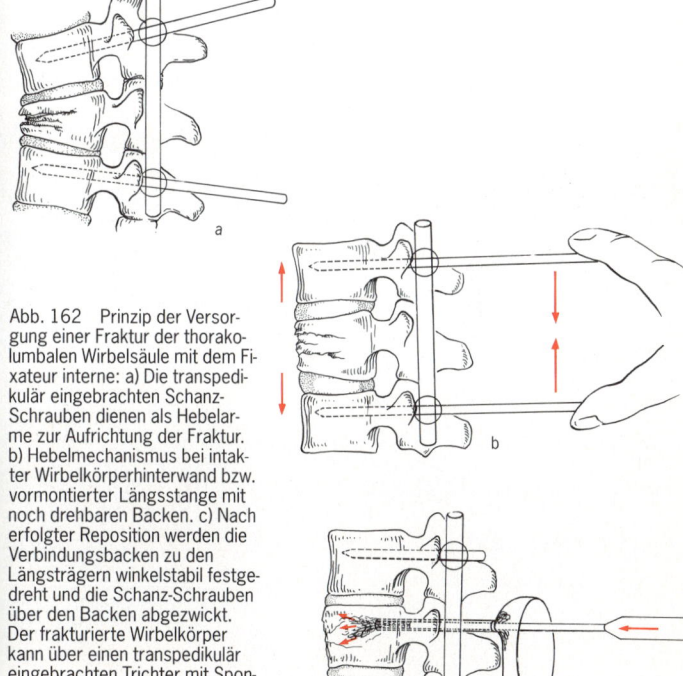

Abb. 162 Prinzip der Versorgung einer Fraktur der thorakolumbalen Wirbelsäule mit dem Fixateur interne: a) Die transpedikulär eingebrachten Schanz-Schrauben dienen als Hebelarme zur Aufrichtung der Fraktur. b) Hebelmechanismus bei intakter Wirbelkörperhinterwand bzw. vormontierter Längsstange mit noch drehbaren Backen. c) Nach erfolgter Reposition werden die Verbindungsbacken zu den Längsträgern winkelstabil festgedreht und die Schanz-Schrauben über den Backen abgezwickt. Der frakturierte Wirbelkörper kann über einen transpedikulär eingebrachten Trichter mit Spongiosa aufgefüllt werden

◆ Erfordert die vordere Säule eine stabilere Rekonstruktion oder muß eine ventrale Dekompression des Spinalkanales erfolgen, kann von ventro-lateral her ein cortico-spongiöser Block eingefalzt werden (Abb. 163).

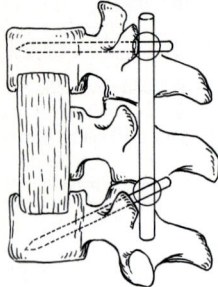

Abb. 163 Dorsale Instrumentierung der thorakolumbalen Wirbelsäule mit einem Fixateur interne mit ventraler bisegmentaler, interkorporeller Fusion mit kortiko-spongiösem Knochenblock

Prinzip

◆ Naht des Bandapparats. Transfixation des Akromioklavikulargelenks.

Operatives Verfahren

◆ Lagerung und Zugang wie Klavikulaplatte (S. 224).
  1. Lösen der Muskelansätze und Anheben der lateralen Klavikula.
  2. Vorlegen der Naht in das identifizierte Lig. coracoclaviculare.
  3. Reposition der Klavikula in das Zentrum der Pfanne. Transfixation mit transakromialem Kirschner-Draht.
  4. Knoten der vorbereiteten Bandnaht.
  5. Naht der Gelenkkapsel und Reinsertion abgelöster Muskelansätze. Redon-Drainage und Hautnaht. Mitella.
  6. Varianten: Transfixation mit korakoklavikulärer Schraube, Drahtschlinge oder PDS-Kordel. Nur Transfixation ohne Bandnaht.

Nachbehandlung

◆ Pendeln (S. 73) sofort, aktives Bewegen nach 5–7 Tagen.
◆ Metallentfernung nach 6–8 Wochen.

Plattenosteosynthese

Indikationen

- Offene Fraktur und drohende Perforation.
- Verletzung der A. subclavia.
- Kombination mit instabiler Skapulafraktur, Kettenfrakturen der oberen Extremität, Rippenserienfrakturen.
- Schmerzhafte Pseudarthrose.
- Laterale dislozierte Fraktur mit Beteiligung des Akromioklavikulargelenks.

Intraoperative Gefahren

- Verletzung von A. und V. subclavia oder des Plexus brachialis.

Operatives Verfahren I
Mittleres Drittel

- Intubationsnarkose, Lagerung mit abgeneigtem Kopf, freie, abgehobene Schulter.
  1. Sagittale Hautinzision (Hosenträger) über der Fraktur.
  2. Sparsames Abschieben der Muskulatur von den Fragmenten. Vorsichtige Präparation des unteren Randes.
  3. Provisorische Reposition und Beurteilung der Krümmungen.
  4. Zubiegen und Verwinden der Platte für kraniale oder ventrale Anlagerungen (Abb. 164a u. b). Pro Hauptfragment 6 kortikale Gewinde.
  5. Provisorisches Festschrauben an einem Fragment. Nachkorrektur der Plattenkrümmungen und definitives Festschrauben.
  6. Spongiosaplastik, sofern Fragmentkontakt ungenügend.
  7. Reinsertion abgelöster Muskelansätze, Redon-Drainage, Hautnaht und Deckverband.

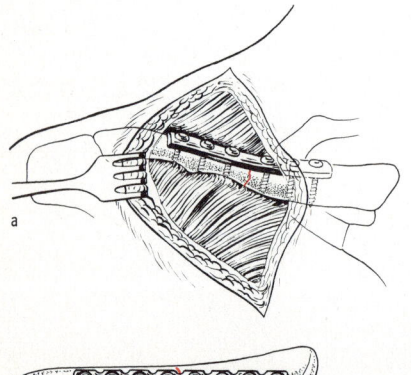

Abb. 164 Klavikulaosteosynthesen im mittleren Drittel aus sagittaler Inzision: a) Kraniale Spann-Gleitloch-Platte 3,5 mm. b) Ventrale Rekonstruktionsplatte, bei welcher Zubiegen und Verwinden leichter möglich sind

Nachbehandlung

◆ Mitella bis Wundheilung, dann aktive Bewegungsübungen.
◆ Belastungssteigerung zwischen 6. und 12. Woche (Röntgen).
◆ Metallentfernung frühestens nach einem Jahr.

Operatives Verfahren II
Laterales Drittel

◆ Vorbereitungen und Inzision wie Verfahren I.
◆ Bei kräftigem lateralem Fragment: kleine T-Platte (Abb. 165 b) oder Zuggurtungsmontage (Abb. 165 a).
◆ Bei schwachem lateralem Fragment oder Trümmerfraktur: Drittelrohrplatte mit Verankerung einer Schraube im Processus coracoideus (Abb. 165 c).

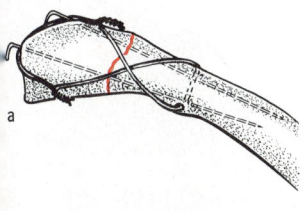

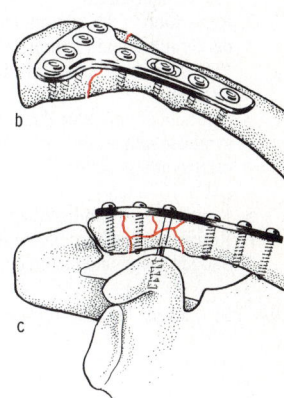

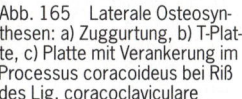

Abb. 165   Laterale Osteosynthesen: a) Zuggurtung, b) T-Platte, c) Platte mit Verankerung im Processus coracoideus bei Riß des Lig. coracoclaviculare

Implantate

◆ Spann-Gleitloch-Platte 3,5 mm (6–8 Löcher) mit 3,5-mm-Kortikalisschrauben.
◆ Rekonstruktionsplatte 3,5 mm in gleicher Länge, T-Platte für distalen Radius.
◆ Drittelrohrplatte (lateral).
◆ Kirschner-Draht und Zuggurtung.

Indikationen

◆ Luxationsfraktur.
◆ Dislozierter Tuberkulumabriß.
◆ Schwer dislozierte, instabile bzw. irreponible Fraktur (Interposition).
◆ Grob dislozierte, irreponible Epiphysenfraktur des Kindes.

Operatives Verfahren

◆ Relaxationsnarkose. Sitzende (Beach-chair-)Position. Arm frei beweglich. Hand und Vorderarm steril eingepackt. Bildwandler oder intraoperative Röntgenkontrollen vorbereiten.

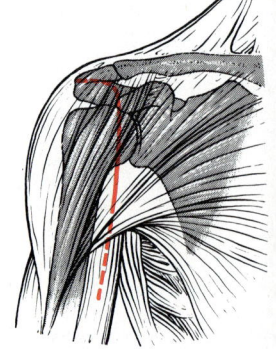

  1. Inzision im Sulcus deltoideopectoralis (Abb. 166) oder durch lateralen Zugang (Deltoid-Split).
  2. Erweiterungen: sparsame Desinsertion des M. deltoideus.
  3. Reposition in Abduktion und Impaktion der Schulter und Flexion des Ellenbogens. Provisorische Fixation mit Kirschner-Drähten.
  4. Schrauben- und/oder Zuggurtungsosteosynthese stehen im Vordergrund. Plattenosteosynthese selten. Cave: N. axillaris! (Abb. 167 a u. b).
  5. Kontrolle von Implantatlage und Stabilität.
  6. Refixation des M. deltoideus.
  7. Saugdrainage und Hautnaht.

Abb. 166   Zugang für Schulterfraktur von vorn

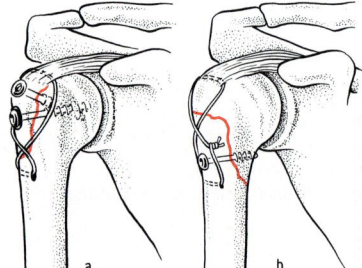

Abb. 167   Verschraubung und Zuggurtung bei Tuberkulumabriß (a) bzw. verzahnter Schrägfraktur (b)

Nachbehandlung

◆ Mitella und Zirkulärbandage (S. 73) bis gesicherte Wundheilung, dann Pendeln (S. 73).
◆ Aktive Mobilisierung entsprechend Stabilität.
◆ Metallentfernung fakultativ.

Indikation

◆ Quer- und kurze Schrägfrakturen im mittleren und proximalen Schaftdrittel.

Prinzip

◆ Geschlossene Marknagelung mit Verriegelung (z. B. Seidel-Nagel).

Vorbereitung

◆ Lagerung entsprechend Abb. 168 am Rand des Operationstisches. Patient in halbsitzender Position. Schulter der Frakturseite überhängend: ermöglicht Bildverstärkerdurchleuchtung. Seitenstütze am Thorax.

◆ Personal und Bildverstärker gemäß Abb. 168.

◆ Operateur und Instrumentierschwester führen den eigentlichen Eingriff aus; der auf der anderen Seite des Bildverstärkers stehende Assistent hält den Ellenbogen unter Zug am Humerus rechtwinklig flektiert und führt die Reposition durch.

◆ Desinfektion des ganzen Arms und der Schulter (Rasur der Axilla); bewegliches Abdecken unter Freilassung des Operationsfeldes im Akromionbereich.

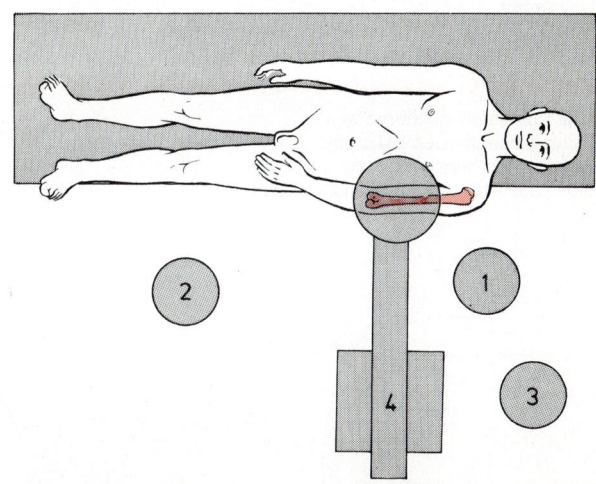

Abb. 168 Lagerung des Patienten, Aufstellung von Operationspersonal und Bildverstärker: 1 = Operateur, 2 = Assistenz, 3 = Instrumentierschwester, 4 = Bildverstärker

Operatives Verfahren (Seidel-Nagel)

◆ Marknagelinstrumentarium, zusätzlich Handmarkraumbohrer ab Kaliber 6 mm.
◆ Stichinzision mit dem Skalpell entsprechend Abb. 169 a.
◆ Perforation des Humeruskopfs unter BV-Kontrolle (Abb. 169 b) mit gebogenem Pfriem.
◆ Bohrdorn (3,4 × 1000 mm) in den Humeruskopf einbringen.
◆ Reposition der Fraktur durch den Assistenten.
◆ Unter BV-Kontrolle wird die Fraktur mit dem Bohrdorn passiert.
◆ Automatischer Wundspreizer an die Haut, Gewebeschutzblech.
◆ Aufbohrung, beginnend mit dem 9-mm-Bohrkopf in 0,5-mm-Schritten bis 11 mm. Falls Markraum zu eng: Einsatz des Handmarkraumbohrers, beginnend mit 6 mm.
◆ Bestimmung der Nagellänge durch Subtraktionsmessung am Bohrdorn, Ersetzen des Bohrspießes durch 2-mm-Führungsstab.
◆ Einführen eines 9-mm-Seidel-Nagels, der zuvor am distalen Ende mit der Spreizschraube armiert wird. BV-Kontrolle bei Passage der Fraktur.
◆ Nach Einbringen des Nagels, distale Verriegelung durch Linksdrehung der Spreizschraube über langem Binnenschraubendreher, proximale Verriegelung über Einschlag-/Zielgerät mit Führungshülsen durch 2 selbstschneidende Verriegelungsbolzen.
◆ Redon-Drain in den Marknagel, Sekretflasche ohne Sog. Wundverschluß.

Nachbehandlung

◆ Patient kann sofort mobilisiert werden.
◆ Schultermobilisation nach Maßgabe der Beschwerden. Zunächst „geführte" Bewegungen unter Vermeidung von Außenrotation.
◆ Konsolidation aller in Frage kommenden Frakturen erfolgt innerhalb 6–8 Wochen.

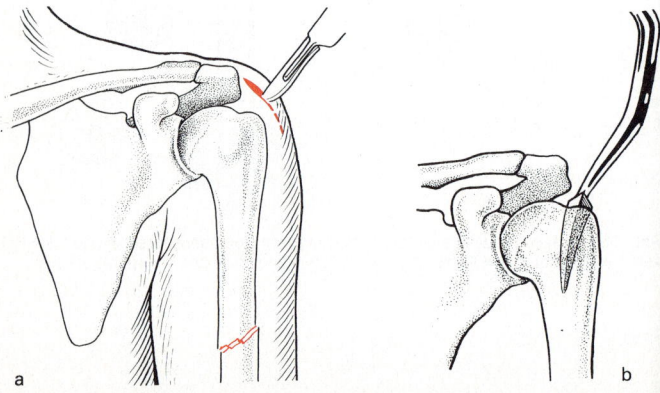

Abb. 169 a) Stichinzision unter das Akromion direkt auf den Humeruskopf, b) Perforation des Humeruskopfs mit dem Pfriem so zentral wie möglich

Indikationen

◆ Offene Frakturen oder begleitende Gefäßverletzungen. Sekundäre, evtl. auch primäre Lähmung des N. radialis.
◆ Mehrfachverletzungen (Pflegefähigkeit).
◆ Versagen der konservativen Therapie.

Beachte besonders!

◆ Schonung des N. radialis bei der Osteosynthese und ganz besonders bei der Metallentfernung (nur ausnahmsweise indiziert!).

Operatives Verfahren I
Mittleres Drittel, radialer Zugang

◆ Lagerung auf Armtisch. Schulterabduktion. Ellenbogen frei. Vorderarm und Hand steril eingepackt. Zwei Assistenten.

1. Große radiale Inzision vom Ansatz des M. deltoideus nach distal leicht bogenförmig (Abb. 170). Darstellung des N. radialis zwischen dem M. brachialis und M. brachioradialis (Abb. 171), Anschlingen und Weghalten.
2. Eingehen auf die Fraktur und Reposition.
3. Präliminäre Verschraubung von Keilfragmenten. Plattenwahl: breite Platte, mindestens 6 kortikale Gewinde pro Hauptfragment (Abb. 172). Bei grazilem Knochen schmale Platte.
4. Platte zubiegen und an einem Fragment provisorisch festschrauben. Feinreposition des anderen Fragments an die Platte.
5. Definitives Festschrauben unter Herstellung interfragmentärer Kompression bei Schräg- und Querfraktur (Technik, S. 344).

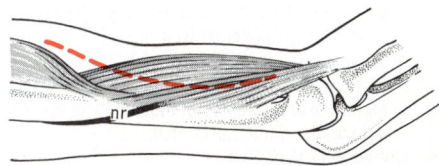

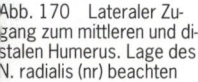

Abb. 170   Lateraler Zugang zum mittleren und distalen Humerus. Lage des N. radialis (nr) beachten

6. Kontrolle von Stabilität und Implantatlage. Der N. radialis soll nicht direkt an der Platte liegen.
7. Redon-Drainage für 36–48 Stunden, einfache Hautnaht.

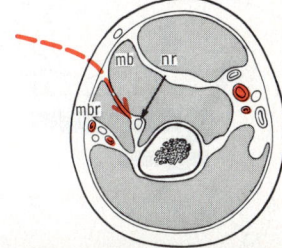

Abb. 171   Querschnitt Mitte Oberarm: Der N. radialis (nr) liegt zwischen M. brachialis (mb) und M. brachioradialis (mbr)

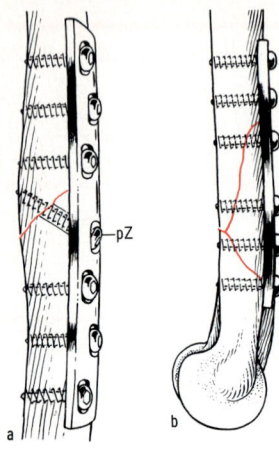

Abb. 172 Plattenlage am mittleren bzw. distalen Humerus aus lateralem (a) bzw. dorsalem (b) Zugang. pZ = Plattenzugschraube

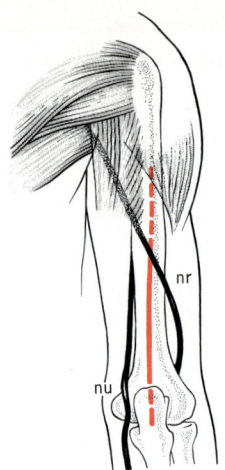

Abb. 173 Zugang zum distalen Humerusschaft von dorsal durch den M. triceps: nr = N. radialis, nu = N. ulnaris

Operatives Verfahren II:
Distales Drittel, Zugang dorsal (Abb. 173)

◆ Intubationsnarkose, Bauchlage, Ellenbogen über Rolle gelagert (Abb. 174), pneumatische Blutsperre.
   1. Längsinzision vom Olekranon nach proximal. Zentrale Spaltung des M. triceps. N. radialis kreuzt weit proximal.
   2. Reposition unter Sicht.
   3. Plattenwahl: 3–4 kortikale Gewinde im distalen, 5 im proximalen Hauptfragment. Fossa olecrani muß implantatfrei sein (Abb. 172b), evtl. schmale Platte auf radialen Pfeiler plazieren.
◆ Übriges wie Verfahren I.

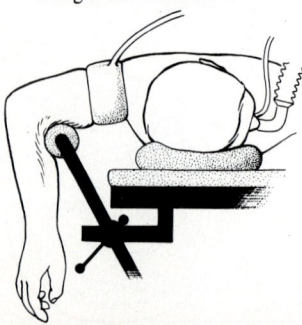

Abb. 174 Lagerung für Operation am distalen Humerus

Nachbehandlung

◆ Hochlagerung auf Kissen. Aktive Bewegungsübungen.
◆ Metallentfernung nur bei besonderer Indikation!

Implantate

◆ Breite Spann-Gleitloch-Platte 7–8 Löcher.
◆ Schmale Spann-Gleitloch-Platte 6–9 Löcher.

Indikation

◆ Dislozierte artikuläre und paraartikuläre Frakturen.

Prinzip

◆ Rekonstruktion der Gelenkanteile, dann Verbindung zum Schaft.
◆ Verschraubung kondylärer Frakturen.

Operatives Verfahren I
Trochleafrakturen

◆ Intratrachealnarkose, Bauchlage, pneumatische Blutsperre, Ellenbogen über gepolsterte Rolle hängend (Abb. 174).

1. Verlängerte Inzision wie für Olekranonfraktur (Abb. 179). Anschlingen und Weghalten des N. ulnaris.
2. Quere, schräge oder V-förmige Osteotomie des Olekranons auf die Mitte der Trochlea. Zurückklappen des Olekranons mit Trizeps (Abb. 175 u. 176).
3. Darstellung der Fraktur. Rekonstruktion von Trochlea und Kondylen. Provisorische Fixation mit Zange und feinen Kirschner-Drähten.
4. Stabilisierung der Gelenkanteile (Abb. 177 a u. b) mit 1–2 von radial eingeführten kleinen Spongiosaschrauben.
5. Verbindung vom Gelenk zum Schaft über die Pfeiler: Rekonstruktions- oder Drittelrohrplatte (stark zugebogen). Bei komplexen Frakturen sind 2 Platten erforderlich, bei einfacher Fraktur können lange Malleolarschrauben genügen (Abb. 177 a u. b).
6. Kontrolle von Stabilität, Beweglichkeit und Implantatlage (freie Fossa olecrani).
7. Rekonstruktion des Olekranons mit Draht-Zuggurtungs-System wie Olekranonfraktur (S. 236).

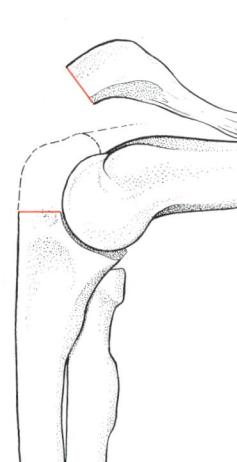

Abb. 175   Osteotomie des Olekranons als Zugang zum Gelenk

8. Redon-Drainage, Hautnaht, gepolsterte dorsale Gipsschiene in mittlerer Flexion bis zur Wundheilung.

Operatives Verfahren II:
Kondyläre und epikondyläre Frakturen

◆ Seitliche Inzisionen.
◆ Ulnar: Darstellung des N. ulnaris. Reposition und Verschraubung unter Sicht (Abb. 178 a u. b).
◆ Radial: Verschraubung nach Reposition unter Sicht. Bei Absicherungen Gelenköffnung.

◆ Bei irreponibler, suprakondylärer Fraktur des Kindes und epikondylären Abriß-frakturen Kirschner-Drahtspickung nach Freilegung (Cave: Verletzung des N. ul-naris).

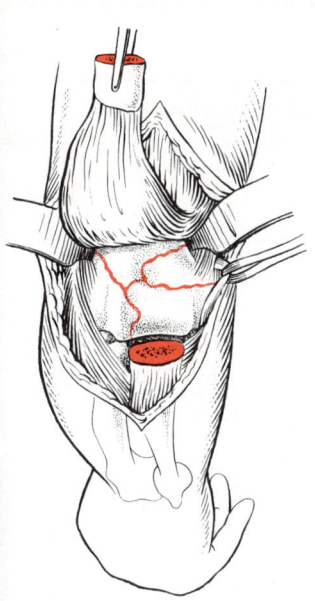

Abb. 176   Einsicht auf die Gelenkantei-le des Humerus

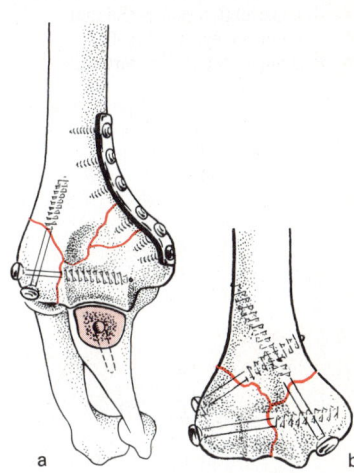

Abb. 177   Stabilisierung von Y- und Trüm-merfrakturen mit einer seitlichen Platte (a) oder Schrauben allein (b)

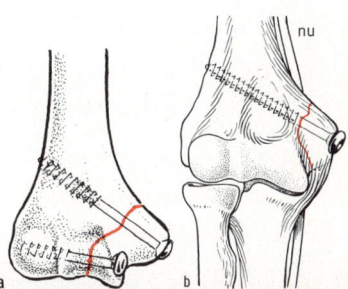

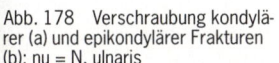

Abb. 178   Verschraubung kondylä-rer (a) und epikondylärer Frakturen (b): nu = N. ulnaris

Osteosynthese

Nachbehandlung

◆ Hochlagerung auf Kissen.
◆ Bewegungsübungen aus abnehmbarer Gipsschiene.
◆ Metallentfernung bei komplexen Frakturen nach 12–14 Monaten, bei einfachen Frakturen nach 5–6 Monaten.

Implantate

◆ Drittelrohrplatte (5–8 Löcher) mit 3,5-mm-Kortikalisschrauben.
◆ Rekonstruktionsplatten 3,5 mm.
◆ 4,0-mm-Spongiosaschraube.
◆ Kirschner-Drähte, Zuggurtung.

Indikation

◆ Dislozierte Frakturen (Unterbrechung des Streckapparates).
◆ Frische Hautschürfungen sind keine Kontraindikation.
◆ Bei offener Fraktur: Bursektomie vor Osteosynthese.

Prinzip

◆ Fixationssystem mit gespannten Drähten (bei komplexer Fraktur gespannte Platte, Abb. 181 a u. b), welches den Zug des M. triceps auffängt und die Bruchflächen bei Beugung unter axialen Druck setzt.

Operatives Verfahren
Zuggurtung mit Draht

◆ Plexusanästhesie, pneumatische Blutsperre.
◆ Rückenlage. Unterarm über den Thorax zur Gegenseite hinübergelegt. Fixation in Abdecktüchern mit Klemme, Polster unterlegt (Abb. 179).
1. Bogenförmige Inzision, das Olekranon radial umgehend.
2. Aufsuchen und Anschlingen, aber nicht Auspräparieren des N. ulnaris. Darstellung der Fraktur. Provisorische Reposition mit Haken oder Zange, welche in kleinem Bohrloch des Ulnaschaftes faßt (Abb. 180 a).
3. Einbohren von 2 parallelen Kirschner-Drähten (1,6 mm) von der Olekranonspitze schräg in die volare Kortikalis (Abb. 180 b u. c).
4. Etwa 3 cm distal der Fraktur queres Bohrloch in Ulna.
5. Durchziehen eines flexiblen Drahts durch das Bohrloch, eines zweiten Drahts knochennah unter der Trizepssehne und den Kirschner-Drahtenden hindurch (Abb. 180 b u. c).
6. Die Drähte werden gekreuzt und auf jeder Seite von Hand gequirlt. Mit der Parallelzange wird jeder Quirl alternierend gespannt, bis das System symmetrisch fest ist (Abb. 180 d).
7. Abklemmen der Drahtenden. Umbiegen der Kirschner-Drähte um 180° und Versenken im Olekranon. Quirle und Drahtenden dürfen die Haut nicht vorwölben (Abb. 181 a).
8. Kontrolle der freien Beweglichkeit.
9. Redon-Drain für 24–36 Stunden, Hautnaht, Polsterverband. Hochlagerung.

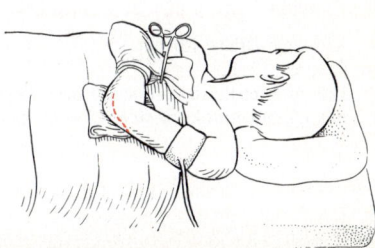

Abb. 179 Lagerung und Inzision

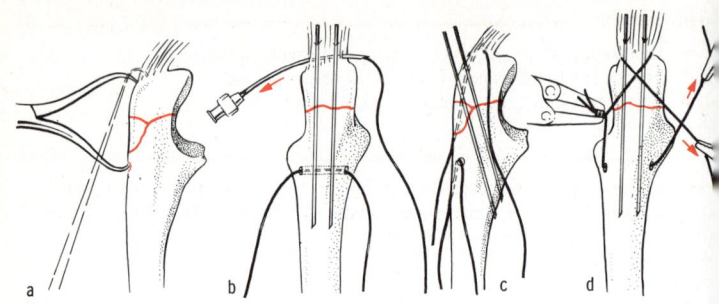

Abb. 180 Zuggurtung mit Draht: a) Reposition und provisorische Fixation. b) und c) Queres Bohrloch distal. Kirschner-Drähte eingebohrt. Flexible Drähte durchgezogen, d) Kreuzen und Spannen der flexiblen Drähte. Abgeschlossene Osteosynthese (Abb. 181 a)

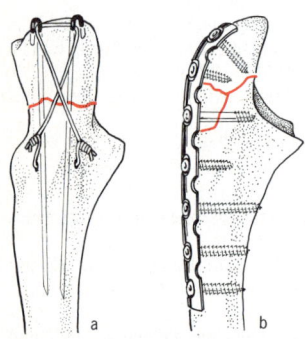

Abb. 181 Abgeschlossene Zuggurtungs-Osteosynthesen mit Draht bzw. Platte

Nachbehandlung

◆ Funktionelle Nachbehandlung, sobald Wundheilung gesichert.
◆ Bei unbeholfenem oder uneinsichtigem Patienten Gipsschiene.
◆ Metallentfernung nach 6–8 Monaten.

Implantate

◆ Kirschner-Drähte 1,6 mm.
◆ Flexibler Draht.
◆ Drittelrohrplatte (6–8 Löcher) oder dickere, flexible „Rekonstruktionsplatte" mit 3,5-mm-Kortikalis- bzw. 4,0-mm-Spongiosaschrauben.

Indikation

◆ Dislozierte Radiusköpfchenfrakturen des Erwachsenen.

Prinzip

◆ Rekonstruktion der Gelenkfläche und Stabilisierung mit Schrauben.

Operatives Verfahren

◆ Plexusanästhesie, pneumatische Blutsperre. Lagerung auf Armtisch.
  1. Laterale Inzision (Abb. 182). Erweiterung: Osteotomie des Epikondylus (nach Osteosynthese verschrauben).
  2. Darstellung der Fraktur durch Rotation. Cave: Hakendruck auf N. radialis.
  3. Knorpelinterponate entfernen. Reposition mit feiner Zange oder Kirschner-Drähten.
  4. Verschraubung in verschiedenen Ebenen (Minischrauben 1,5 oder 2,0 mm). Schraubenköpfe im Knorpel versenken (Abb. 183 a u. b).
  5. Kontrolle der Implantatlage und der freien Bewegung.
  6. Bei Defekt Spongiosaplastik (Entnahme Epicondylus humeri).
  7. Einschichtiger Gelenkkapselverschluß mit Lig. anulare.
  8. Gepolsterte dorsale Gipsschiene.

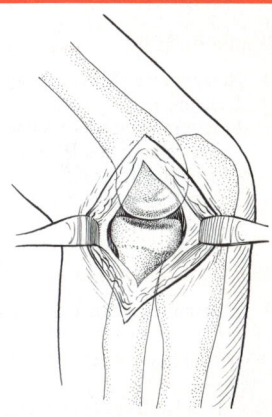

Abb. 182   Zugang zum Radiusköpfchen

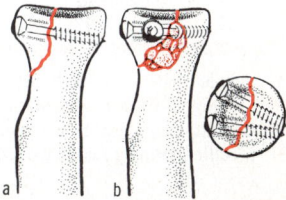

Abb. 183   Versorgte Fraktur mit Minischrauben 1,5 oder 2,0 mm (a) Spongiosaplastik bei Defekt (b)

Nachbehandlung

◆ Aktive Mobilisierung aus abnehmbarer Gipsschiene.
◆ Kraftanwendung im täglichen Gebrauch nach ca. 8–12 Wochen.

Besonderes

◆ Bei Zertrümmerung und Devitalisation werden Prothesen als temporäre Platzhalter anstelle der einfachen Resektion empfohlen, wenn keine sichere Stabilität im humero-ulnaren Gelenk besteht.

Indikation

◆ Jede instabile oder dislozierte Ulnaschaftfraktur (S. 81).

Prinzip

◆ Übungsstabile Osteosynthese der Ulna.
◆ Bei Kombination mit Radiusfraktur oder Luxationen Operationstaktik (S. 239) beachten.

Ulnaschaftplatte

◆ Narkose oder Plexusanästhesie, pneumatische Blutsperre.
◆ Lagerung auf Armtisch, flektierter Ellenbogen.
   1. Hautinzision in der Achse der Ulna.
   2. Darstellung und Reposition der Fraktur. Plattenwahl: 6 kortikale Gewinde pro Hauptfragment.
   3. Interfragmentäre Kompression bei einfacher Fraktur.
   4. Redon-Drainage und Hautnaht, leichter Polsterverband.

Monteggia-Fraktur

◆ Plattenosteosynthese der Ulnafraktur. Das Radiusköpfchen reponiert sich spontan. Funktionskontrolle. Bildwandler oder Röntgenbild. Naht des Lig. anulare nur bei Interposition oder Luxationstendenz.

Technische Variante

◆ Bei Trümmerfraktur oder Weichteildefekt:
   – Fixateur externe (unilaterale Montage S. 245, 372).
   – Intramedulläre Schienung von der Olekranonspitze aus ausnahmsweise (Cave: Distraktion).

Nachbehandlung

◆ Stabile Platte: rein funktionelle Nachbehandlung.
◆ Monteggia-Fraktur: abnehmbare Gipsschiene für 4–6 Wochen.
◆ Bei intramedullärer Schienung: Gipsfixation.
◆ Metallentfernung fakultativ, jedoch nicht vor Ende des 2. Jahres.

Implantate

◆ LCDCP 3,5 mm (7–12 Löcher) mit 3,5-mm-Kortikalisschrauben. Distale Ulna: LCDCP 2,7 mm.
◆ Fixateur externe: Schanz-Schrauben oder Gewindedrähte 2,5 mm.

Indikationen

◆ Jede Radiusschaftfraktur.
◆ Kombinations- oder Luxationsfrakturen (S. 81 f).

Prinzip

◆ Stabile Plattenosteosynthese unter Erhaltung der diaphysären Radiuskrümmung (freie Pronation und Supination).

Operationstaktik bei kombinierten Verletzungen

◆ Schaftfraktur beider Knochen: Zuerst Reposition und provisorische Fixation der Ulna, dann Radiusfreilegung und Osteosynthese. Anschließend definitive Ulnastabilisierung.
◆ Radiusschaft mit distaler Ulnafraktur: Zuerst Radiusosteosynthese. Die anschließende Ulnaversorgung ist technisch einfach.
◆ Ulnaschaft und distaler Radius: zuerst Ulnaosteosynthese, dann Radiusreposition und Fixation (Kirschner-Draht [S. 242 f] oder Fixateur externe [S. 244], evtl. Platte [S. 247]).
◆ Weichteilschaden im Bereich eines Knochens: Plattenosteosynthese des geschützten Knochens, Fixateur externe und offene Wundbehandlung des exponierten Knochens.
◆ Monteggia-Fraktur: s. S. 81, 238.
◆ Galeazzi-Fraktur: s. S. 81. Osteosynthese des Radius. Meist Spontanreposition der Ulna. Kontrolle der Rotation. Bei persistierender Subluxation (Röntgen oder BV) offene Reposition der Ulna, Naht des Bandapparats. Transfixation zum Radius mit dickem Kirschner-Draht für 4–6 Wochen.

Zugangsoperationen

◆ Volar nach Henry (Abb. 184): kosmetisch optimal. Freilegung des Radius in ganzer Länge möglich. Arm in Supination. Eingehen zwischen den Mm. brachioradialis und flexor carpi radialis unter Schonung der Hautnerven und des N. radialis superficialis. Retraktion der A. radialis und ihrer Begleitvenen ulnarwärts nach Ligatur und Durchtrennung der Äste zum M. brachioradialis. In Schaftmitte Schonung des Ansatzes des M. pronator teres. Proximal Inzision des M. supinator (in welchem der N. radialis profundus verläuft) am periostalen Ansatz.
◆ Dorsoradiale Längsinzision (Abb. 185). Geeignet für mittlere und distale Diaphyse. Darstellung des Radius zwischen M. extensor carpi radialis brevis und M. extensor digitorum. Die Platte muß dabei zwischen Periost und abgehobener Muskulatur (Extensor pollicis longus und Abductor pollicis brevis) eingeschoben werden.
◆ Von dorsal proximal (nach Boyd/Thompson). Geeignet für beide Knochen (Abb. 186). Inzision wie für Olekranon (S. 235) mit Verlängerung nach distal. Teilweise Ablösung des M. anconaeus und M. supinator (Abb. 187) am Rand der Ulna. Weghalten nach radial unter Schonung des N. radialis profundus. Darstellung des Radius entlang der Membrana interossea.

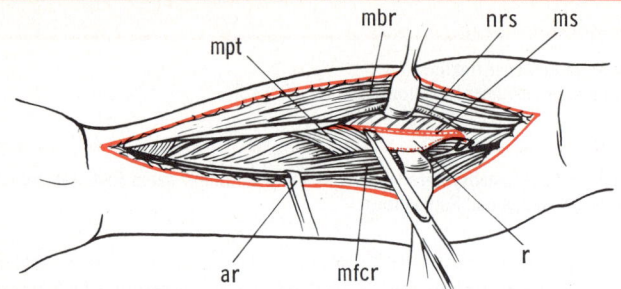

Abb. 184 Volarer Zugang nach Henry: mbr = M. brachioradialis, mfcr = M. flexor carpi radialis, mpt = M. pronator teres, ms = M. supinator, abgelöst vom r = Radius, nrs = N. radialis superficialis, ar = A. radialis, angeschlungen

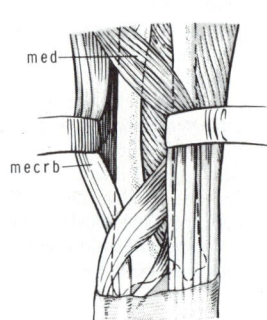

Abb. 185 Dorsoradialer Zugang zum mittleren und distalen Radiusschaft zwischen M. extensor carpi radialis brevis (mecrb) bzw. M. extensor digitorum (med)

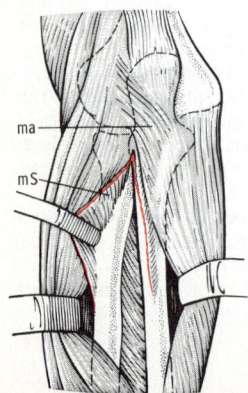

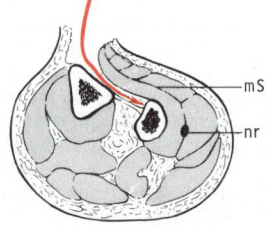

Abb. 187 Querschnitt zu proximalem Zugang. Abgelöster M. supinator (mS). nr = N. radialis

Abb. 186 Zugang zu proximalem Radiusdrittel und Ulna von dorsal unter Ablösung des M. supinator (mS) und M. anconaeus (ma) an der Ulna

Operatives Verfahren

◆ Narkose oder Plexusanästhesie, pneumatische Blutsperre.
◆ Lagerung auf Armtisch oder Hängelage für proximales Drittel und Monteggia-Fraktur (Abb. 174).
◆ Darstellung der Fraktur. Schonende Reposition und provisorische Fixation. Präliminäre Verschraubung vitaler Keilfragmente. Plattenwahl: pro Hauptfragment mindestens 6 kortikale Gewinde (Abb. 188). Zubiegen der Platte entsprechend der Radiuskrümmung. Provisorisches Anschrauben an einem Fragment, Fixation mit Zange am anderen. Kontrolle der Stellung und freien Rotation. Feinreposition. Bei Querfraktur axiale Kompression (Abb. 324, S. 346). Bei Schrägfraktur Zugschraube zwischen den Hauptfragmenten (als Plattenschraube oder separate Schraube) (Abb. 189, 324). Entfernung devitalisierter Fragmente. Ersatz von Defekten mit angepreßter autologer Spongiosa.
◆ Redon-Drainage für 24–36 Stunden. Gepolsterte Gipsschiene unter Einschluß des Handgelenks. Hochlagerung.

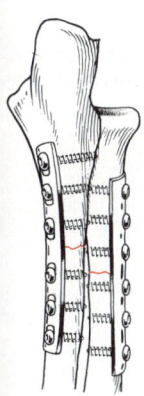

Abb. 188 Platten bei Querfraktur am proximalen Radius und Ulna aus dorsalem Zugang

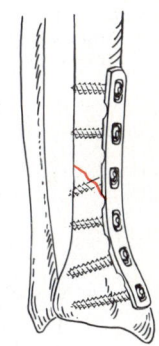

Abb. 189 LCDCP-Platte am distalen Radius. Zentral Plattenzugschraube (Schaftschraube) zur Verbesserung der Stabilität

Nachbehandlung

◆ Funktionell (Pronation und Supination) aus Gipsschiene.
◆ Bei Galeazzi-Fraktur Gipsschiene für 4–6 Wochen.
◆ Zunehmende Kraftanwendung im täglichen Gebrauch je nach Fraktur (8–12 Wochen).
◆ Metallentfernung fakultativ. Bei unkompliziertem Verlauf nicht vor 2 Jahren. Ist technisch schwierig.

Implantate

◆ Spann-Gleitloch-Platte 3,5 mm (7–12 Löcher) oder LCDCP mit 3,5-mm-Kortikalisschrauben.

Indikationen

◆ Instabile, extraartikuläre Fraktur.
◆ Dislozierte Epiphysenfraktur bzw. Epiphysenlösung.
◆ Gedeckt reponierbare Gelenkfrakturen (Abb. 191 a).
◆ Sekundäre Dislokation (Alternative: Osteosynthese, S. 246 f).

Prinzip

◆ Stabilisierung der reponierten Fraktur mit perkutanen Kirschner-Drähten zwischen Processus styloideus radii und Schaft.

Operative Verfahren

◆ Reposition, S. 84 ff. Einzeichnen der gewünschten Drahtlage auf die Haut unter Bildverstärkerkontrolle im a.-p. Strahlengang (Abb. 190 a).
◆ Desinfektion.
◆ Markieren des Processus styloideus durch Injektionsnadel.
◆ Zug am Daumen, Handgelenk auf harter Unterlage (Abb. 190 b).
◆ Stichinzisionen.
◆ Einbohren von 2 etwas versetzten Kirschner-Drähten bis in die ulnare Kortikalis.
◆ Artikuläre Spaltbildungen werden vor allem mit horizontalem Kirschner-Draht fixiert (Abb. 191 a – d).

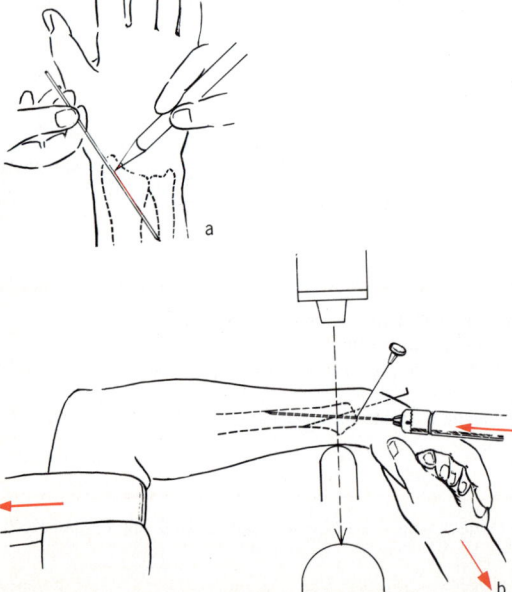

Abb. 190   Technik der Verspickung

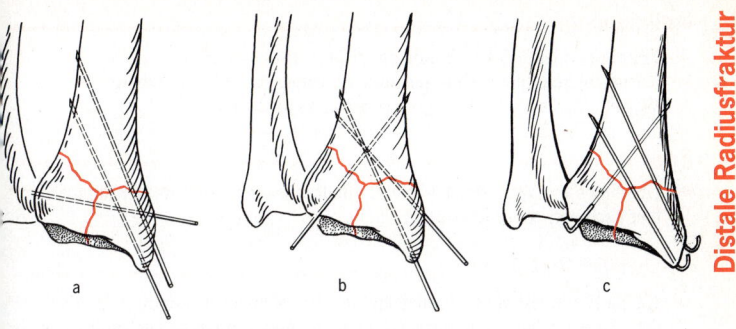

Abb. 191 a–c   Korrekte Drahtlage im a.-p. Strahlengang

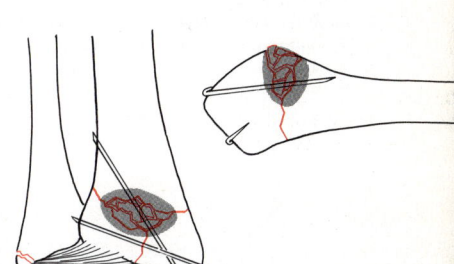

Abb. 191 d, e   Mit Spongiosa ausge-
füllter metaphysärer Defekt von dorsal
(d) und radial (e)

- ◆ Auffüllung metaphysärer Defekte mit autologer Spongiosa durch eine kleine, dorsoradiale Inzision. Verhindert sekundäres Einsintern (Abb. 191 d, e).
- ◆ Abklemmen, Abbiegen und subkutanes Versenken der Drahtenden.
- ◆ Gipsschiene in leichter Dorsalflexion.

Nachbehandlung

- ◆ Wie konservative Therapie. Eine sekundäre Dislokation bleibt möglich.
- ◆ Drahtentfernung nach Frakturheilung.

Indikationen

◆ Trümmer- oder Defektfrakturen am distalen Radiusende.
◆ Unsichere Stabilität nach Reposition, Spickung oder Osteosynthese.
◆ Weichteilschäden, die eine typische Fixation ausschließen.

Prinzip

◆ Überbrückung vom Metakarpale II zur Radiusdiaphyse mittels Klammerfixateur nach vorheriger Reposition.

Operatives Verfahren

◆ Kleine Hautinzision und Freilegung der Dorsoradialseite der distalen Diaphyse des Metakarpale II. Vorbohrung 2,0 mm mit Gewebeschutz. Die Einhaltung eines Winkels von 45° in der Frontalebene sowie die Flexion des Zeigefingers beim Bohren schützt vor Verletzung der Streckaponeurose. Analoges Vorbohren am Radiusschaft, proximal der palpablen Muskelbäuche von M. abductor pollicis longus u. M. extensor pollicis brevis (Abb. 192 a, b).

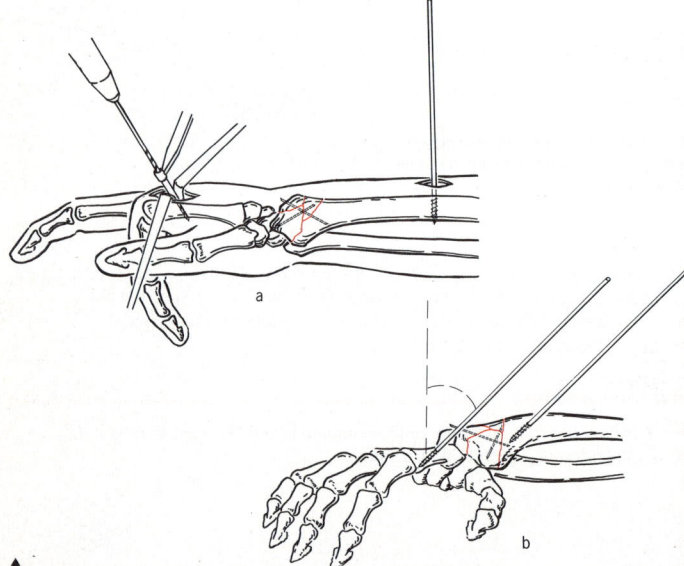

▲
Abb. 192 a–d   Kleiner Fixateur externe zwischen Metakarpale II und Radiusschaft zur Stabilisierung einer reponierten distalen Radiusfraktur. Details s. Text

Manuelles Eindrehen der Gewinde-Kirschner-Drähte 2,5 mm in die Bohrlöcher. Einsetzen eines mit 4 Backen versehenen Verbindungsstabes 4 mm auf die Drähte. Leichtes Anziehen der ersten Backen. Prüfung der Reposition oder Korrektur. Das Vorbohren und Eindrehen der 2 zentralen Kirschner-Drähte geschieht unter Führung durch die Backen nach der gleichen Technik. Festschrauben aller Bakken. Abklemmen zu langer Drähte. Das Aufsetzen eines zweiten Verbindungsstabes zur Erhöhung der Stabilität ist selten erforderlich. Abb. 192 c zeigt die abgeschlossene Montage.

Für eine vermehrte Radialduktion im Handgelenk können das Metakarpale II und der Radius einzeln mit Stangen fixiert werden. Deren Verbindung erfolgt entweder durch eine Spezialbacke 4 × 4 mm (Abb. 192 d, e) oder durch eine dritte Stange.

◆ Die Verwendung anderer Systeme (Rohrfixateur, Spindelfixateur usw.) ist mit Schanz-Schrauben in der gleichen Anordnung möglich.

Nachbehandlung

◆ Aktive Mobilisierung der Nachbargelenke, speziell Finger. Regelmäßige Kontrolle und Desinfektion der Drahtaustrittsstellen.

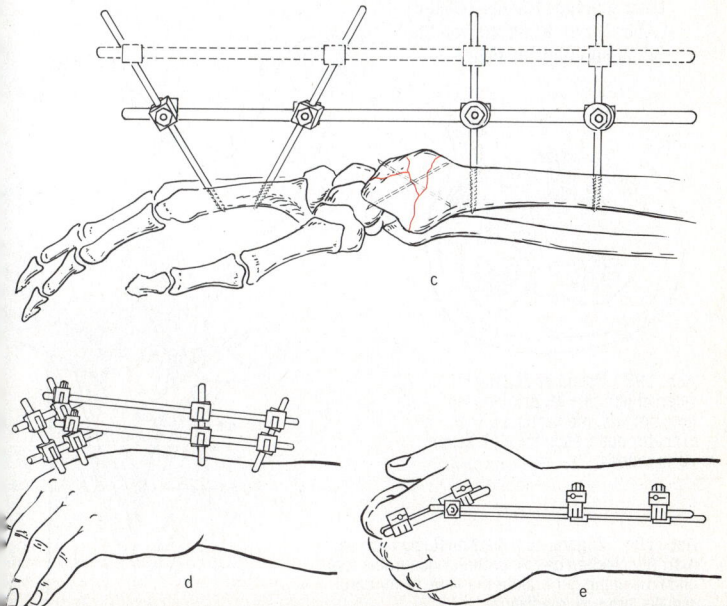

Indikationen

◆ Dislozierte Frakturen Typ B, besonders Flexionsfraktur und Radiusstyloid.
◆ Frakturen Typ C mit irreponibler artikulärer Stufe.

Prinzip

◆ Reposition unter Sicht und Stabilisierung mit T-Platte. Spongiosaplastik bei Defekt. Palmar gleichzeitig Dekompression des Karpalkanals (S. 264 f).
◆ Funktionelle Nachbehandlung.

Operative Verfahren

◆ Platte palmar: Aus Z-förmiger Hautinzision, Darstellung und Weghalten des N. medianus nach radial (Schonung des sensiblen R. palmaris), der Beugesehnen als Paket nach ulnar (Abb. 193 u. 221). Vollständige Spaltung des Retinaculum flexorum (Abb. 194). Radiales Ablösen des M. pronator quadratus und Abschieben mit Raspatorium nach ulnar. Freilegung und Reposition der Fraktur. Anpassen und Festschrauben einer Radius-T-Platte (Abb. 195 b). Prüfung der Stabilität und Plattenlage. Verschluß mit Redon-Drainage und einfacher Hautnaht. Gepolsterte Gipsschiene. Hochlagerung.

◆ Platte dorsal: Dorsoradiale Längsinzision. Spalten des Retinaculum extensorum zwischen langem Daumenstrecker und Extensor carpi radialis. Freilegung nach beiden Seiten. Darstellung und Reposition der Fraktur. Bei Defekt Spongiosaplastik. Anpassen und Festschrauben einer schrägen Radius-T-Platte (Abb. 195 a). Kontrolle von Stabilität und Implantatlage.

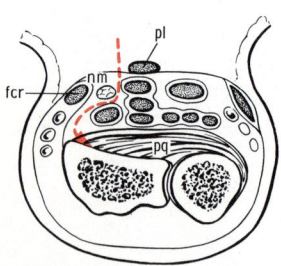

Abb. 193   Palmarer Zugang im Querschnitt: pl = M. palmaris longus, nm = N. medianus, pq = M. pronator quadratus, fcr = M. flexor carpi radialis

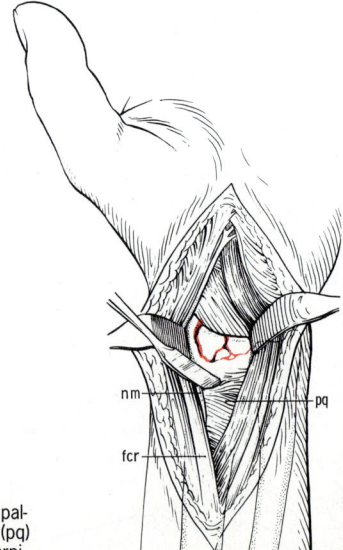

Abb. 194   Zugang zum distalen Radius von palmar: Abschieben des M. pronator quadratus (pq) und Freilegung der Fraktur (fcr = M. flexor carpi radialis, nm = N. medianus)

◆ Verschraubung des Processus styloideus radii: Inzision über dem Styloid. Schonung der Äste des N. radialis superficialis und der A. radialis. Darstellen der Fraktur unter Schonung der Sehnen und ihrer Fächer. Verschraubung unter Sicht oder mittels durchbohrter Schraube über Kirschner-Draht unter BV-Kontrolle (Abb. 196 a, b).

Nachbehandlung

◆ Aktive Mobilisierung von Schulter, Ellenbogen und Fingergelenken.
◆ Aktive Mobilisierung des Handgelenks aus abnehmbarer Schiene nach gesicherter Wundheilung (4.–7. Tag).
◆ Bei zweifelhafter Stabilität Gipsschiene 4–6 Wochen belassen.
◆ Monatliche Röntgenkontrolle.
◆ Metallentfernung nach 6–8 Monaten.

Implantate

◆ Kleine T-Platte (rechtwinklig oder schräg). 3,5-mm-Kortikalis- bzw. 4,0-mm-Spongiosaschrauben (Abb. 195 a u. b).
◆ Durchbohrte Schrauben 3,5 bzw. 4,0 mm über leitendem Kirschner-Draht (Abb. 196 b).

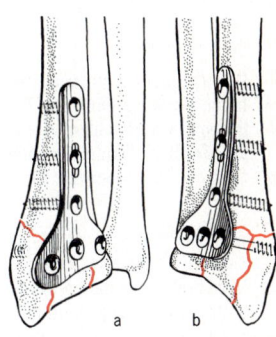

Abb. 195 Rechtwinklige T-Platte palmar (a) bzw. schräge T-Platte dorsal (b)

a   b

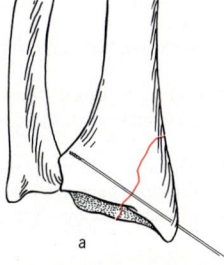
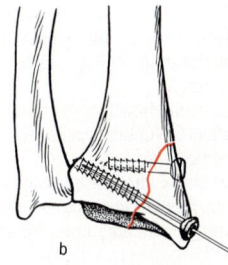

a   b

Abb. 196 Durchbohrte Schrauben über präliminären Kirschner-Draht im Processus styloideus radii

Allgemeines

◆ Die Qualität der Erstversorgung bestimmt die Fernprognose.
◆ *Alle* verletzten Strukturen sollen primär
   versorgt werden.
◆ Sehnen und Nerven müssen revidiert
   werden (topographischer Atlas), weil
   Funktions-und Sensibilitätsprüfungen
   täuschen können.
◆ Partiell durchtrennte Sehnen und Nerven
   werden genäht.
◆ Erweiterungsinzisionen planen und einzeichnen (Abb. 197).
◆ Tetanusprophylaxe obligat.

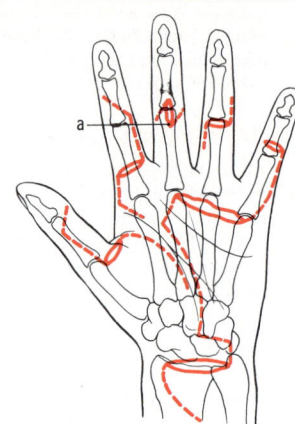

Abb. 197   Palmare Erweiterung von Wunden
zur Revision tiefer Weichteile. Längsgerichtete
Wunden (a) werden Z-förmig erweitert und quer
verschlossen

Vorbereitungen

◆ Plexus- oder Leitungsanästhesie bei größerem Eingriff.
◆ In die Wunde geflossenes Desinfektionsmittel mit Ringer-Lösung auswaschen.
◆ Blutsperre verwenden (Abb. 198 u. 199). Vor Anlegen Arm 5 Minuten hochhal-
   ten. Zeitliche Limite beachten.
◆ Optische Vergrößerung: für Sehnennaht Lupe, für Nervennaht Mikroskop.

Operationstaktik

◆ Saubere Wunden werden primär verschlossen.
◆ Verschmutzte Wunden werden gereinigt und sekundär genäht.
◆ Sicher nekrotische Hautränder werden sparsam exzidiert.
◆ Sehnen und Nervenäste werden primär genäht. Sie müssen von vitaler Haut be-
   deckt sein (S. 196, 200 ff).
◆ Hautdefekte werden plastisch versorgt (S. 254 ff).
◆ Blutstillung mit bipolarer Mikrokoagulation
◆ Durchtrennte Kollateralarterien werden wenn möglich mikrochirurgisch anasto-
   mosiert.
◆ Hautnaht einfach, locker und spannungsfrei (keine Donati-Nähte).
◆ Größere Wunden werden für 24–36 Stunden mit Gummilasche oder Plastikfolie
   drainiert.
◆ Der klassische Kompressionsverband der Hand besteht aus nicht klebender Fett-
   gaze, darüber gut saugender Gaze, einer dicken Schicht synthetischer Watte und
   einer gleichmäßig komprimierenden elastischen Bandage (Abb. 200).
◆ Die Fingerkuppen bleiben sichtbar.

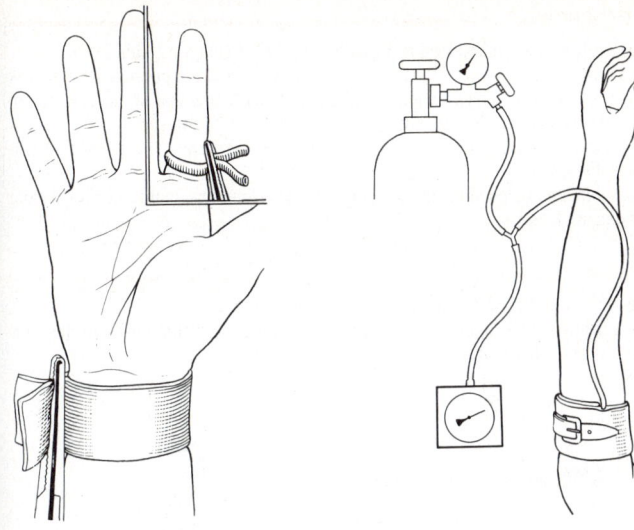

Abb. 198   Abb. 199

Abb. 198   Periphere Blutsperren: am Handgelenk
breite Gummibandage, an der Fingerbasis Gummischlauch

Abb. 199   Die pneumatische Blutsperre am Oberarm. Hochhalten des Arms. Warten. Druck
50 mmHg über dem systolischen Blutdruck des Patienten

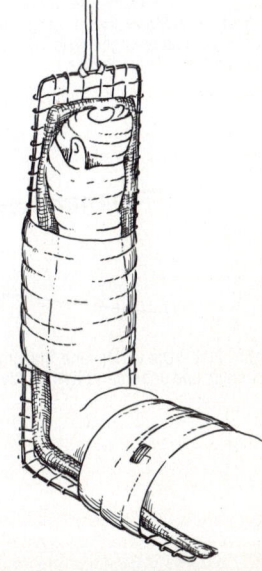

Abb. 200   Kompressionsverband mit freien Fingerkuppen. Hochlagerung in gepolsterter Draht-
gitter-Schiene

Nachbehandlung

◆ Jede größere Wundnaht wird ruhiggestellt und hochgelagert (Abb. 200).
◆ Funktionsstellung (Abb. 201 u. 202): Flexion im Metakarpophalangealgelenk (70–80°). Interphalangealgelenke in der geringen Flexion von ca. 10°: entspannte Kollateralbänder, bessere Ausgangslage für aktive Mobilisation.
◆ Biegsame Metallschienen (z. B. sog. Aluschiene) eigenen sich zur Fixation einzelner Finger.
◆ Gipsschienen eignen sich zur Ruhigstellung des Daumens, mehrerer Finger oder der ganzen Hand.

Kontrollen

◆ Sensibilität und Zirkulation der Fingerkuppen (Turgor, Farbe).
◆ Bei auffallenden Klagen (Verbanddruck, Ischämie) sofortige Öffnung des Verbandes und Wundkontrolle.

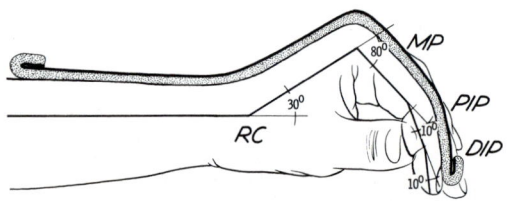

Abb. 201 Funktionsstellung nach James: Extension Handgelenk RC (Radiokarpalgelenk) 30°, Flexion Metakarpophalangealgelenk 80°, proximales Interphalangealgelenk und distales Interphalangealgelenk je 10°. Metallschiene mit Schaumstoffpolsterung (sog. Aluschiene) mit freier Fingerkuppe

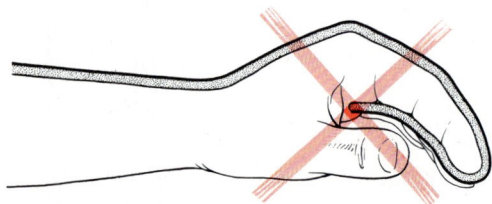

Abb. 202 Die verlassene Stellung: Falsch angelegte Metallschiene, die die Fingerkuppe umfährt und unbemerkt komprimieren kann

Prinzip

◆ Replantation eines traumatisch oder iatrogen abgelösten Nagels oder Nagelanteils zwecks Bedeckung des Nagelbetts. Der Nagel wird zugeschnitten.

Nagelablösung

◆ Leitungsanästhesie, Fingerblutsperre. Unterfahren des Nagels mit einem Blatt der umgekehrten anatomischen Pinzette (Rundung gegen das Nagelbett).

◆ Atraumatische Ablösung des Nagels von der Keratinschicht durch seitliche Walkbewegungen (Abb. 203 a u. b).

◆ Beim subungualen Hämatom einseitige Abhebung des Nagels. Zuschneiden des abgelösten Abschnittes und Replantation nach Hämatomausräumung.

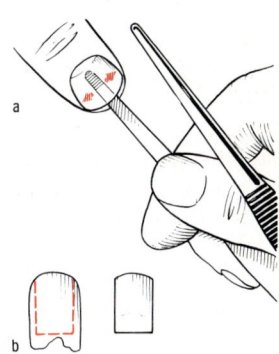

Abb. 203   Atraumatische Nagelablösung mit umgekehrter unterfahrender anatomischer Pinzette (a). Zuschneiden des abgelösten Nagels seitlich und proximal (b)

Nagelreplantation

◆ Zuschneiden des abgelösten Nagels. Die Ränder sollen nicht in die Hauttaschen hineinreichen (Abb. 203 a u. b).

◆ Fixierende Nähte durch den Nagelwall. Variante: Mitfixieren des Nagels durch Bohrlöcher (Abb. 204 a u. b). Die Nähte können über einen Tupfer geknotet werden.

◆ Bei Nagelbettwunde Resektion des proximalen Nagelanteils um 2 – 3 mm. Ablösen des distalen Anteils und Replantation unter Verschiebung nach proximal (Abb. 205 a u. b).

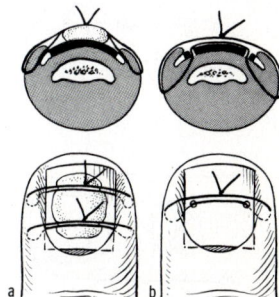

Abb. 204   Nagelreplantation mit (b) oder ohne transunguale Naht (a)

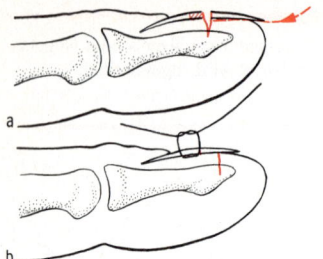

Abb. 205 Versorgung bei Nagelfraktur mit Nagelbettwunde. Sparsame Resektion am proximalen Nagelanteil (a). Nagelbettnaht. Deckung der Wunde durch Verschiebung des distal abgelösten Nagelanteils nach proximal (b) Nagelnaht. Kompressionsverband wie Abb. 204

Nagelnaht

◆ Unterlegen eines flachen Instruments unter dem abgelösten Nagelanteil. Zuschneiden desselben. Nagelperforation durch Rotationsbewegung einer spitzen Skalpellklinge. Durchziehen des Fadens und tiefes Einstechen in seitliche oder proximale Hautfalten. Knoten über Tupfer bzw. Knopf. Die Naht muß dem Bett flach aufliegen, der Nagel etwas komprimiert sein (Abb. 206 a–d). Spannung führt zu Hautnekrosen.

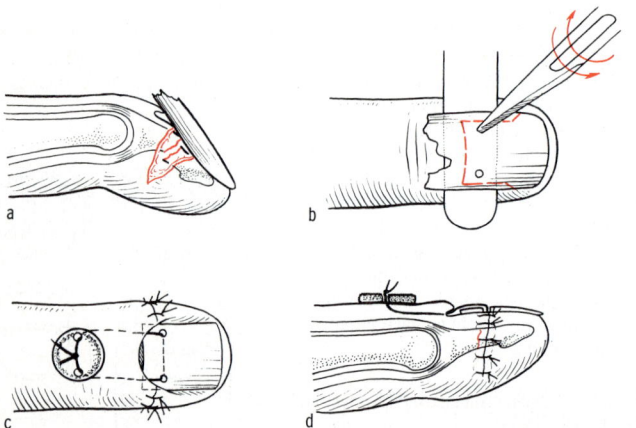

Abb. 206 Nagelluxation bei Endphalanxfraktur (a). Zuschneiden und Replantation als Schienung (b), Nagelnaht über Tupfer oder Knopf, seitliche Wundnähte (c, d)

Prinzip (Abb. 207 a–c)

◆ Bildung eines gut gepolsterten sensiblen Stumpfs aus palmarem Hautlappen (oder aus dorsalem oder seitlichem Hautüberschuß).

◆ Der Phalanxstumpf wird entsprechend gekürzt (Ausnahme Daumen).

◆ Exartikulation im distalen Interphalangeal- und proximalen Interphalangealgelenk ist funktionell besser als Erhaltung kleiner Phalanxreste.

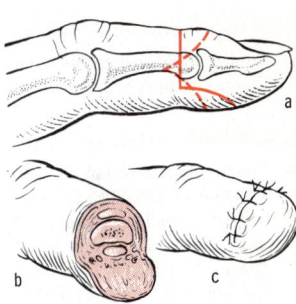

Abb. 207　Bildung eines Amputationsstumpfes im Bereich der distalen Mittelphalanx

Operatives Verfahren

◆ Leitungsanästhesie an der Fingerbasis und Blutsperre (Gummischlauch) (Abb. 198).
  1. Inspektion der erhaltenen Gewebe bzw. Deckungsmöglichkeiten.
  2. Bei Exartikulation Resektion des Gelenkknorpels und der seitlich überragenden Kondylen.
  3. Hervorziehen und Durchtrennen von Beugesehnenstümpfen.
  4. Nervenstümpfe: Resektion und bipolare Mikrokoagulation. Gefäßstümpfe: In der Regel keine Ligaturen erforderlich.
  5. Lockere Naht der Hautränder.
  6. Gleichmäßiger Kompressionsverband.
  7. Schiene und Hochlagerung.

Nachbehandlung

◆ Immobilisation bis gesicherte Wundheilung (Schiene).
◆ Anfänglich täglich Verbandwechsel.
◆ Hautnahtentfernung 14.–18. Tag.

Besonderes

◆ Spätere Stumpfkorrekturen und Plastiken sind relativ häufig erforderlich bei störenden Narben, kleinen Nagelresten und Neuromen.

Prinzip

◆ V-förmiger, palmarer Lappen am Endglied mit erhaltener, vaskulärer und neuraler Versorgung. Er wird in den Defekt vorgeschoben und eingenäht. Aus dem V wird ein Y.

◆ Voll sensible und optimal gepolsterte Defektdeckung.

◆ Geeignet für Defekte bis etwa Mitte Endglied.

◆ Proximale Grenze des V = Endgelenkbeugefalte.

Beachte besonders!

◆ Zu tiefe Inzision unterbricht Gefäße und Nervenfasern.

◆ Zu oberflächliche Inzision verhindert die volle Verschiebung.

Operatives Verfahren

◆ Leitungsanästhesie und Blutsperre (Fingerbasis).

◆ V-Inzision (Abb. 208, a) unter Erhaltung einer seitlichen Hautleiste (Abb. 208, b). Tiefe Mobilisierung durch Trennen des Lappens vom Periost mit der Schere (Abb. 208, c). Das mobil gewordene Dreieck wird nach distal verschoben (Abb. 208, d). Einnähen in den Nagelrest (evtl. Nagelbett) und auf der taktil wichtigeren Seite (Abb. 208, e). Bei Spannung bleibt die Wunde auf einer Seite offen (Abb. 208, f). Proximaler Verschluß (Abb. 208, g). Öffnen der Blutsperre, Zirkulationskontrolle. Deckverband ohne Kompression und Hochlagerung. Schiene.

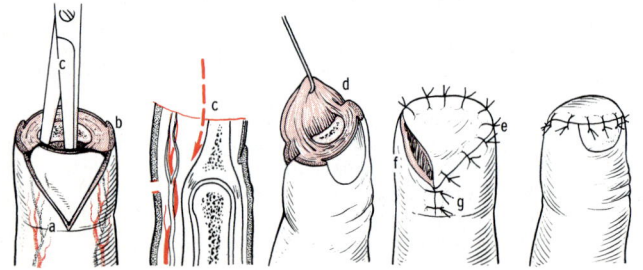

Abb. 208 Die Technik der Tranquilli-Leali-Plastik. Die Details sind durch Buchstaben hervorgehoben, s. Text

Prinzip

- Spalthaut = Epidermis und Teil des Koriums (= Thiersch). Wird instrumentell abgespalten und frei übertragen. Die Entnahmestelle epithelisiert aus den Haarfollikeln (selten Keloidbildung).
- Spalthaut heilt auf vaskularisiertem Bett gut ein, ist aber wenig belastbar. Dünne Transplantate neigen zur sekundären Schrumpfung und Verfärbung.
- Exaktes Einnähen und Fixieren mit nicht rutschendem Kompressionsverband sichert rasche Vaskularisation aus der Wunde.

Indikationen

- Defekte an Fingern und Hand mit Ausnahme taktiler Zonen.
- Deckung der Entnahmezone gestielter Lappenplastiken.

Entnahmestellen

- Volarseite des Handgelenks mit Handdermatom oder Rasierklinge: dicke, kräftige Haut, gleiches Operationsgebiet.
- Oberschenkel (lateral und medial) maschinell: bei großen Flächen. Nachteil: 2. Operationsgebiet, dünnere Haut.

Operationstechnik
Handgelenk volar

- Einzeichnen des Transplantats auf der Entnahmestelle.
- Einstellen des Dermatoms (Breite und Dicke) durch Operateur.
  1. Unterspritzen der Entnahmestelle mit Lokalanästhesie oder Ringer-Lösung (Zusatz von Adrenalin) (Abb. 209).
  2. Das Dermatom wird aufgepreßt, die umgebende Haut gespannt.
  3. Abtrennen des Lappens unter sägenden Bewegungen (Abb. 210).
  4. Einlegen des Transplantats in feuchte Kompresse.
  5. Entnahmestelle mit Salbentüll, dicker lockerer Gazeschicht, Watte und festsitzendem Kompressionsverband versorgen.
  6. Adaptation des Transplantats mit langen Haltefäden.
  7. Zirkuläres Einnähen. Einstechen von innen nach außen.
  8. Multiple kleine Inzisionen in das Transplantat (Sekretabfluß).

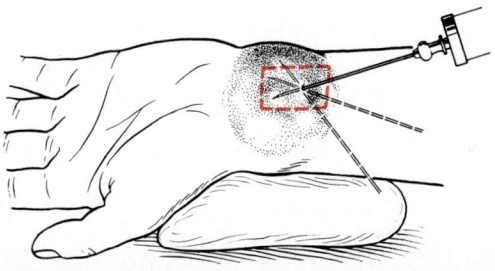

Abb. 209 Vorbereitung der Entnahmestelle am Handgelenk durch Unterspritzen mit Lokalanästhesie oder Ringer-Lösung. Der Lappen ist eingezeichnet

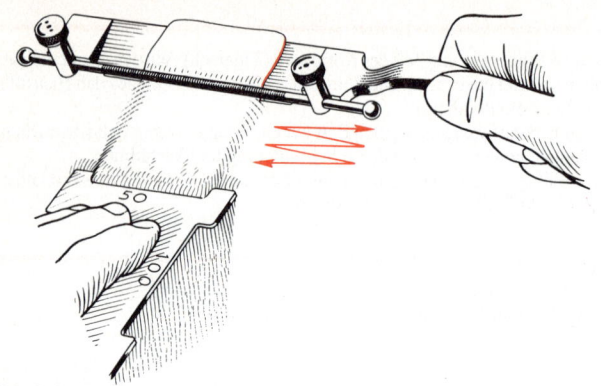

Abb. 210 Entnahme eines Spalthauttransplantats vom Handgelenk. Anspannen der Haut vor dem Dermatom

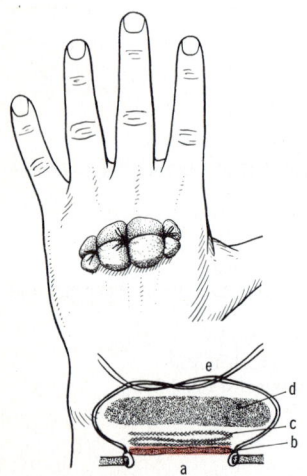

Abb. 211 Verband über dem Transplantat im Schnitt: a) Transplantat, b) Salbentüll, c) saugende Gazeschicht, d) Schaumstoff oder Polserwatte, e) geknoteter Haltefaden

9. Blutstillung durch Kompression, vor allem randständig.
10. Geschichteter Kompressionverband (Abb. 211).

Nachbehandlung

◆ Hochlagerung mit Schiene.
◆ Peripherie kontrollieren.
◆ Verbandwechsel nach 5–7 Tagen.
◆ Offene Wundbehandlung ab 12. Tag.

Prinzip

◆ Epidermis und Korium = Vollhaut (= „Wolfe-Krause"-Lappen).
◆ Freie Übertragung wie Spalthaut.

Eigenschaften

◆ Schrumpft nicht, behält seine Eigenschaften (Farbe, Dicke).
◆ Gewinnt eine gute Schutzsensibilität.
◆ Heilt weniger leicht ein als Spalthaut.

Indikation

◆ Wie Spalthaut. Belastete, aber taktil weniger wichtige Zonen.

Entnahmestellen

◆ Faltenreiche Haut: Leiste, retroaurikulär, submalleolär.
◆ Primärverschluß durch Naht.

Operatives Verfahren

◆ Defektränder exzidieren, Form und Ausdehnung messen.
◆ Messen und Schneiden des Transplantats in Hautspaltrichtung. Ablösen des Lappens mit dem Skalpell unter Spannung (Abb. 212). Sorgfältige Entfernung von Fettresten.
◆ Verschluß des Entnahmedefektes durch Hautnaht.
◆ Implantation des Transplantats und Nachbehandlung wie Spalthaut.

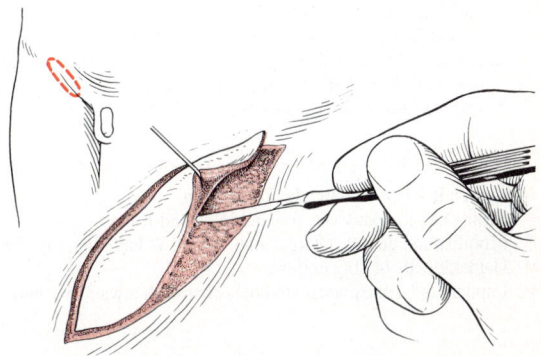

Abb. 212   Vollhauttransplantatentnahme in der Leistenbeuge mit dem Skalpell

Prinzip

◆ Defektdeckung durch gestielten Lappen aus der Umgebung. Die Entnahmestelle wird meist mit Spalthaut gedeckt.

Eigenschaften

◆ Deckung für schlecht vaskularisiertes Bett.
◆ Schutz empfindlicher freiliegender Strukturen (Sehnen, Nerven, Gefäße, offenes Gelenk, Kortikalis).
◆ Bringt sensible, mechanisch belastbare Haut in den Defekt.

Typische Lappen

◆ Tranquilli-Leali-Lappen = V-Y-Lappen (S. 254).
◆ Rotationslappen und Visierlappen.
◆ Dorsolateraler Lappen am Finger.
◆ Lappen bei palmarem Daumenkuppendefekt.

Operatives Verfahren

◆ Für schwierige Fälle empfiehlt sich die Konsultation spezieller Fachliteratur. Prinzip:
  1. Exzision gequetschter Wundränder. Ausmessen des Defekts.
  2. Ausmessen und Einzeichnen des Lappens unter Beachtung der größten Distanzen (Zirkel, Schablone).
  3. Ausschneiden des Lappens mit dem Skalpell unter Schonung der Venen. Atraumatisches Abheben und Ablösen von der Unterlage.
  4. Schwenken des Lappens und Einnähen in den Defekt. Prüfung von Spannung und Zirkulation (Farbe).
  5. Defektdeckung mit Spalthaut oder Vollhaut.
  6. Lockerer Verband: Der Stiel darf nicht komprimiert werden. Das Lappenende muß unter dem Verband eingesehen werden.
  7. Immobilisation mit Schiene und Hochlagerung.

Nachbehandlung

◆ Laufende Überwachung der Zirkulation
◆ Schutz des Lappens vor Verbanddruck und Kälte.
◆ Mobilisation der Nachbargelenke, sobald Wundheilung gesichert ist.
◆ Hautnähte ab 14. Tag entfernen.
◆ Lappen und Transplantat sind belastbar nach etwa 3 Wochen.

Prinzip

◆ Seitlich gestielter dorsaler Lappen vom Nachbarfinger, der umgeklappt eingenäht wird (Abb. 213 a u. b).
◆ Defektdeckung mit Spalthaut oder Vollhaut.
◆ Nach Einheilen wird der Stiel durchtrennt.

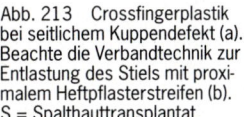
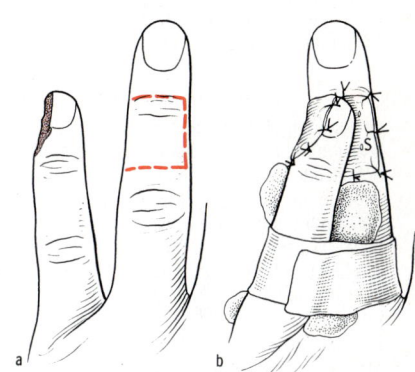

Abb. 213 Crossfingerplastik bei seitlichem Kuppendefekt (a). Beachte die Verbandtechnik zur Entlastung des Stiels mit proximalem Heftpflasterstreifen (b). S = Spalthauttransplantat

Eigenschaften

◆ Deckung tiefer Defekte (z. B. freiliegende Kortikalis), vor allem seitlich und schräg.
◆ Gute Weichteilpolsterung, Trophik und Zirkulation.
◆ Nur kurze Distanz überbrückbar.
◆ Entwickelt nach Monaten beschränkte Schutzsensibilität.

Operatives Verfahren

◆ Leitungsanästhesie, Blutsperre.
◆ Genaues Ausmessen des Defekts und Prüfung der möglichen Positionen für Spenderfinger und Defekt.
  1. Schneiden des Lappens: richtige Schicht = bis auf Peritenon zurückklappen.
  2. Defektdeckung mit Spalthaut oder Vollhaut.
  3. Einnähen des Lappens in den Defekt des Nachbarfingers.
  4. Kompressionsverband auf Spalthauttransplantat.
  5. Präzise Verbandtechnik zur Entlastung des eingenähten Lappens (entlastende Hautnähte zwischen den Fingern, temporäre Transfixationen mit Kirschner-Draht, Gipsschienen usw.).

Nachbehandlung

◆ Regelmäßige Beobachtung der Lappenzirkulation. Bei Ischämie Verband öffnen. Fixation abändern.
◆ Stieldurchtrennung nach 18–20 Tagen und exaktes Einnähen der Ränder.

Besonderheiten

◆ Gehört in die Hand eines erfahrenen Operateurs.
◆ Primärnaht beider Sehnen mit feinster atraumatischer Technik (Lupenbrille).
◆ Bei Kombinationsverletzungen Naht von Arterie und Nerven. Reihenfolge der Versorgung (S. 88) einhalten.

Operatives Verfahren

◆ Erweiterung der Wunde durch Inzision (Abb. 197, S. 248).
◆ Schonende Darstellung und Blockierung der Stümpfe in Flexion mit feiner Injektionsnadel. Der transfixierte Profundus hält den Superfizialis automatisch mit (Abb. 214 a u. b sowie 215 a–c).
◆ Seitliche Inzision der Sehnenscheide im Verletzungsgebiet. Erhaltung der gefäßtragenden Vinkula und der Ringbänder.
◆ Adaptierung der Sehnenstümpfe durch intratendinöse Stütz- oder Kernnaht (Abb. 132 a–c, S. 200) mit Nahtmaterial 4–0 oder 5–0.
◆ Fortlaufende Feinadaptionsnaht des Epitenons mit Nahtmaterial 7–0. Naht der inzidierten Sehnenscheide.
◆ Einfache Hautnaht und Deckverband.
◆ Gipsschiene unter Mitfixierung eines Nachbarfingers (Abb. 134, S. 201).

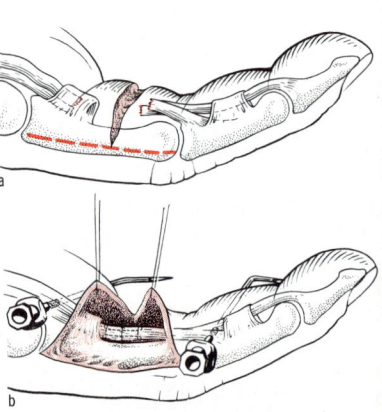

Abb. 214 Durchtrennung beider Beugesehnen im mittleren Grundglied: Wunderweiterung durch seitliche Inzision (a). Blockierung der Sehnenstümpfe durch feine Injektionsnadeln, deren Ende abgebogen wird. Erhaltung der Ringbänder (b). Intratendinöse Stütz- oder Kernnaht und zusätzliche Feinadaptierung (Abb. 132, S. 200)

Sonderfälle

◆ Profundus irreparabel, Superfizialis intakt: Tenodese mit distalem Sehnstumpf oder Arthrodese Endgelenk.
◆ Lazeration der Stümpfe, Defekt: Anfrischung mit Rasierklinge wie Nervennaht (Abb. 127, S. 196). Typische Anastomose. Muß mehr als 0,5 cm reseziert werden, wird proximal des Handgelenks eine Z-förmige Verlängerung ausgeführt. Bei größerem Defekt und sauberen Verhältnissen Protheseneinbau für sekundäre Plastik.
◆ Superfizialisdurchtrennung im Bereich der Schenkel: nach Profundusnaht U-Nähte der Superfizialisschenkel.
◆ Größerer Sehnendefekt an Daumen und Kleinfinger: Transposition von Superfizialis IV.

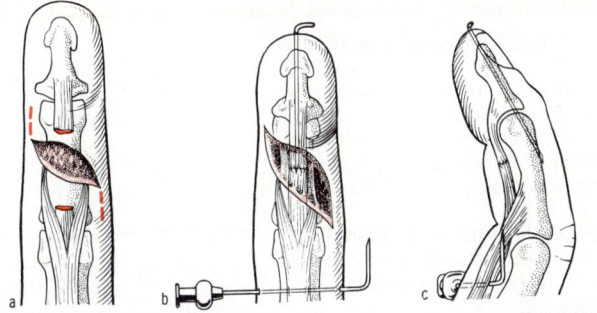

Abb. 215   Durchtrennung der langen Beugesehne im Mittelglied. Verlängerung der Wunde zur Darstellung der Sehnenstümpfe (a). Blockierung des proximalen Stumpfs mit feiner Injektionsnadel, deren Ende abgebogen wird, des distalen Stumpfs durch temporäre Arthrodese des Endgelenks mit Kirschner-Spickdraht in leichter Flexion (b). Intratendinöse Stütz- oder Kernnaht (c) und Feinadaptierung des Epitenons mit fortlaufender Naht

Nachbehandlung I

◆ Wie allgemeine Technik (S. 200 ff).

Nachbehandlung II
nach Kleinert

◆ Prinzip: Aktives Strecken des verletzten Fingers gegen den elastischen Widerstand eines Gummizügels (Abb. 216) innerviert nur die Extensoren, was die Anastomose ohne Belastung bewegt. Vermindert Adhäsionstendenz. Eignet sich nur bei kooperativen Patienten. Das System wird meist nach einigen Tagen installiert. Gefahr der sekundären Anastomosenruptur.

◆ Eine dorsale Gipsschiene fixiert Handgelenk und Metakarpophalangealgelenke in mittlerer Flexion, ebenso die Gelenke des verletzten und eines Nachbarfingers. Ein feiner Gummizügel wird mittels transungualer Naht am verletzten Finger fixiert. Mittels Schließnadel wird er unter Spannung im Verband am Vorderarm eingesteckt (Abb. 216).

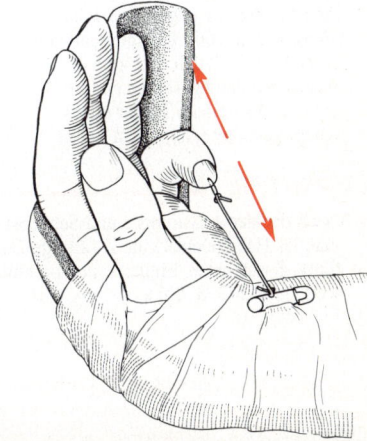

Abb. 216   Nachbehandlung nach Kleinert, s. Text

Streckaponeurose

◆ Darstellung der Stümpfe durch Hilfsinzision.
◆ Prüfen der Adaptation der Sehnenstümpfe in verschiedenen Positionen der Nachbargelenke zur optimalen Entlastung. Transfixation mit feinem, schrägem Kirschner-Draht (Abb. 217 a u. b).
◆ Naht der Sehnenplatte mit feinen U-Nähten oder fortlaufender Naht (Abb. 217). Ausziehdrahtsysteme sind meist ungeeignet.
◆ Fixation und Nachbehandlung wie allgemeine Technik.
◆ Bei Defekt Primäreinbau eines Palmaristransplantats, sofern Hautmantel rekonstruierbar.

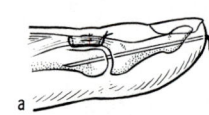
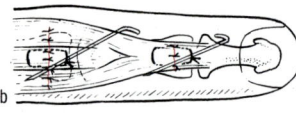

Abb. 217   Naht der Streckaponeurosen am Finger und Transfixation (a, b)

Reimplantation

◆ Bei Abriß oder endständiger Durchtrennung der Profundussehne: Darstellung der proximalen Endphalanx durch schräge palmare Inzision unter Schonung der Kollateralnerven. Schräger Bohrkanal. Einziehen des Sehnenstumpfs in den Kanal mittels Bunnell-Naht (Abb. 218 a) mit Ausziehvorrichtung.
◆ Bei langem Stumpf und beim Kind Anastomose wie allgemeine Technik (Abb. 132, S. 200). Die intratendinöse Naht wird zur Pulpa oder zum distalen Nagelende durchgestoßen und im Nagel oder über einem Tupfer oder Knopf geknotet (Abb. 218 a u. b).

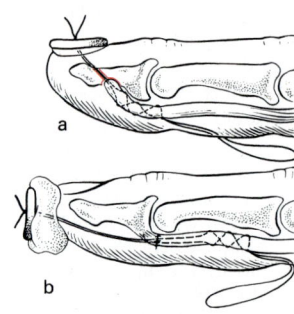

Abb. 218   Reimplantation (Knochenkanal in Endphalanx bzw. Stumpfnaht)

Verlängerung

◆ Nach distaler Anastomose und Sehnenkürzung bis höchstens 1 cm wird proximal des Handgelenks eine Z-förmige Durchtrennung und Verlängerung ausgeführt. Zusätzlicher Einbau eines proximalen Entlastungssystems empfehlenswert (Abb. 133, S. 201).

Indikationen

◆ Sehnen- bzw. Bandersatz an oberer und unterer Extremität.
◆ Palmaris longus bzw. Plantaris werden bevorzugt, fehlen aber bei 15–25% der Menschen. Für Bandersatz kann auch Kutis verwendet werden.

Vorbereitungen

◆ Anästhesie, Lagerung und Desinfektion mit Haupteingriff koordinieren.
◆ Pneumatische Blutsperre.

Operative Verfahren

◆ Palmaris longus: ideales aber relativ kurzes (12–15 cm) Transplantat für obere Extremität. Vorhandensein klinisch nachweisbar (Abb. 219). Wird aufgesucht durch mehrere kleine quere Inzisionen. Anschlingen und Präparation unter Schonung des Peritenons. Untertunnelung. Proximale Durchtrennung, Durchziehen nach distal. Lagerung in feuchter Kompresse.

◆ Plantaris: sehr langes, vielseitig verwendbares Transplantat von verschiedenem Kaliber. Vorhandensein kann klinisch nicht nachgewiesen werden. Peritenon bleibt bei sorgfältiger Entnahmetechnik erhalten. Aufsuchen durch kleine Längsinzision am tibialen Rand der Achillessehne. Durchtrennung der Plantarissehne am Kalkaneus. Einführung eines Endarteriektomiestrippers mit engem Ring und kräftigem Stiel über die Sehne. Aufrollen des freien Sehnenendes auf einer Kocher-Klemme und Anspannen. Der Stripper wird unter rotierenden Bewegungen ruckartig nach proximal vorgeschoben. Er löst die seitlichen Adhäsionen und durchtrennt den Muskelbauch in der Kniekehle stumpf. Durchziehen der Sehne nach distal, Aufbewahren in feuchter Kompresse.

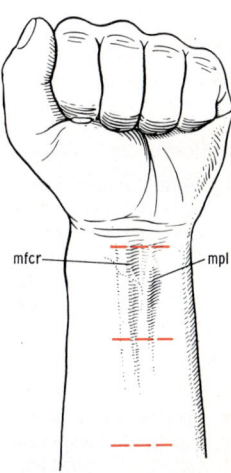

◆ Langer Zehenstrecker: Entnahme, wenn Plantaris und Palmaris fehlen. Darstellen und distale Durchtrennung des Zehenstreckers III oder IV aus querer Hautinzision. Einführung des Strippers und Vorschieben bis zum distalen Unterschenkel. Längsinzision auf Höhe des tastbaren Stripperendes. Durchtrennung der Sehne und Durchziehen nach distal.

Abb. 219 Vorspringen der Sehne des Palmaris longus (mpl) beim Faustschluß. Sie liegt unmittelbar ulnar der kräftigen Sehne des Flexor carpi radialis (mfcr). Quere Inzisionen zur Freilegung (gestrichelt)

Medianusdekompression

Prinzip

◆ Befreiung des N. medianus aus der Enge
 des Karpaltunnels durch völlige Spaltung
 des fibrösen Retinaculum flexorum (lig.
 carpi volare transversum).
◆ Dabei müssen der R. thenaricus (motorisch) und der variable R. palmaris (sensi-
 bel) geschont werden (Abb. 220a, b).
◆ Zusätzlich kann die Dekompression des
 N. ulnaris in der Loge de Guyon (zwischen Os pisiforme und Hamulus) erforderlich sein.

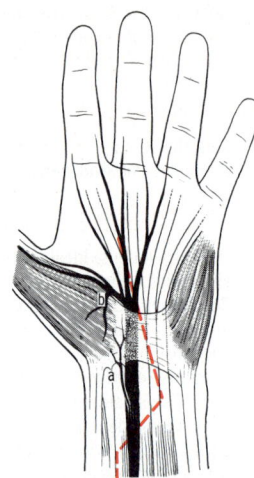

Abb. 220   Hautinzision und Topographie: a = sensibler R. palmaris, b = motorischer Thenarast

Indikationen

◆ Akutes Kompressionssyndrom durch Ödem nach Verletzungen (Schuß, Walzen-
 verletzung, perilunäre Luxation, Radiusfraktur usw.) und Infektionen (Sehnen-
 scheidenphlegmone usw.).
◆ Teil des Zugangs für Osteosynthesen am distalen Radius.
◆ Teil des Zugangs für blutige Reposition der Lunatumluxation.
◆ Chronisches Karpaltunnelsyndrom verschiedener Ätiologie.

Vorbereitungen

◆ Plexusanästhesie oder Narkose.
◆ Pneumatische Blutsperre.
◆ Bipolare Mikrokoagulation.
◆ Optische Vergrößerung (Lupe).

Operatives Verfahren

1. Inzision auf der Ulnarseite des Karpalkanals, distal in die proximale Beugefalte der Hand auslaufend.
2. Aufsuchen des N. medianus am distalen Vorderarm.
3. Präparieren des sensiblen R. palmaris (Abb. 220a).
4. Schrittweise Spalten des Retinakulums entlang dem ulnaren Rand mit dem
 Skalpell (Unterlegen einer Kocher-Sonde) bis an den Arcus arteriosus superficialis (Abb. 221 u. 222). Vorsicht wegen variablen Verlaufs des motorischen Thenarastes (Abb. 220b).
5. Darstellung der Gabelung in die Äste zum Daumen und Finger.

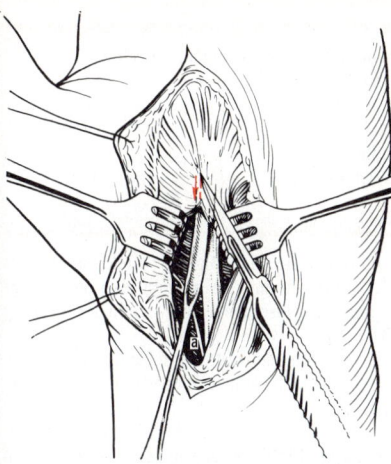

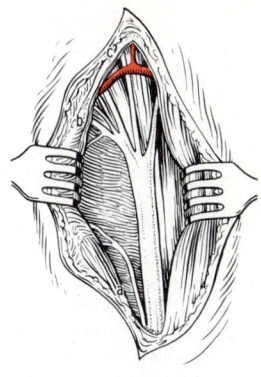

Abb. 221   Etappenweise Spaltung des Retinakulums mit dem Skalpell unter Schutz einer Kocher-Sonde. Cave: atypischer Verlauf des motorischen Thenarastes

Abb. 222   Der freigelegte N. medianus mit seinen abgehenden Ästen. Distal ist der Arcus arteriosus superficialis sichtbar. a) Sensibler, b) motorischer Thenarast, c) Arcus arteriosus superficialis

6. Darstellung und evtl. Neurolyse des motorischen Thenarastes (Abb. 220 b).
7. Öffnen der Blutsperre. Bipolare Mikrokoagulation.
8. Drainage mit Gummilasche oder Plastikfolie für 24–36 Stunden.
9. Feinste Hautnähte. Polsterverband der Hand (Abb. 200, S. 249).
10. Hochlagerung.

Nachbehandlung

◆ Bewegungsübungen der Finger und des Daumens im Verband.
◆ Gepolsterte palmare Schiene für 3 Wochen.
◆ Hautnahtentfernung 14.–18. Tag.

Technische Variante
Dekompression des N. ulnaris

1. Dekompression des N. medianus.
2. Darstellung des N. ulnaris proximal des Kanals.
3. Etappenweise Spaltung der vorderen Kanalwand unter Schonung der oberflächlichen Gefäße (Aa. und Vv. ulnares). Darstellung des proximal in die Tiefe abgehenden motorischen Astes und der Verzweigung in die Fingeräste.
4. Abschluß und Nachbehandlung wie Medianusdekompression.

Prinzip

- ◆ Lokalisation des Fremdkörpers (Durchleuchtung, geeignete Inzision).
- ◆ Blutsperre. Leitungsanästhesie oder Narkose.
- ◆ Prüfung auf Vollständigkeit nach Entfernung.
- ◆ Keine Naht. Sekundäre Wundheilung.
- ◆ Ruhigstellung (Schiene) bis Wundheilung.
- ◆ Tetanusprophylaxe. Antibiotika, wenn Infekt.

Operative Verfahren

- ◆ Metallsplitter. Unter Bildverstärkerkontrolle Hautinzision direkt über dem Fremdkörper. Eingehen mit geschlossener Klemme. Wenn Fremdkörper bewegt werden kann, Klemme öffnen, Fremdkörper fassen. Wenn er sich in der Klemme mitbewegt, Extraktion (Abb. 223 a u. b).
- ◆ Glas und ähnliche Fremdkörper: Erweiterung der Eintrittspforte durch Inzision. Etappenweises Vorgehen. Suchen mit Sonde, FK-Pinzette oder Finger. Nach Extraktion teilweise Naht der Inzision.
- ◆ Holzsplitter oder Nähnadel: quere Inzision auf die Mitte des länglichen Fremdkörpers. Fassen mit Klemme. Sorgfältige Mobilisierung in seiner Achse durch Verschieben. Extraktion aus Eintrittspforte oder Inzision (Abb. 224 a u. b).

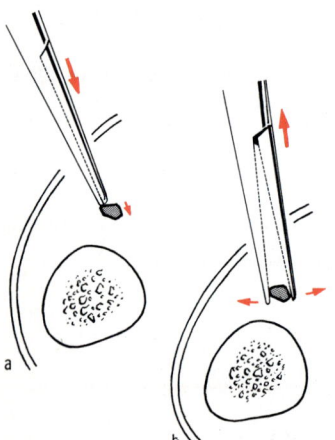

Abb. 223 Metallsplitterentfernung mit Klemme unter BV-Kontrolle

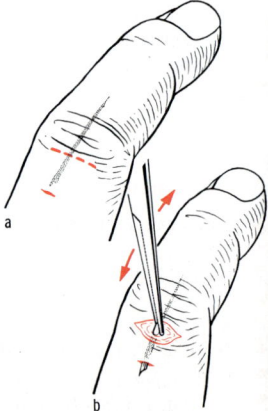

Abb. 224 Holzsplitterentfernung durch Querinzision über Fremdkörpermitte

Indikation

◆ Abriß des ulnaren Kollateralbandes am Grundgelenk (Skidaumen).

Prinzip

◆ Reinsertion und Fixation mit Sehnendraht.
◆ Kleine Abrißfrakturen werden nach der gleichen Technik behandelt.

Operatives Verfahren

◆ Plexusanästhesie oder Narkose, Blutsperre.
◆ Dorsoulnare Inzision.
◆ Weghalten der Äste des N. radialis.
◆ Aponeurose des Adduktor pollicis darstellen (Abb. 225a).
◆ Das gerissene Band ist meist nach proximal umgeklappt (Abb. 225b).
◆ Spalten der Aponeurose, Darstellung der oft schlecht erkennbaren Abrißzone (Abb. 225c).
◆ Schräges Bohrloch nach distalradial anlegen.

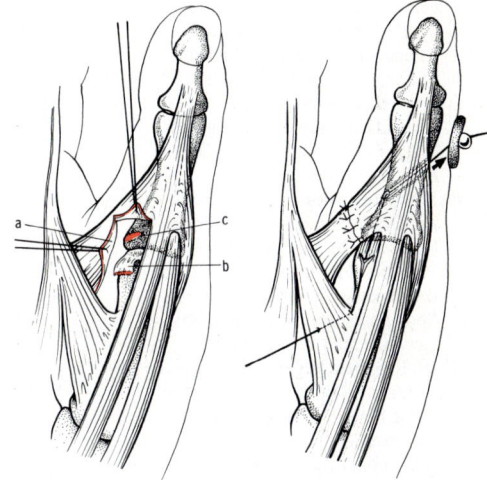

Abb. 225   Naht des ulnaren Kollateralbandes am Daumen: a = gespaltene Aponeurose des Adductor pollicis, b = zurückgeschlagenes Band, c = Abrißzone

Durchziehen eines Sehnendrahts mit Widerhaken durch das Kollateralband und das Bohrloch. Durch Zug adaptiert sich das Band.
◆ Feinadaptationsnaht der Gelenkkapsel und des Bandes (Dexon/Vicryl 5–0).
◆ Prüfung von Stabilität und freier Flexion.
◆ Naht der inzidierten Adduktorsehne mit Dexon/Vicryl 5–0.
◆ Hautnaht.
◆ Dorsoradiale Gipsschiene in leichter Flexion des Metakarpophalangealgelenkes.

Nachbehandlung

◆ Gipsschiene und Sehnendraht nach 5–6 Wochen entfernen.

Hand: Skapoidfraktur

Indikationen

◆ Dislozierte oder instabile Fraktur (z. B. transnavikuläre Luxation).
◆ Vertikal schräge Fraktur.
◆ Verzögerte Konsolidation.

Operatives Verfahren

◆ Narkose oder Plexusanästhesie, pneumatische Blutsperre.
  1. Winkelförmige, etwa 5 cm lange dorsoradiale Inzision.
  2. Weghalten der Äste der A. radialis und des N. radialis. Gelenkeröffnung am dorsalen Rand des Processus styloideus radii.
  3. Reposition durch Bewegung und Zug. Festhalten mit Wundhäkchen (Abb. 226a).

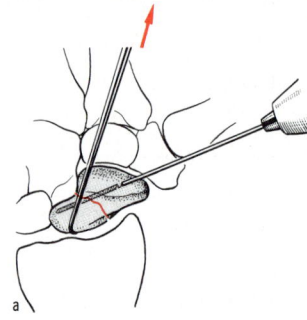

  4. Einbohren eines axialen Kirschner-Drahts von bekannter Länge (Abb. 226 b). Röntgenkontrolle.
  5. Parallele Bohrung 2,5 mm. Gewinde schneiden. Einführung einer Spongiosaschraube 4,0 mm. Das Gewinde muß ganz im proximalen Fragment liegen (interfragmentäre Kompression). Anziehen der Schraube. Kontrolle von Stabilität und Schraubenlage (Bildverstärker oder Röntgenbild) (Abb. 226c).

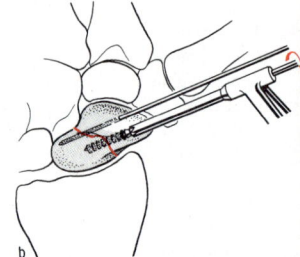

  6. Gelenkverschluß und Hautnaht, gepolsterte Gipsschiene und Hochlagerung.
  7. Neuerdings werden vermehrt Schrauben 2,7 mm oder 2 Schrauben 2,0 mm verwendet.

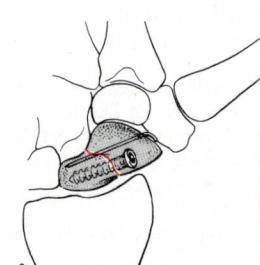

Abb. 226 Technik der Verschraubung der Skapoidfraktur, s. Text

Nachbehandlung

◆ Zirkulärgips nach Wundheilung für 6–12 Wochen.
◆ Metallentfernung nach etwa einem Jahr.

Indikation

◆ Dislozierte, offene und instabile Frakturen mit Subluxation, Palmarknickung oder Rotationsfehlstellung.
Begleitverletzungen.

Prinzip

◆ Perkutane oder offene Reposition und Stabilisierung, anschließend äußere Fixation. Offenhalten der Daumenkommissur in Opposition-Abduktion.
◆ Funktionelle Nachbehandlung nach stabiler Osteosynthese.

Operatives Verfahren I
Perkutaner Kirschner-Draht

◆ Basisfraktur Metakarpale I: Reposition durch Zug und Abduktion an Daumen (evtl. Aufhängung) (Abb. 40, S. 85). Einbohren von 2 versetzten Kirschner-Drähten unter Bildwandlerkontrolle in das Trapezium und Metakarpale II. Drahtenden abbiegen und versenken (Abb. 227 a). Alternative: Stabilisierung nach Iselin (Abb. 227 b).
◆ Subkapitale Fraktur: Vorgehen nach Abb. 228 a–d.
◆ Schaftfraktur: Vorgehen nach Abb. 229 a u. b.

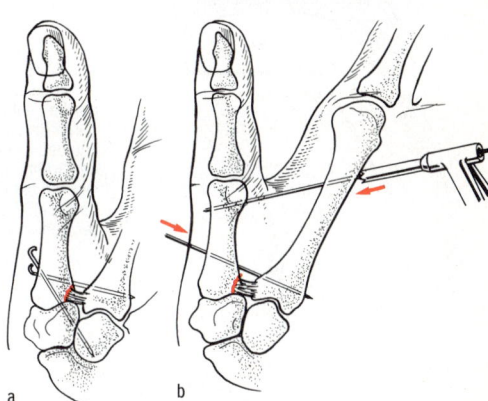

Abb. 227 Perkutane Stabilisierung nach Wagner (a) und nach Iselin (b)

a   b

Operatives Verfahren II
Offene Osteosynthese

◆ Plexusanästhesie, pneumatische Blutsperre, Armtisch.
◆ Metakarpale I (Basis): sichelförmige Inzision an der Thenarbasis. Schonung der Äste des N. radialis und der Sehne des Abductor pollicis longus. Reposition unter Sicht. Stabilisierung: Schraube bei Bennett-Fraktur mit größerem Fragment. T-Platte bei Rolando- oder extraartikulärer Fraktur (Abb. 230 a–c). Drainage. Hautnaht. Gepolsterte Gipsschiene. Hochlagerung.
◆ Metakarpale II–V: Längsinzision zwischen den Knochen. Stabilisierung gemäß Abb. 230 d.

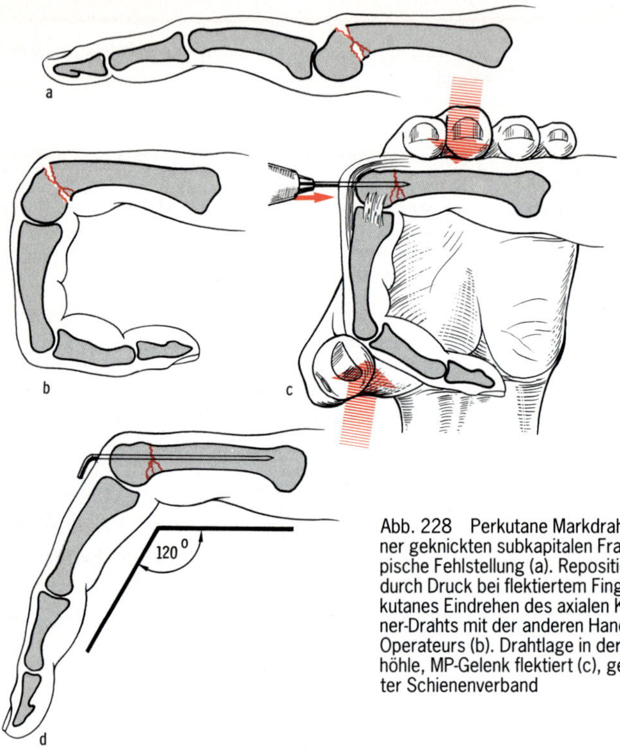

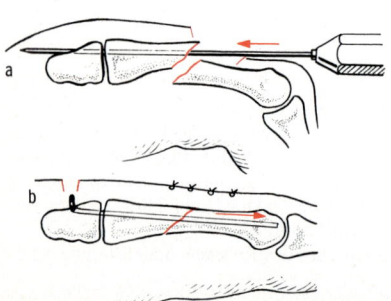

Abb. 228 Perkutane Markdrahtung einer geknickten subkapitalen Fraktur: typische Fehlstellung (a). Reposition durch Druck bei flektiertem Finger. Perkutanes Eindrehen des axialen Kirschner-Drahts mit der anderen Hand des Operateurs (b). Drahtlage in der Markhöhle, MP-Gelenk flektiert (c), gepolsterter Schienenverband

Abb. 229 Markdrahtung bei Schaftfraktur: der Draht wird aus der freigelegten Fraktur in das proximale Fragment gebohrt (a). Unter Flexion im Handgelenk gelangt er nach außen im Bereich des Karpus. Reposition unter Sicht und Zurückbohren des Drahts in das periphere Fragment (b). Abbiegen, Abklemmen und Versenken des proximalen Drahtendes

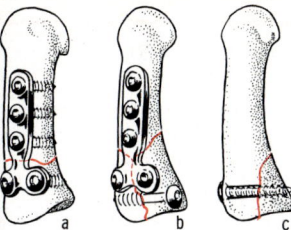

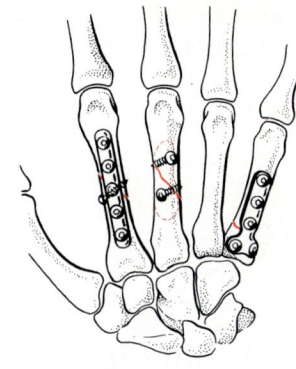

Abb. 230a–c   Osteosynthesen bei Basisfraktur des Metakarpale I: a) T-Platte (bei extraartikulärer Querfraktur), b) Verschraubung des Gelenkanteils und T-Platte bei Rolando-Fraktur, c) Verschraubung einer Bennett-Fraktur bei großem Fragment

Abb. 230d   Stabile Osteosynthesen mit Schrauben (Torsionsfraktur M III und IV) bzw. mit Platten (Frakturen M II und M V)

Operatives Verahren III
Fixateur externe

◆ Indiziert bei transartikulären Trümmerfrakturen, besonders der Basis des Metakarpale I sowie bei Frakturen mit grobem Weichteilschaden.
◆ Das Frakturierte wird an einem benachbarten intakten Metakarpale fixiert.
◆ Zur Anwendung kommt die auf S. 244 f beschriebene Instrumentation mit Gewinde-Kirschner-Drähten 2,5 mm (Abb. 231).
◆ Für schlanke Mittelhandknochen und Phalangen sind kleiner dimensionierte Instrumentarien im Handel.

Nachbehandlung

◆ Nach Drahtspickung Gips und Drähte nach etwa 4 Wochen entfernen.
◆ Nach stabiler Osteosynthese funktionelle Nachbehandlung aus abnehmbarer Schiene. Ausnahme: begleitende Sehnennaht, Nervennaht oder Hautplastik.
◆ Plattenentfernung nach 5–6 Monaten.

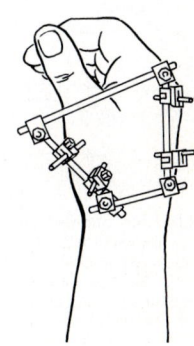

Abb. 231   Kleiner Fixateur externe als Rahmenkonstruktion bei Basisfraktur des Metakarpale I

Indikation, Prinzip

Wie Mittelhand (S. 269 ff). Abrißfrakturen Endphalanx (S. 111).

Beispiele (Abb. 232–235)

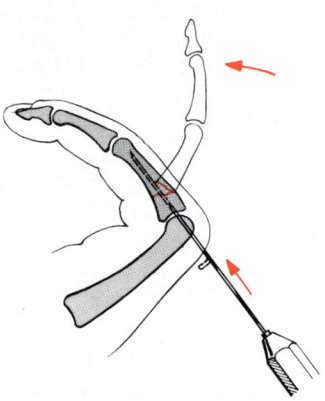

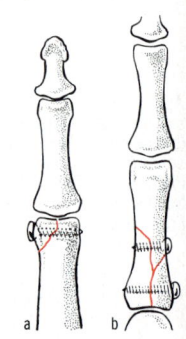

Abb. 232 Transartikuläre Markdrahtung bei Basisfraktur von Phalanx I. Die Reposition des distalen Fragmentes aus der Dorsalknickung erfolgt erst, nachdem der transartikuläre Kirschner-Draht das proximale Fragment gefaßt hat

Abb. 233 Schraubenosteosynthese artikulärer Frakturen im Metakarpophalangeal- (a) und proximalen Interphalangealgelenk (b)

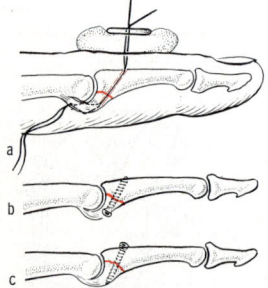

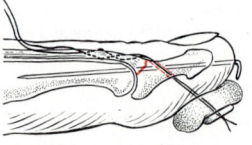

Abb. 234 Stabilisierung der basalen Luxationsfraktur von Phalanx II mittels Sehnendrahttechnik (a) (s. S. 184) bzw. direkter (b) oder indirekter Verschraubung (bei größerem Fragment) (c)

Abb. 235 Operation der Abrißfraktur am Endgelenk: Transfixation mit Bunnell-Sehnennaht mit Ausziehvorrichtung (S. 202). Zusätzlich temporäre Arthrodese mit Kirschner-Draht

Indikationen

◆ Hämatothorax, Pneumothorax und Kombinationsform.
◆ Bei massivem Thoraxtrauma (z. B. Rippenserienfrakturen) vor Einleitung einer Überdrucknarkose (Prophylaxe des akuten Spannungspneumothorax).
◆ Bei Versorgung einer penetrierenden Thoraxwunde.
◆ Anläßlich jeder Thorakotomie.
◆ Nach operativer Versorgung der Zwerchfellruptur von thorakalem oder abdominalem Zugang aus.

Prinzip

◆ Optimal liegende Drainage ist gleichzeitig optimale Infektprophylaxe.
◆ Drainage des reinen Pneumothorax von der Pleurakuppe aus. Bei Hämatothorax wird die Drainage in der Thoraxflanke eingelegt und kommt hinter die Lunge zu liegen.
◆ 2 Drainageschläuche im gleichen Pleuraraum können durch ein Y-Stück zusammengekuppelt und mit der gleichen Vakuumpumpe unter Sog gesetzt werden.
◆ Gleichzeitige Drainage des rechten und linken Pleuraraums erfordert dagegen separate Vakuumpumpen für jeden Hemithorax.
◆ Durchtritt der Drainageschläuche durch die Thoraxwand unter Bildung eines möglichst langen subkutanen Kanals aus Gründen der Dichtigkeit und zur Prophylaxe einer aszendierenden Infektion.

Instrumente

◆ Lokalanästhesie, Skalpell für Stichinzision, Nahtmaterial.
◆ Trokar mit Führungshülse und Stachel. Thoraxschläuche müssen mühelos durch die Trokarhülse gleiten.
◆ Silikonisierte Plastikschläuche mit zentralem Führungsstachel (Argyle).

Technik

1. Pneumothorax
◆ Rückenlage, Arme längs dem Körper herabgezogen.
◆ Anzeichen des Oberrandes der III. Rippe in Medioklavikulärlinie.
◆ Anästhesierung eines subkutanen Schrägkanals, 2–3 cm kaudal vom Oberrand der III. Rippe beginnend, dann Anästhetikumdepot im 2. ICR lateral von der Durchtrittsstelle durch die Pleura (Leitungsanästhesie des II. Interkostalnervs).
◆ Stichinzision. Subkutanes Vorschieben der Trokarspitze über die III. Rippe. Hier wird der Trokar steil gestellt und dosiert durch die Thoraxwand eingestoßen.
◆ Vorschieben des Thoraxschlauchs in sagittaler Richtung über die Pleuraspitze, Entfernung des Trokars.
◆ Befestigung des Schlauchs mit Hautnaht, Anlegen der bereitgestellten Saugdrainage, entsprechend 25 cm Wassersäule.
◆ Sichere Alternative: Minithorakotomie, digitale Exploration und Einführung des Schlauchs entlang des Fingers.
2. Hämatothorax
◆ Rückenlage, leicht nach der Gegenseite gedreht, Arm hochgeschlagen. Anästhesierung eines subkutanen Kanals in der mittleren Axillarlinie auf den 5. oder 6. ICR zu. Stichinzision (Abb. 236).

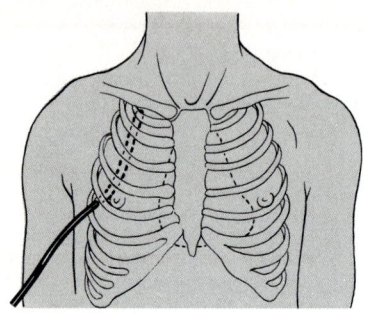

Abb. 236 Thoraxdrain im 5. ICR zur Evakuation eines Hämatothorax, angeschlossen an Saugsystem (folgende Abb.)

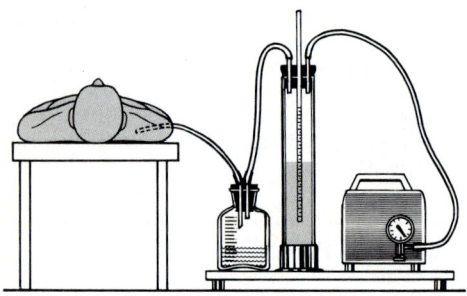

Abb. 237 Systemübersicht zur Thoraxdrainage: Links Sekretauffangflasche. Mitte Wassersäule zur Einstellung des Sogs. Rechts Motorpumpe

◆ Cave: bei Thorakoabdominaltrauma häufig Zwerchfellhochstand! Trokarspitze nicht unterhalb der Mamillenhöhe in den Thoraxraum einstechen, da sonst die Gefahr einer Zwerchfellperforation und Läsion der Leber bzw. des Magens besteht.
◆ Einschieben des Thoraxschlauchs längs der hinteren Thoraxwand.
◆ Befestigung des Schlauchs mit Hautnaht, Saugdrainage (Sog 25 cm Wassersäule, Abb. 237).

Nachbehandlung

◆ Bei korrekter Thoraxdrainage kommt es innerhalb weniger Minuten zur Evakuation des Hämatothorax oder Pneumothorax und zur Entfaltung der Lunge.
◆ Röntgenkontrolle: Thoraxaufnahme a.-p. und seitlich. Effektivität der Drainage, Lagekontrolle der Schläuche.

Indikation

◆ Herztamponade.

Technik

◆ Rückenlage, halbsitzend (Abb. 238).
◆ Lokalanästhesie am Larrey-Punkt, zwischen Xiphoid und Ansatz des linken Rippenbogens.
◆ Stichinzision mit spitzer Skalpellklinge.
◆ Leichtgängige Glasspritze 20 ml. Punktionskanüle 6–8 cm lang, Nr. 16–18. Haut im Winkel von 45° durchstechen, dann Senken der Spritze und Kanüle flach hinter das Sternum vorschieben.
◆ Durchtritt durch das Perikard in 3–4 cm Tiefe: mühelos läßt sich Blut aspirieren.
◆ Punktionserfolg zeigt sich sofort: Absinken von ZVD und Tachykardie, Anstieg des peripheren Blutdrucks.
◆ Bei ausbleibendem Erfolg (Punctio sicca) Verdacht auf Koagula im Perikard: Thorakotomie, operative Ausräumung des koagulierten Hämatoms und Versorgung der Herzwunde.

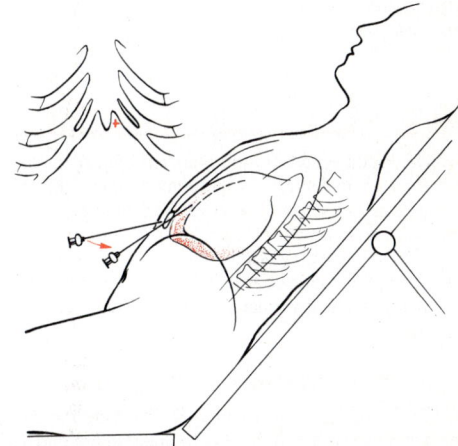

Abb. 238 Perikardpunktion: Kanüle im Winkel von 45° durch die Haut führen, dann Senken (Pfeil) und ins Hämoperikard vorschieben. Insert: Larrey-Punkt zwischen Xiphoid und Rippenbogenansatz

Nachbehandlung

◆ Röntgenkontrolle: Verkleinerung des Herzschattens.
◆ Bei erneutem Hämoperikard: keine Zeit verlieren! Punktion mit Subklaviaset wiederholen, Einführen eines Plastikkatheters durch die Punktionskanüle ins Perikard. Spülung mit körperwarmer physiologischer Kochsalzlösung.

Indikation

◆ Jede Zwerchfellruptur (Abb. 239).

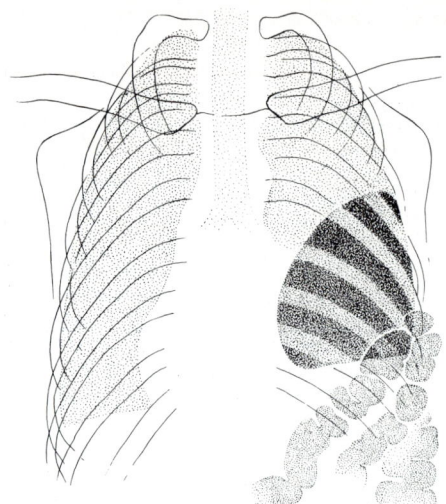

Abb. 239 Zwerchfellruptur links: Eventration von Magen und linker Kolonflexur. Cave: Verwechslung mit Pneumothorax!

Prinzip

◆ Bei Frühdiagnose (bis 48 Stunden) Zugang durch obere mediane Laparotomie, Revision und allenfalls Versorgung lädierter intraabdominaler Organe. Zwerchfellnaht von unten (Operatives Verfahren I).
◆ Bei später gestellter Diagnose: anterolaterale Thorakotomie im 8. ICR. Reposition luxierter Eingeweide, Zwerchfellnaht von oben (Operatives Verfahren II).
◆ Thorakoabdominale Schnittführung mit Durchtrennung des Rippenknorpels, wenn möglich, vermeiden, da der Zweihöhlenschnitt die Atemmechanik stark beeinträchtigt.

Operatives Verfahren I

◆ Obere mediane Laparotomie, Revision der Bauchhöhle.
◆ Schrittweise Reposition eventrierter Organe durch vorsichtigen Zug.
◆ Einstellung der Zwerchfellruptur von unten: evtl. Mobilisierung des linken Leberlappens (Durchtrennung von Lig. triangulare sinistrum und Lig. coronarium hepatis).
◆ Vorziehen der Rupturränder mit Allis-Klemmen.
◆ Einlegen der Pleurasaugdrainage von außen her unter Sichtkontrolle durch die Zwerchfellruptur.
◆ Verschluß der Zwerchfellruptur zweischichtig mit Einzelknopfnähten: atraumatische Vicryl oder PDS 2–0.
◆ Magensonde: korrekte Lage überprüfen.
◆ Verschluß der Laparotomie.

Operatives Verfahren II

◆ Anterolaterale Thorakotomie im 8. ICR: bogenförmige Schnittführung auf der IX. Rippe, Eingehen auf den oberen Rippenrand, Abschieben der Interkostalmuskulatur mit Raspatorium und Eröffnung der Pleura.

◆ Einsetzen des Rippenspreizers. Beim Aufdrehen desselben ist eine Zerreißung des Rippenknorpels unbedingt zu vermeiden.

◆ Identifikation der im Thorax liegenden Organe. Stumpfes und scharfes Lösen der Adhäsionen, Reposition mit Hand und Stieltupfern.

◆ Besteht eine irreponible Inkarzeration, so muß der Rupturrand des Zwerchfells an geeigneter Stelle über einer Kocher-Sonde radiär inzidiert werden, bis sich die Reposition mühelos vollziehen läßt.

◆ Indentifikation des N. phrenicus: nicht verletzen, nicht in Naht fassen!

◆ Zwerchfellnaht einschichtig: U-förmig gestochene Einzelnähte 2–0 (Vicryl, PDS).

◆ Einführen der Thoraxdrainage: Stichinzision in der lateralen Thoraxflanke. Lagekontrolle des Schlauchs am offenen Thorax.

◆ Verschluß der Thorakotomie: Perikostalnähte (Rippenkontraktor), schichtweiser Weichteilverschluß.

Nachbehandlung

◆ Pleurasaugdrainage mit Sog 25 cmH$_2$O für 48 Stunden.

◆ Magensonde offen ableiten, parenterale Ernährung für 24–48 Stunden.

Indikationen

◆ Verdacht auf intraabdominelle Verletzung, wenn Sonographie oder CT nicht verfügbar sind.
◆ Verdacht auf intraabdominale Blutung beim Bewußtlosen.
◆ Klinisch und sonographisch unklarer Befund bei erhaltenem Bewußtsein.

Prinzip

◆ Diagnostisches Verfahren zum Nachweis von Blut oder Darminhalt in der freien Bauchhöhle, nicht organspezifisch.
◆ Bei der Interpretation (s. unten) ist die Möglichkeit falsch negativer und falsch positiver Befunde zu berücksichtigen.
◆ Falsch negativ: lokalisierte Hämatome in der Tiefe der Abdominalflanken (Milzloge); Adhäsionen mit Kompartimentierung des Bauchraums; zweizeitige Organrupturen.
◆ Falsch positiv: Sickerblutung in die Bauchhöhle aus dem Retroperitoneum bei Wirbel- und Beckenfrakturen, Nierenverletzung.

Instrumente

◆ Peritonealdialysekatheter mit Führungsmandrin und Infusionsbesteck.
◆ Durchsichtige Blasenspritze 100 ml.
◆ Spülflüssigkeit (sterile physiologische Kochsalzlösung).

Operatives Verfahren

◆ Blase entleeren (Katheter).
◆ Lokalanästhesie der Bauchdecken im Bereich des Durchstichs, sofern Patient bei Bewußtsein.
◆ Stichinzision in die Haut mit spitzer Skalpellklinge, in Mittellinie 2 Querfinger unter Nabel.
◆ Der armierte Peritonealkatheter wird mit dosiertem Druck senkrecht durch die Linea alba gestoßen (Abb. 240), worauf der Mandrin sofort um 1 cm zurückgezogen wird.
◆ Weiterschieben des Peritonealkatheters mit leichter Bohrbewegung schräg nach unten (Richtung Douglas-Raum) unter stetigem Rückziehen des Mandrins.
◆ Wenn die Arretierungsmarke am Katheter das Hautniveau erreicht hat, wird der Mandrin ganz entfernt.

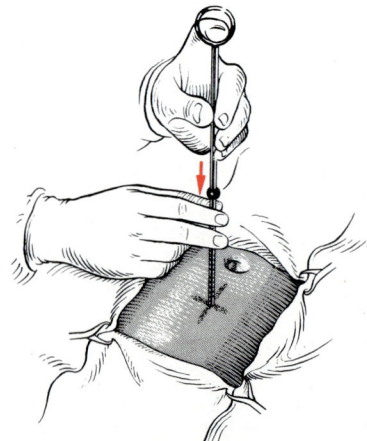

Abb. 240   Einführung des Peritonealkatheters in Mittellinie 2 QF unter Nabel

Interpretationen

- Bei reichlich freiem Blut im Abdomen steigt dieses nach Entfernung des Mandrins sofort spontan im Katheter hoch: ausreichende Indikation zur Laparotomie.
- Falls kein spontaner Blutaustritt: Ansetzen einer durchsichtigen Blasenspritze (Abb. 241), Spülung des Abdomens mit 100 ml körperwarmer Kochsalzlösung (Lavage).
- Aspiration der instillierten Flüssigkeit: bei stark blutiger Verfärbung Laparotomie.
- Aspirierte Spülflüssigkeit klar: schwerere Blutung liegt nicht vor, der Patient bleibt überwachungsbedürftig.
- Aspirierte Flüssigkeit leicht hämorrhagisch tingiert: Zweifelsfall, besonders bei Vorliegen retroperitonealer Verletzungen (Sickerblutung aus dem Retroperitoneum?). Entscheid, ob Laparotomie abhängig vom klinischen Verlauf.
- Aspirierte Spülflüssigkeit gallig-trüb, mit Gewebsfetzen: Dünndarminhalt. Iatrogene oder traumatische Perforation, Laparotomie ist indiziert.

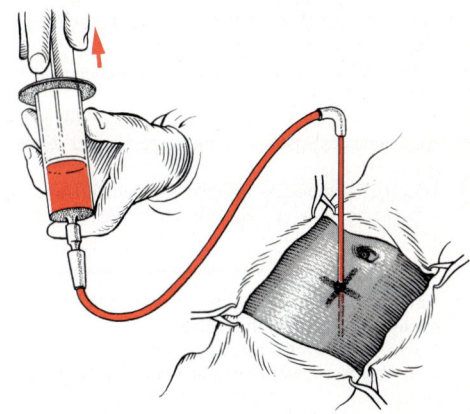

Abb. 241   Aspiration von hämorrhagisch tingierter Spülflüssigkeit (Lavage)

Indikationen

◆ Milzruptur mit starker Zertrümmerung, Massivblutung, Polytrauma.
◆ Zusatzeingriff bei Pankreasquerriß: partielle Splenopankreatektomie (S. 285).

Prinzip

◆ Rasche Hämostase: Absetzen der Milz dicht am Hilus.
◆ Beachte besonders: Gefäßverbindungen von der Milz zur Magengroßkurvatur im Lig. gastrointestinale. Klemmen schrittweise und möglichst magenfern an den Milzhilus setzen. Massenligaturen vermeiden wegen des Risikos einer ischämischen Magenperforation und Nachblutungsgefahr.

Operatives Verfahren

◆ Obere mediane Laparotomie als polyvalente Schnittführung.
◆ Absaugen von Blut aus der Bauchhöhle: empfehlenswert 2 unabhängige Saugvorrichtungen. Rechtsneigung des Operationstischs.
◆ Exploration des Oberbauchs: Milz? Leber? Zwerchfell?
◆ Magen nach rechts unten ziehen.
◆ Milz mit linker Hand umfassen. Rechte Hand mobilisiert die Milzkonvexität mit langer, gebogener Schere.
◆ Hilus: gezieltes Ansetzen von langen Klemmen unmittelbar an der Milz, Entfernung des Organs.
◆ Separate Durchstechungsligaturen für alle Milzgefäße.
◆ Ausspülen des Abdomens mit körperwarmer Ringer-Lösung, Überprüfung der Hämostase.
◆ Weiches Gummidrain in linke Abdominalflanke. Verschluß der Laparotomie, wenn keine weiteren Verletzungen zu versorgen sind.

Nachbehandlung

◆ Am 1. postoperativen Tag Bestimmung von Hb, Hämatokrit, Thrombozyten, Serumamylase und Elektrolytstatus.
◆ Parenterale Flüssigkeitszufuhr 1–2 Tage.
◆ Magensonde zunächst offen ableiten, nach Ingangkommen der Darmperistaltik entfernen.
◆ Entfernung des Milzlogendrains nach 2 Tagen.
◆ Splenektomie erhöht unmittelbar postoperativ die Thrombose- und Infektgefahr. Bei Risikopatienten frühzeitige Antikoagulation (Heparinisierung), Antibiotikaschutz.

Indikationen

◆ Blutendes Lebertrauma. Klinische Symptomatik entspricht einem hämorrhagisch-peritonealen Krankheitsbild, s. Abschnitte stumpfes und penetrierendes Bauchtrauma (S. 128 f, 130).

Prinzip

◆ Zugang: obere mediane Laparotomie (bei gesicherter Diagnose auch Querinzision). Bei Bedarf ist im 8. ICR eine Verlängerung in den rechten Hemithorax möglich.

◆ Unmittelbar lebensnotwendige Maßnahme ist bei Massivblutung das Gewinnen einer Übersicht als Voraussetzung für gezielte Hämostase. Großkalibrige Absaugvorrichtungen. Mobilisieren und komprimieren der Leber!

◆ *Blutstillung „von außerhalb des Organs":*
   1. Abklemmen des Lig. hepatoduodenale (Pringle-Manöver) mit großer Gefäßklemme ist bei Normothermie während mindestens 30 Minuten statthaft und bringt die Blutung aus der A. hepatica propria und V. portae zum Stehen.
   2. Kompression oder Klemmen der Aorta infradiaphragmatisch, gefolgt von Kavakompression, drosselt die Blutung aus verletzten Lebervenen. Cave: alleinige Kompression der V. cava führt am schockierten Patienten sofort zum Kreislaufzusammenbruch!

◆ *Blutstillung „am Parenchym":*
   1. Blutende Gefäßlumina mit gezielten Durchstechungsligaturen versorgen.
   2. Diffuse Flächenblutungen: Hämostase mit Infrarotkoagulator.

◆ *Débridement:*
   Devitalisierte und zerfetzte Gewebsteile werden zur Verhinderung von Nachblutungen und Abszessen ad hoc abgetragen (Resektionsdébridement) und das Parenchym mit dem Infrarotkoagulator versiegelt.

◆ *Perihepatische Textiltamponade:*
   Probate Maßnahme, um das Leberparenchym und Blutungsquellen zu komprimieren. Temporärer Verschluß des Abdomens mit Ethizip bis zum geplanten „second look" nach ca. 48 Stunden.

Verfahren I: Selektive Hämostase

◆ Bei glatten Parenchymrissen, oberflächlich oder tief.

◆ Klaffende Gefäß- oder Gallenwegslumina mit Durchstechungsligaturen versorgen (resorbierbares, atraumatisches Nahtmaterial, z. B. Dexon 3–0).

◆ Bei tiefer Leberwunde Einlegen eines weichen Gummidrains in den Wundgrund, spannungsfreies Herausleiten aus den Bauchdecken.

◆ Subphrenische und subhepatische Drainageschläuche.

Verfahren II: Resektionsdébridement

- Bei Teilabrissen und ausgedehnten Zerfetzungszonen.
- Resektionsdébridement = atypische Teilresektion. „Finger-fracture-Technik" unter laufendem Fassen und Versorgen offener Lumina.
- Provisorische Hämostase ist möglich am Leberrand durch Anlegen weicher Darmklemmen.

Verfahren III: Vorgehen bei zentraler Ruptur

- Gefäßklemme ans Lig. hepatoduodenale anlegen (Pringle-Manöver).
- Darstellung der Ruptur: Durchtrennung des Lig. teres hepatis zwischen Ligaturen, Inzision des Lig. falciforme. Ergibt sich damit kein genügender Zugang, so wird die Laparotomie nach rechts in den 8. ICR verlängert und das Zwerchfell am Rippenansatz abgelöst.
- Aufspreizen der Leberwunde, laufendes Absaugen von Blut. Sichtbare Gefäßlumina mit Durchstechungsligatur versorgen.
- Steht die Blutung aus der Tiefe: Freigabe des Lig. hepatoduodenale und nochmaliges Absuchen auf weitere Blutungsquellen.
- Stabilisierung des Organs durch Einbringen eines ad hoc mobilisierten Netzlappens. Perihepatische Textiltamponade.

Verfahren IV: Vaskuläre Isolierung

- Indiziert bei Lebervenenabriß/retrohepatischem Kavariß.
- Gefährlichste Verletzungsform mit hoher intraoperativer Letalität durch Verblutung. Erkennen meist nicht auf Anhieb: Zertrümmerung im Bereich der rechten Leberkuppe, anhaltende Massivblutung aus der Tiefe auch nach Abklemmen des Lig. hepatoduodenale.
- Kaum zu behebender hämorrhagischer Schock.
- Erweiterung der Laparotomie in den Hemithorax rechts, Ablösen des Zwerchfells am Rippenansatz.
- Abklemmen der Aorta zur temporären Hämostase: Omentum minus durchtrennen, rechten Zwerchfellschenkel längsspalten. Die Aorta liegt damit frei und kann abgeklemmt werden. Nach Abklemmen der Aorta ist auch die Kompression der V. cava inferior statthaft.
- Aufsuchen der Blutungsquelle erfordert evtl. Parenchymresektion; Hämostase durch Ligaturen oder fortlaufende atraumatische Gefäßnaht.
- Ad hoc ist zu entscheiden, ob die Hämostase durch Infrarotkoagulation und/oder eine perihepatische Textiltamponade zu ergänzen ist.

Nachbehandlung

◆ Intensivbehandlung!

◆ Laufende Volumensubstitution aufgrund der Kreislaufparameter (zentraler Venendruck).

◆ Kontrolle der Atemfunktion: Blutgasanalyse, Thoraxröntgen. Bei Zweihöhlenschnitt postoperativ grundsätzlich Respiratorbeatmung.

◆ Antibiotikatherapie.

◆ Magensonde offen ableiten.

◆ Blasenkatheter: stündliche Urinportionen.

◆ Die unmittelbare postoperative Gefährdung besteht in Nachblutungen.

◆ Später folgen infektiöse Komplikationen (Leberabszeß, subphrenischer Abszeß, Sepsis) und Hämobilie.

◆ Eingeplante Reoperation nach provisorischem Verschluß der Bauchwand mit Ethizip zur Entfernung von Tamponaden, Nekrosen und Koagula.

Pankreasversorgung

Indikation

◆ Pankreastrauma mit Läsion der Pankreaskapsel.

Prinzip

◆ Obere mediane Laparotomie. Exposition des Pankreas: Durchtrennung des Lig. gastrocolicum, Magenhinterwand ablösen, Magen nach oben, Querkolon nach unten ziehen.

◆ Operativ-taktisch von zentraler Bedeutung: Ductus pancreaticus eröffnet/durchtrennt oder intakt?

◆ Taktische Prinzipien für die traumatologische Pankreaschirurgie:

1. Parenchymnaht nur, wenn Ductus pancreaticus intakt.
2. Bei verletztem Ductus pancreaticus entweder Linksresektion (distal der Verletzung) oder innere Drainage durch pankreatikodigestive Anastomose.
3. Linksresektion (Korpus, Schwanz): technisch einfach, im Verlauf sicher. Läßt sich kombinieren mit Splenektomie en bloc (operatives Verfahren III).
4. Pankreatikodigestive Anastomosen: Erhaltung von abgetrennten Organteilen, jedoch häufiger Komplikationen (Abszesse, Fisteln, Peritonitis) als nach Resektion. Letztere ist besonders bei verzögerter Operation (Pankreatitis) zu bevorzugen.
5. Selten indiziert: partielle Duodenopankreatektomie (schwere Läsionen im Kopfbereich). Der Eingriff setzt hohe technische Erfahrung voraus.

◆ Unabhängig vom operativen Verfahren Drainage der Pankreasloge: weiche Gummidrains nach rechts aus dem Foramen Winslowi, nach links aus Bursa omentalis oder Milzbett.

Operatives Verfahren I

◆ Ausschließliche Drainage der Bursa omentalis mit weichen Gummidrains beiderseits aus den Abdominalflanken.

◆ Indiziert bei Pankreaskontusion ohne Kapselruptur (meist intraoperativer Zufallsbefund).

◆ Bei unerkannter Läsion des Ductus pancreaticus kommt es sekundär zur Ausbildung einer Pseudozyste.

Operatives Verfahren II

◆ Nahtverschluß oberflächlicher Kapsel- und Parenchymrisse.

◆ Indiziert bei intaktem Ductus pancreaticus.

◆ Gewebe mit resorbierbarem Nahtmaterial locker adaptieren, keine tiefen Durchstechungen wegen Gefahr des Mitfassens des Ductus pancreaticus.

◆ Gezielte Drainage nach außen.

Operatives Verfahren III

◆ Teilresektion distal der Ruptur (Linksresektion, im Bedarfsfall kombinierbar mit Splenektomie).

◆ Indiziert bei Durchtrennung des Parenchyms und Eröffnung des Ductus pancreaticus links vom Kopfbereich. Bei intaktem Pankreaskopf keine funktionellen Ausfälle!

◆ Wird die Milz in situ belassen, so ist das technische Hauptproblem das Abkommen von den Milzgefäßen (Abb. 242). Spitze des Pankreasschwanzes mit Klemme vorziehen, Inzision der peritonealen Umschlagsfalte am Oberrand des Pankreas. Gefäßverbindungen zu den Milzgefäßen schrittweise durchtrennen.

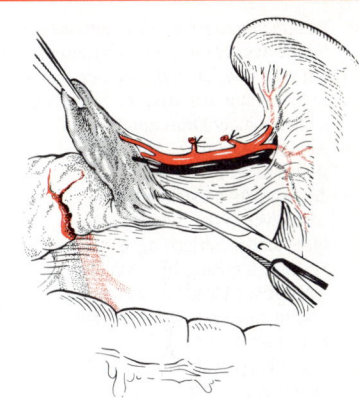

Abb. 242 Linksresektion: Ablösen der Pankreasrückfläche von den Gefäßverbindungen zur Milz

◆ Ist die Pankreasspitze nicht identifizierbar, so beginnt die Ablösung mit Inzision des Peritoneums am Unterrand der Drüse, es folgt die Präparation der Rückfläche von unten her.

◆ Bei gleichzeitiger Milzruptur oder unübersichtlichen Verhältnissen und profuser Blutung partielle Splenopankreatektomie (Abb. 243). A. und V. lienalis am Pankreasoberrand präliminar aufsuchen, ligieren und durchtrennen. Mobilisation der Milz aus ihren lateralen Aufhängebändern, Durchtrennung des Lig. gastrolienale und lienocolicum. Milz vorziehen; der Pankreasschwanz folgt samt den Milzgefäßen und läßt sich aus dem Retroperitoneum lösen.

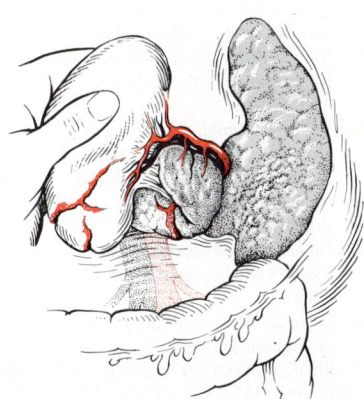

Abb. 243 Partielle Splenopankreatektomie. Zug an der mobilisierten Milz spannt den Pankreasschwanz nach vorn. Ablösung von Retroperitoneum samt den Milzgefäßen

◆ Versorgung des zentralen Pankreasstumpfs nach Linksresektion: Durchstechungsligatur des Ductus pancreaticus mit Vicryl 3–0. Blutende Gefäße umstechen oder koagulieren. Fortlaufender blinder Verschluß des Parenchymrests mit eingeschlagener atraumatischer Vicrylnaht.

◆ Gezielte Drainage

Operatives Verfahren IV

◆ Pankreatikodigestive Anastomose vom distalen Pankreasabschnitt mit Blindverschluß des zentralen Gewebestumpfs (Abb. 244) oder als Alternative Anastomosen vom distalen und zentralen Pankreasanteil zum Jejunum (Abb. 245).

◆ Indiziert nur bei frischer Verletzung mit Eröffnung des Ductus pancreaticus rechts von der Drüsenmitte.

◆ Achtung: Die Abb. 244 u. 245 stellen nicht Routineverfahren dar, sondern verstehen sich – schon wegen der Seltenheit entsprechender Verletzungen – als Spezialisten-Eingriffe. Am Operationstisch ist ad hoc zu beurteilen, ob eines der Verfahren indiziert, praktisch realisierbar und physiologisch sinnvoll ist.

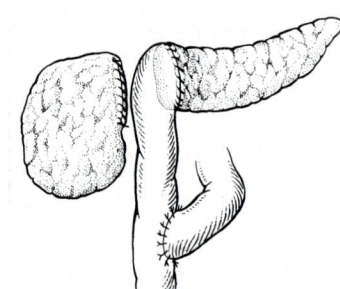

Abb. 244 Anastomose vom Pankreaskörper zum Jejunum, Blindverschluß des zentralen Pankreasstumpfes

◆ Drainage des distalen Drüsenanteils in eine nach Roux ausgeschaltete Jejunumschlinge. Anastomose zweireihig End-zu-End unter Invagination des Drüsenquerschnitts ins Darmlumen. Innere Nahtreihe fortlaufend mit Vicryl atraumatisch 3–0, äußere Nahtreihe mit atraumatischer Vicryl 2–0.

◆ Beachte: Lumen des Ductus pancreaticus nicht in die Nahtreihe fassen! Nach Identifikation evtl. provisorische Schienung mit Plastikkatheter.

◆ Blindverschluß des Pankreasstumpfs wie bei operativem Verfahren III.

◆ Alternativverfahren: doppelläufige Jejunumschlinge mit 2 pankreatikodigestiven Anastomosen (s. Abb. 245).

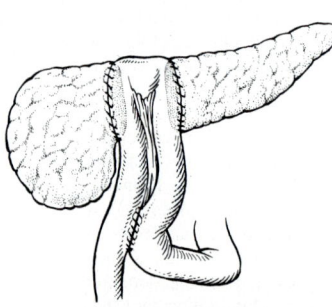

Abb. 245 Doppelte Pankreatikojejunostomie mit Braun-Fußpunktanastomose

Nachbehandlung

◆ Entsprechend einer akuten Pankreatitis.
◆ Ernährung parenteral, Magensonde offen ableiten, Blasenkatheter.
◆ Antibiose.
◆ Somatostatin.
◆ Pankreasdrains: belassen, solange im Wundsekret Amylaseaktivität nachweisbar. Kürzung schrittweise.

Indikation

- Perforierende Verletzung des Magens und des Darms (extraperitoneale Rektumversorgung s. S. 296).
- Trophische Schädigung des Darms bei Mesenterialverletzung.

Prinzip

- Antibiose. Tetanusprophylaxe.
- Mediane Laparotomie als polyvalenter Zugang.
- Exploration des Abdomens: Luft, Blut, Darminhalt, Galle in der freien Bauchhöhle? Nach Feststellung augenfälliger Verletzungen folgt das systematische Absuchen: Magen (evtl. Bursa omentalis), Duodenum (absteigender Duodenalschenkel: retroperitoneale Perforation nicht übersehen!), Dünndarm und Dünndarmmesenterium, Kolon bis zum Douglas. Mehrfachläsionen?
- Trophik des Darms (livide bis bläuliche Verfärbung bei Ischämie), Abrißverletzungen, Mesenterialrisse.
- Erschöpfende Diagnostik anderer intraabdominaler Schäden.
- Die operativen Verfahren umfassen *Übernähung* von Lecks durch Direktnaht, die typischen *Resektionen,* die Vorlagerung mobiler Kolonabschnitte als *Kolostomie* (selten reine Vorlagerung ohne Darmeröffnung) und die *endständige Ausleitung* eines oder beider Kolonschenkel.
- Die einzelnen Verfahren lassen sich kombinieren.

Besonderheiten

- Primärer Verschluß isolierter Lecks am Magen oder Darm setzt ungestörte Trophik des verletzten Darmabschnitts voraus. Beachte: Blutung aus der Mukosa ist ein günstiges, Blauverfärbung der Verletzungsränder ein ungünstiges Zeichen.
- Am Darm ist die Naht zur Vermeidung einer Stenose grundsätzlich in querer Richtung anzulegen. Am Magen, mit seinem bedeutend größeren Querschnitt, ist man in dieser Hinsicht freier.
- Im Gegensatz zur Chirurgie des traumatisierten Kolons verhalten sich auch multiple Magen-/Dünndarmverletzungen biologisch gutartiger, die Kontamination ist von geringerer Virulenz, und primäre Anastomosen sind weniger risikobehaftet.
- Retroperitoneale Perforationen im Bereich fixierter Darmabschnitte (Duodenum, Kolon) sind zu erkennen an gallig-hämorrhagischer Durchtränkung des Retroperitoneums, Gasblasen, Ödem.

1. Übernähung

- Die Übernähung wird „von Hand" oder mit Klammernahtgeräten vorgenommen.
- „Von Hand" ergibt sich eine einreihige einstülpende Primärnaht, mit Nahtapparaten wird die Schleimhaut evertiert.
- Anlegen von atraumatischen Haltefäden beidseits des Lecks, dieses in querer Richtung leicht anspannen.

Magen-Darm-Versorgung

◆ *Handnaht* (Abb. 246–248):
1. Atraumatischer resorbierbarer Faden (z. B. Vicryl oder Dexon 3–0).
2. Serosa und Muskularis werden in der Reihenfolge von außen nach innen und auf der gegenüberliegenden Seite von innen nach außen durchstochen. Wichtig: die Schleimhaut nur knapp (tangential) mitfassen.

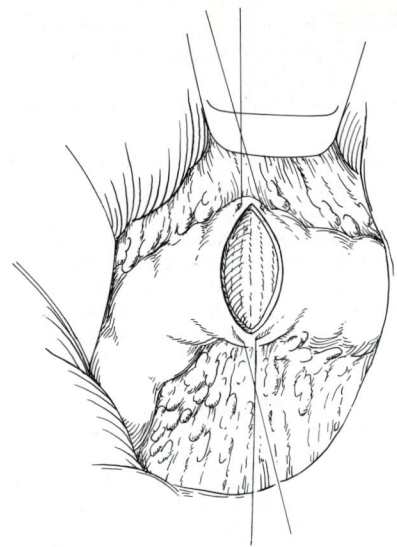

Abb. 246 Handnaht: Haltefäden in querer Richtung angespannt

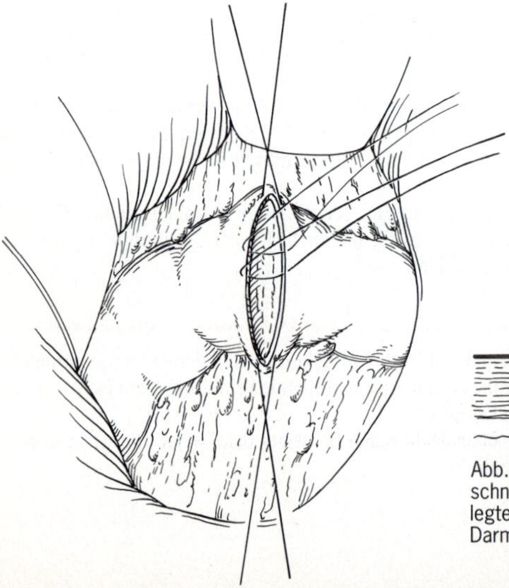

Abb. 247 Handnaht: Einzelstiche fassen voll die Seromuskularis, aber nur tangential die Mukosa

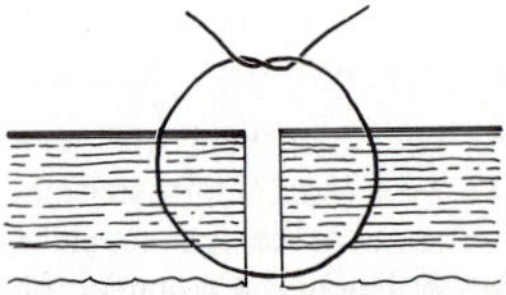

Abb. 248 Schematischer Querschnitt der Darmwand mit vorgelegtem Faden zur einreihigen Darmnaht

◆ *Naht mit Klammergerät:*

1. Die Darmwunde in querer Richtung mit Haltefäden anspannen, die Mitte des Lecks mit einem weiteren Faden oder Allis-Klemmen fassen und leicht anheben (Abb. 249).

2. Das Klammergerät (TA 55) wird nun unterhalb der Haltefäden über die Wundränder geführt, wobei besonders zu beachten ist, daß alle Wandschichten evertierend vom Instrument erfaßt werden (Abb. 249).

3. Öffnungshebel schließen, Auslöser entriegeln und Klammerung durch Zusammendrücken der Handgriffe beenden.

4. Überschüssiges Gewebe mit Skalpell dem Instrumentenrand entlang resezieren. Das Gerät öffnen und entfernen (Abb. 250 u. 251).

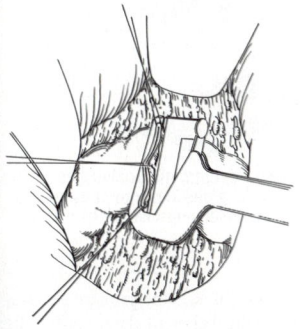

Abb. 249 Vor Auslösung der Klammernaht sicherstellen, daß sich alle Wandschichten im Instrument befinden

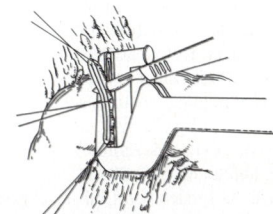

Abb. 250 Nach Klammerung wird das überschüssige Gewebe entlang dem Instrument reseziert und dieses anschließend geöffnet und entfernt

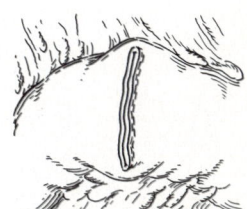

Abb. 251 Der Darm ist mit einer doppelten, versetzt angeordneten Klammerreihe verschlossen

2. Darmresektion

◆ Indiziert bei ausgedehnter Lazeration des Darms, multiplen Lecks in einem begrenzten Abschnitt, gestörter Vaskularisierung und/oder Mesenterialabriß (Abb. 252).

◆ Standardresektionen sind: am Dünndarm die Segmentresektion, am Dickdarm die Hemikolektomie rechts mit Ileotransversostomie, Transversumresektion, Hemikolektomie links, Sigmaresektion.

◆ Zur Sicherung der Anastomose nach Resektionen in der linken Kolonhälfte ist das Anlegen einer proximalen Schutzkolostomie (doppelläufige Transversostomie, evtl. Zäkostomie) zu überlegen (s. S. 294 f).

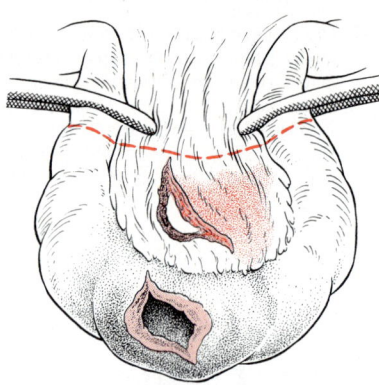

Abb. 252 Dünndarmruptur mit trophischer Störung infolge Zerreißung des Mesenteriums: Indikation zur Resektion. Absetzungslinie rot gestrichelt

◆ Nach ausgedehnten Linksresektionen am Kolon kann auf eine primäre Anastomosierung verzichtet werden. Der orale Darmschenkel wird dann endständig nach außen geleitet, der aborale Darmschenkel blind verschlossen *(Verfahren nach Hartmann)*.

◆ Fixierte Kolonabschnitte (Flexuren, Sigma) wenn nötig von lateral mobilisieren.

◆ Absetzungslinie proximal und distal festlegen.

◆ Schrittweise Durchtrennung des Mesenteriums: Inzision der Serosa, Blutgefäße im durchscheinenden Licht mit Klemmen fassen.

◆ Absetzung des Darms und Anastomosierung erfolgen wiederum „von Hand" oder vollständig mit Klammernahtgeräten.

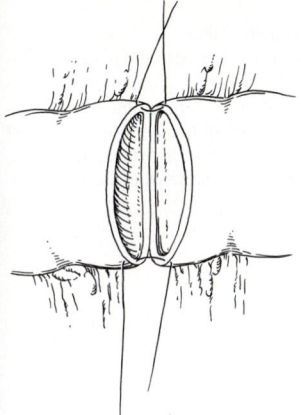

Abb. 253 „Handnaht": Eckfäden in
querer Richtung spannen

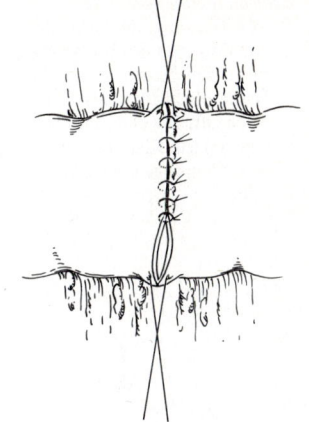

Abb. 254 „Handnaht": Vorderwand-
naht mit Einzelstichen. Anschließend
Darm umdrehen und analoge Hinterwandnaht

◆ *Manuelle Anastomose:*
1. Anlegen von weichen Darmklemmen proximal und distal der Resektionslinie, Verschluß des Resektats mit harten Klemmen.
2. Durchtrennung des Darms mit dem Elektromesser in leicht schräger Richtung
   (antimesenteriale Zirkumferenz etwas kürzer als am Mesenterialansatz). Zunächst wird nur die Seromuskularis inzidiert, dann der Mukosaschlauch angespannt und durchtrennt. Die Mukosa zieht sich dadurch zurück und überschüssige Schleimhautfalten lassen sich vermeiden.
3. Anastomose einreihig. Zwischen gegenüberliegenden Haltefäden werden
   Einzelstiche mit resorbierbarem atraumatischem Faden angelegt. Die Stiche
   fassen Serosa und Muskularis voll, die Mukosa nur auf wenige Millimeter tangential (Abb. 253 u. 254).
4. Variante: Anastomose einreihig-fortlaufend. Günstig ist ein doppelt armier-
   ter Faden (z. B. Maxon 4–0). Vorsicht: Eine zirkuläre fortlaufende Naht impliziert das Risiko der Stenosierung. Also: fortlaufende Naht nur an relativ weiten Lumina, z. B. Magen oder Kolon, *nicht aber am Dünndarm,* und Faden
   nur leicht anziehen!
5. Nach Beendigung der Anastomose: Prüfung der Durchgängigkeit mit dem
   Finger, evtl. „Sicherungsnähte". Verschluß des Mesoschlitzes.

◆ *Klammernahtanastomose:*

1. Mobilisierung, Resektion des lädierten Darmabschnitts.
2. Die Branchen des Klammergeräts GIA 50 (USSC) werden separat in die Lumina der beiden Darmschenkel eingeführt (Abb. 255). Adaptation des Darms, Schließen des Geräts und Auslösen der Klammerung (Abb. 256). Nach Öffnung und Entfernung des Nahtgeräts vereinigen 2 doppelte, versetzt angeordnete Klammerreihen den Darm (Abb. 257); die zwischen den Klammerreihen angeordnete Klinge hat das Gewebe durchtrennt und das Stoma gebildet.

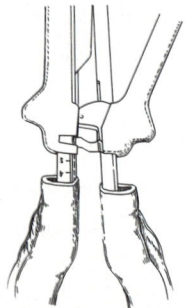

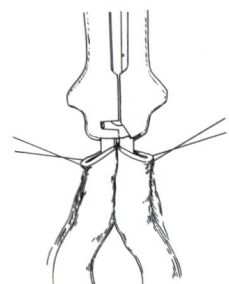

Abb. 255   Die Branchen des Klammernahtgeräts werden in jedes Lumen eingeführt, so tief wie möglich

Abb. 256   Instrument wird nach gleichmäßiger Ausrichtung des Darms ausgelöst

3. Evertierender Verschluß des Darmlumens mit dem Klammernahtgerät TA 55 (Abb. 258).
4. Evtl. Stabilisierung der Klammernähte mit seromuskulären Einzelknopfnähten (Abb. 259).

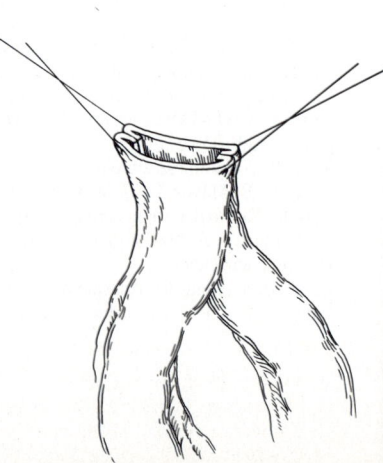

Abb. 257   Die beidseitigen Lumina sind vereinigt

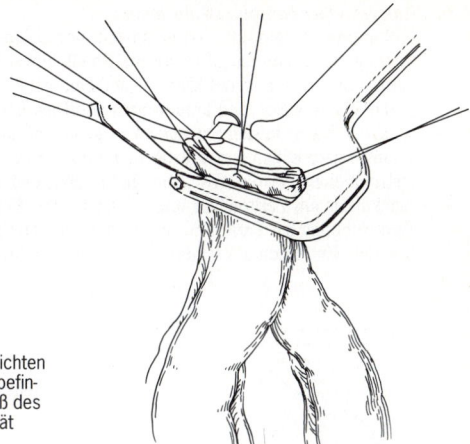

Abb. 258   Alle Gewebeschichten müssen sich im Instrument befinden. Evertierender Verschluß des Darms mit Klammernahtgerät TA 55

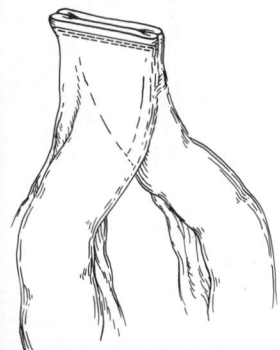

Abb. 259   Funktionell entsteht eine End-zu-End-Anastomose

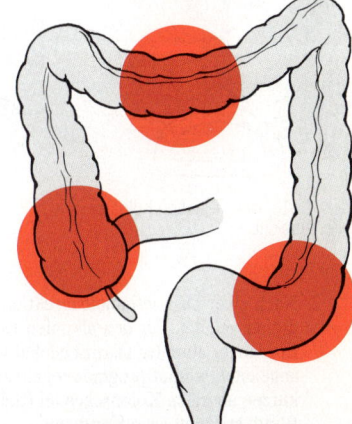

Abb. 260   Kolonabschnitte, die sich zur temporären Ableitung nach außen eignen: Zäkum, Colon transversum, Sigma

3. Kolostomie

Die mobilen Abschnitte des Dickdarms (Zäkum, Transversum, Sigma, Abb. 260) können temporär nach außen abgeleitet werden:

1. Doppelläufige Deviationskolostomie (Schutzkolostomie) oberhalb einer Anastomose oder Übernähung (s. Abb. 261 u. 262):

Anlegen einer Deviationskolostomie:

Kolon transversum oder Sigma soweit mobilisieren, daß eine doppelläufige Schlinge sich spannungsfrei vor die Bauchdecken bringen läßt. Unterfahren des Darms mit gebogener Klemme und Durchziehen eines Gummizügels. Separate Hautinzision und kreuzweises Eröffnen der Faszie. Mit 2–3 Fingern wird der Kanal in den Bauchdecken genügend aufgeweitet und die Darmschlinge nach außen durchgezogen. Schutz vor dem Zurückgleiten durch Unterlegen eines Plastikstabs (Abb. 261 u. 262) und lockere Fixation der Seromuskularis am Peritoneum und an der Faszie. Eröffnung der vorgelagerten Darmschlinge bei Peritonitis sofort zum Operationsende, ansonsten nach 24 Stunden. Entfernen des Unterlegestabs nach 48 Stunden.

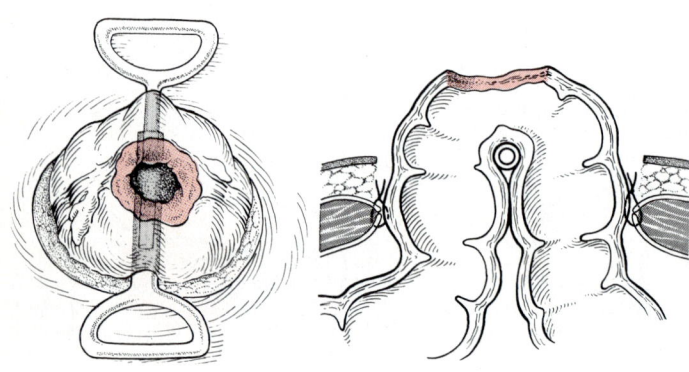

Abb. 261   Doppelläufige Kolostomie, Aufsicht

Abb. 262   Doppelläufige Kolostomie,
Transversalschnitt

2. Nach einer Diskontinuitätsresektion wird der orale Kolonschenkel endständig ausgeleitet. Für den aboralen Kolonschenkel bestehen 2 Möglichkeiten: Ein langer aboraler Darmschenkel wird vorzugsweise ebenfalls nach außen abgeleitet, worauf prograde regelmäßige Spülungen möglich sind. Für einen kurzen aboralen Kolonschenkel (tiefer als Sigmascheitel) empfiehlt sich der Blindverschluß nach Hartmann.

3. Die Katheterzäkostomie (Abb. 263 u. 264). Die Stuhlableitung erfolgt über einen Ballonkatheter mindestens Charrière 30. Die Katheterzäkostomie bringt einen deutlich geringeren protektiven Effekt als doppelläufige oder endständige Ausleitungen, denn die Stuhlpassage wird nicht völlig eliminiert. Ihr Vorteil ist, daß sie sich nach Entfernung des Katheters spontan verschließt.

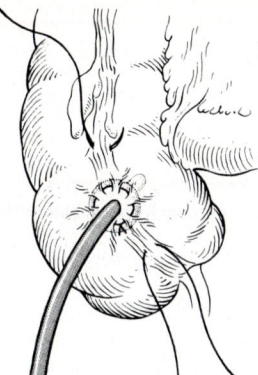

Abb. 263 Katheterzäkostomie:
Stichinzision durch die freie Tänie.
Abdichtung des Ballonkatheters
mit Tabaksbeutelnaht

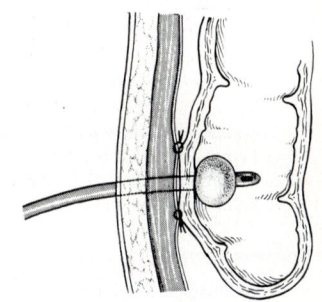

Abb. 264 Katheterzäkostomie: Das
mobilisierte Zäkum wird mit seromuskulären Einzelstichen am Peritoneum befestigt

Laparotomieverschluß

◆ Mechanische Reinigung der Bauchhöhle durch ausgiebiges Spülen und Absaugen. Drainage mit weichen Rundgummidrains: subphrenisch, subhepatisch, Abdominalflanken, evtl. Douglas-Raum.

◆ Laparotomieverschluß in üblicher Weise. Evtl. Sicherung der Bauchdeckennaht
mit durchgreifenden Allschichtnähten.

◆ Bei starker Verschmutzung der Bauchhöhle, bereits etablierter Peritonitis oder
zweifelhaften Perfusionsverhältnissen ist ein temporärer Verschluß der Bauchdecken nach dem Reißverschlußprinzip (Ethizip) zu erwägen, verbunden mit
der Einplanung einer Relaparotomie nach 48 Stunden zur Anastomosenkontrol-
le, Spülung und Entfernung von Nekrosen.

Nachbehandlung

◆ Übliches Laparotomieschema.

◆ Fortführung der präoperativ eingeleiteten Antibiose über 24–48 Stunden.

◆ Nach Abheilung der primären Unfallfolgen: Rückverlagerung, bzw. Verschluß
einer Kolostomie als Wahleingriff.

Indikationen

◆ Die extraperitoneale, penetrierende Rektumverletzung durch Pfählung, Schuß/Stich, Explosion oder analerotische Manipulationen.

◆ Versorgung der intraperitonealen Rektosigmoidperforation (s. S. 287 ff, Kolonrevision).

Prinzip

◆ 2 operative Phasen: zunächst Laparotomie, intraperitoneale Revision und Anlegen einer doppelläufigen Sigmoidostomie.

◆ 2. Operationsphase in Steinschnittlage: perineales Débridement, Versorgung der Rektumverletzung und präsakrale Drainage.

Vorbereitung

◆ Notfallmäßige Retablierung der Kreislauf- und Respirationsverhältnisse. Blasenkatheter.

◆ Einleitung der Antibiotikatherapie.

◆ Endoskopische Reinigung des Rektums von Stuhlresten und Koagula durch Spülen und Absaugen.

Operatives Verfahren

1. Rückenlage. Kurze untere mediane Laparotomie. Revision des Bauchraums, speziell Absuchen des Unterbauchs auf penetrierende intraperitoneale Verletzung (Sigma, Dünndarmschlingen, Blase).

◆ Anlegen einer doppelläufigen Sigmoidostomie: Mobilisation des Sigmas von lateral her, Unterfahren der Sigmaschlinge mit Gummizügel. Herausleiten durch eine angemessene Öffnung im linken Unterbauch. Unterlegen der vorgelagerten Schlinge vor den Bauchdecken mit Plastikstab (Coloplast-Starter-Set, Abb. 261 u. 265).

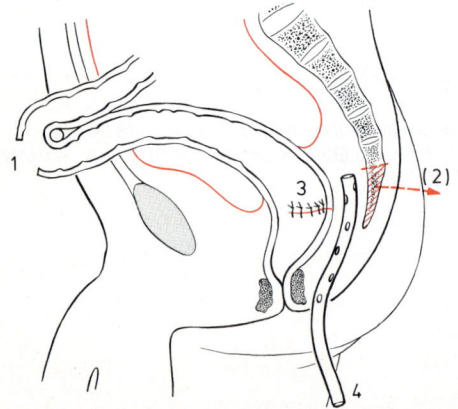

Abb. 265 Rektumversorgung: 1 = Doppelläufige Sigmoidostomie, 2 = Evtl. Resektion des Steißbeins, 3 = Rektumnaht vom Lumen her oder nach Steißbeinresektion von hinten, 4 = Präsakrale Drainage

◆ Verschluß der Laparotomie. Provisorischer Verband mit Plastikspray.
◆ Quere Eröffnung des vorgelagerten Sigmas mit Elektromesser, Hämostase, Absaugen des Darminhalts aus dem zuführenden und abführenden Schenkel der Stomie.
   2. Umlagerung des Patienten: Beine in Kniestützen, Steinschnittlage.
◆ Perineale Revision: Sphinkterapparat intakt? Pararektale Wundhöhle? Bei intaktem Sphinkter digitales Dehnen des Analkanals, Einsetzen eines Rahmenspekulums.
◆ Sofern die Verletzung eingestellt werden kann: Rektumnaht vom Lumen her mit atraumatischem Vicryl 3–0 (quergestellte Reihe von Einzelstichen). Bei engen Verhältnissen und Rektumläsion hoch in der Sakralhöhle bogenförmige Hautinzision über der Steißbeinspitze außerhalb der Sphincter ani, Durchtrennung des Lig. anococcygeum, Resektion des Steißbeins. Stumpfes präsakrales Vorgehen mit dem Zeigefinger entlang der Rektumhinterwand. Durch Einsatz von Langenbeck-Haken läßt sich die Wunde dann oft von außen sichtbar machen und versorgen.
◆ Adaptation der zerrissenen Sphinktermuskulatur mit PDS 2–0.
◆ Einlegen eines dicken, weichen Gummidrains präsakral, Annähen desselben am Hautrand.
◆ Durchspülen der ausgeschalteten Rektosigmoidschlinge von oben und unten im Sinne der möglichst weitgehenden mechanischen Säuberung.

Nachbehandlung

◆ Infusionstherapie.
◆ Breitbandantibiotika (evtl. „Dreier"-Kombination).
◆ Verschluß der Sigmoidostomie nach völliger Säuberung der sakralen Wundhöhle und Durchführung einer Koloskopie zum Ausschluß einer Striktur im Narbenbereich.

Abdomen: Nierenverletzung

Indikationen

◆ Nierenstielabriß.
◆ Schwere Parenchymverletzung mit Eröffnung des Kelchsystems.

Prinzip

◆ Präoperative Diagnose durch Ausscheidungsurographie und/oder Nierenangiographie, evtl. CT.
◆ Organerhaltendes Operieren, soweit möglich.
◆ Primäre Nephrektomie setzt funktionsfähige zweite Niere voraus und kommt nur in Frage bei akuter Verblutungsgefahr.

Operatives Verfahren

◆ Bei Vorliegen intraperitonealer Begleitverletzungen: mediane Laparotomie, transperitonealer Zugang (s. Abb. 266).

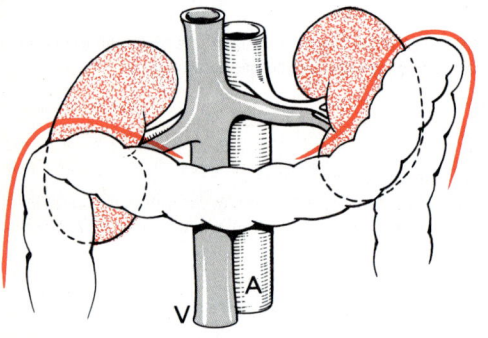

Abb. 266 Transperitoneale Freilegung der Nieren beim Abdominaltrauma erfordert Mobilisation der Kolonflexuren. A = Aorta, V = V. cava inferior

◆ Revision des Bauchraums, Palpation der intakten Niere.
◆ Inzision des parietalen Peritoneums unter Mobilisation der rechten bzw. linken Kolonflexur von lateral her, Abschieben des Darmpakets nach medial. Absaugen und Ausschöpfen des retroperitonealen Hämatoms.
◆ Freilegen der Nierenstielgefäße, bevor die Nierenfettgewebskapsel eröffnet wird.
◆ Bei Zwang zur Nephrektomie (Abriß der großen Gefäße) gesamten Nierenhilus mit Faßzange möglichst organnah abklemmen, Abtragung des Präparats. Separate Durchstechungsligaturen von Nierenarterie und Nierenvene mit nichtresorbierbarem Nahtmaterial. Der Ureterstumpf wird gegen das kleine Becken hinunter skelettiert, mit Vicryl/Dexon ligiert und durchtrennt.
◆ Bei organerhaltender Operation (Parenchymdurchriß) provisorische Hämostase am Nierenstiel mit Gefäßklemmen. Eröffnung der Gerota-Faszie. Verschluß des eröffneten Kelchsystems oder des Nierenbeckens fortlaufend. Parenchymadaptation mit Einzelknopfnähten. Nahtmaterial: atraumatisches Dexon, PDS oder Dexon/Vicryl.

◆ Ausspülen der Wundhöhle, Einlegen eines weichen Gummidrains in die Abdominalflanke, Reposition des Kolons.

◆ Versorgung anderweitiger Abdominalverletzungen, Verschluß des Abdomens.

Nachbehandlung

◆ Parenterale Infusionstherapie (Subklaviakatheter).

◆ Blasenkatheter.

◆ Flüssigkeitsbilanz.

◆ Tägliche Kontrollen von Hämoglobin, Hämatokrit und Elektrolytstatus, notwendige Substitution.

◆ Antibiose.

◆ Entfernung des Nierendrains: gegen Ende der ersten Woche.

Blasenversorgung

Indikation

◆ Intra- oder extraperitoneale Blasenruptur.

Prinzip

◆ Die Versorgung der Blasenruptur umfaßt Blasenrevision, Blasennaht, suprapubische Urinableitung und extravesikale Drainage.
◆ Blasenruptur gestattet (im Gegensatz zur Urethraruptur) im Regelfall eine definitive Erstversorgung.
◆ Operation der intraperitonealen Ruptur von Unterbauchlaparotomie aus (operatives Verfahren I), während die extraperitoneale Ruptur suprapubisch-extraperitoneal angegangen wird (operatives Verfahren II).

Operatives Verfahren I

◆ Intraperitoneale Blasenruptur.
◆ Der präoperativ eingelegte Blasenkatheter (Zystographie) wird in situ belassen.
◆ Untere mediane Laparotomie, Revision des Abdominalsitus, Aufsuchen des Blasenlecks.
◆ Fassen und Anspannen der Rupturränder mit Allis-Klemmen. Zur Blasenrevision wird das Leck evtl. mit dem Elektromesser etwas erweitert, das Blaseninnere mit Langenbeck-Haken eingestellt und auf anderweitige Läsionen abgesucht.
◆ Identifikation beider Ureterostien. Liegt die Verletzung in Ostiennähe, so werden diese vor dem Blasenverschluß durch Ureterkatheter geschient.
◆ Sparsames Anfrischen zerfetzter Schleimhaut- und Muskelränder.
◆ Suprapubische Urinableitung vorbereiten: Stichinzision durch die Blasenvorderwand, Einführen eines Ballonkatheters Charrière 22 (Abb. 267).
◆ Verschluß der Blase: ein- oder zweischichtig mit atraumatischem Vicryl oder Dexon. Einzelstiche, Schleimhaut Fadenstärke 3–0, Muskulatur Fadenstärke 2–0. Entfernung der Ureterkatheter vor dem Abschluß der Blasennaht.
◆ Besonderheit der intraperitonealen Ruptur: über der Blasennaht läßt sich das Peritoneum fortlaufend verschließen.
◆ Versorgung intraabdominaler anderweitiger Verletzungen.
◆ Verschluß der Laparotomie: Ausleitung des suprapubischen Zystostomiekatheters aus dem unteren Wundwinkel oder einer separaten Stichinzision, Sicherung an der Haut mit Einzelnaht.

Operatives Verfahren II

- Extraperitoneale Blasenruptur.
- Der präoperativ eingelegte Katheter wird in situ belassen.
- Suprapubischer Querschnitt nach Pfannenstiel, Freilegen des Blasenfundus.
- Haltenähte an die Blasenvorderwand, Längseröffnung der Blase zwischen den Haltefäden mit Elektromesser.
- Aufspreizen der Inzision mit Langenbeck-Haken oder Blasenspatel, Revision der extraperitonealen Verletzung.
- Identifikation beider Ureterostien, Einführen der Ureterkatheter vor Verschluß des Blasenlecks.
- Blasennaht von innen: durchgreifende Einzelstiche, Dexon oder PDS. Knoten extravesikal legen: Stichfolge von außen durch alle Wandschichten nach innen, dann von innen nach außen.
- Suprapubische Urinableitung: Stichinzision in die Blasenvorderwand, Ballonkatheter Charrière 22.
- Entfernung der Ureterkatheter.
- Extraperitonealer Verschluß der Blase ein- oder zweischichtig, analog Operatives Verfahren I. Eine Serosabedeckung der Blasennaht entfällt nach extraperitonealer Revision.
- Prävesikale Drainage mit weichen Gummischläuchen.
- Verschluß der Bauchdecken, Ausleiten von Zystostomiekatheter und Drainageschläuchen durch separate Stichinzisionen.

Nachbehandlung

- I.-v. Flüssigkeitszufuhr, analog Nachbehandlung der Nierenrevision (s. S. 298).
- Spüldrainage mit Zufuhr der Spülflüssigkeit supravesikal und Ableitung durch den Urethrakatheter, 3000 – 4000 ml/24 Stunden.

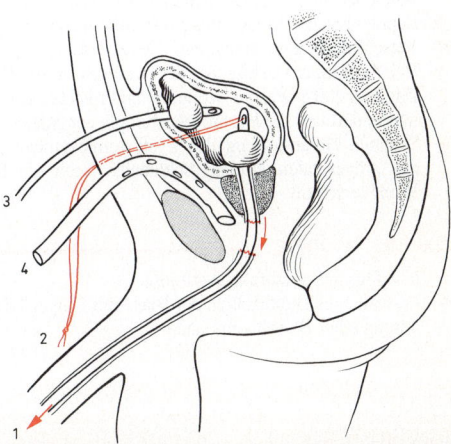

Abb. 267   1 = Schienungskatheter in der Urethra, Zug mit 200 g Gewicht, 2 = Sicherungsfaden am Schienungskatheter, vor den Bauchdecken befestigt, 3 = Suprapubische Urinableitung, 4 = Prävesikale Drainage

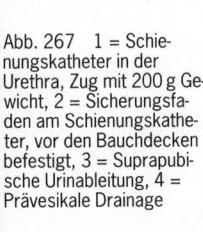

Indikation

◆ Komplette oder inkomplette Urethraruptur des Mannes, durch Urethrographie dokumentiert.

Prinzip

◆ Isolierte Urethraverletzung: nach Möglichkeit fachurologische Versorgung. Bei Läsionen der vorderen Urethra evtl. temporäre perineale Ausleitung.

◆ Beim Polytraumatisierten umfassen die Notfallmaßnahmen Sicherung von Urinableitung und Verhinderung einer Urinphlegmone: Schienung der Urethra mit Katheter, suprapubische Zystostomie, Drainage prävesikal und/oder perineal (je nach Lokalisation der Ruptur).

◆ Die dargestellte operative Technik bezieht sich auf das Notfallverfahren beim Schwerverletzten mit oberer Urethraruptur in der Hand des Unfallchirurgen (Abb. 267, S. 301).

Operatives Verfahren

◆ Suprapubischer Querschnitt nach Pfannenstiel, extraperitoneales Freilegen des Blasenfundus.

◆ Stumpfes Eingehen durch das Cavum Retzii auf den membranösen Harnröhrenanteil, Ausspülen und Absaugen der Wundhöhle.

◆ Eröffnung der Blasenvorderwand mit dem Elektromesser zwischen Haltefäden.

◆ Einbringen eines (wenn vorhanden silikonisierten) Ballonkatheters Charrière 16–18 von außen, bis dessen Spitze im Harnröhrenleck zu sehen oder zu tasten ist. Unter Sicht wird die Katheterspitze durch die Rupturzone in die Blase geleitet. Gelingt dies nicht von unten, so wird von der eröffneten Blase her ein zweiter Katheter zur Ruptur hinuntergeschoben, der von außen eingeführte Katheter daran befestigt und in die Blase hochgezogen.

◆ Aufblähen des Katheterballons (Abb. 267, 1).

◆ Sicherungsfaden (Abb. 267, 2) am Schienungskatheter befestigen und vor die Bauchdecken leiten: ermöglicht evtl. einen Wechsel des Schienungskatheters.

◆ Suprapubische Urinableitung mit Ballonkatheter Charrière 22.

◆ Verschluß der Zystotomie ein- oder zweischichtig, s. Blasenversorgung (S. 300).

◆ Bei Totalruptur (Dehiszenz) der Urethra wird der Harnröhrenkatheter mit einem Zug von 200 g belastet, wodurch die Prostata heruntergezogen, das Wundgebiet tamponiert und die Harnröhrenstümpfe angenähert werden.

◆ Separate Herausleitung des Zystostomiekatheters, des Sicherungsfadens und des prävesikalen Drainageschlauchs durch die Bauchdecken, schichtweiser Wundverschluß.

Nachbehandlung

◆ I.-v. Flüssigkeitszufuhr, Antibiose.

◆ Permanentes Durchspülen der Blase mit Ringer-Lösung im Dauertropf zur Verhütung einer Blasentamponade.

Indikationen

◆ Absolut: offene Frakturen, Verblutungsgefahr durch Läsion größerer Gefäße, urologische Begleitverletzungen.
◆ Relativ: wegen des hohen Invaliditätsrisikos unter konservativer Therapie:
  1. Instabile Beckenringfrakturen, vor allem Typ B1 und Typ C.
  2. Größere Abscherungen der Azetabulumhinterwand.
  3. Dislozierte vordere und/oder hintere Pfeilerfrakturen, Azetabulumquerfrakturen.

Grundsätzliches

◆ Operationswürdige Beckenfrakturen sind schwere Allgemeinverletzungen; meist bestehen Begleitverletzungen.
◆ Initiale Maßnahmen sind Stabilisierung der Kreislauf- und Atemfunktion sowie vital indizierte Notfalloperationen.

Operative Versorgung der Symphysenruptur

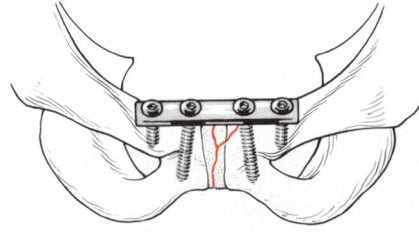

◆ Offene Reposition der Symphysenruptur, Fixierung mit Platte und Schrauben (Abb. 268).
◆ Das ausschließlich vorn angreifende Verfahren ist statthaft, wenn hinten noch teilweise Stabilität besteht, d. h. keine vertikale Verschiebung vorliegt, z. B. beim Typ B1.

Abb. 268   Stabilisierung der Symphysenruptur (hier mit schmaler 4-Loch-Platte)

◆ Suprasymphysärer Querschnitt (Pfannenstielschnitt).
◆ Reposition der klaffenden Symphyse mit Zangen (beide Beine in Knie- und Hüftgelenken gebeugt und innenrotiert!).
◆ Anlegen und Festschrauben der Platte. Sorgfältige Rekonstruktion der abgerissenen Mm. recti abdominis.
◆ Drainage (Retzius-Raum), Wundverschluß.
◆ Ballonkatheter (reflektorische Blasenentleerungsstörung).
◆ Alternative zur Platte: Fixateur externe, gleichfalls nur bei erhaltener Teilstabilität. Vor allem als Notfallmaßnahme und auxiliäre Stabilisierung.

Operative Rekonstruktion des Acetabulums von dorsal

◆ Osteosynthese mit Platte und Zugschrauben von hinterem Zugang aus (Kocher-Langenbeck).
◆ Indiziert bei dislozierten Frakturen des hinteren Pfeilers, Azetabulumquerfrakturen, sowie bei größeren Abscherungen der Azetabulumhinterwand (Abb. 269).
◆ Seitenlagerung, hinterer Zugang zum Hüftgelenk: bogenförmige Hautinzision um den Trochanter major, Spaltung des Tractus iliotibialis und der Glutäusmuskulatur.

◆ Innenrotation des Oberschenkels, Identifikation und Anschlingen des N. ischiadicus. Anschlingen der kleinen Außenrotatoren (Mm. gemelli und Mm. obturatores), Abtrennung von der Insertion.

◆ Die nun sichtbare Frakturspalte wird von Koagula und Gewebsdetritus gesäubert und ausgespült.

◆ Reposition der Fraktur mit speziellen Repositionszangen und als Zug- und Rotationshebel benutzten Schanz-Schrauben erfordert oftmals erheblichen Kraftaufwand.

◆ Fixation mit Beckenrekonstruktionsplatte (zurechtbiegen) und Zugschrauben. Cave: Perforation der Schrauben ins Gelenk!

◆ Hämostase, Redon-Drainage, schichtweiser Wundverschluß.

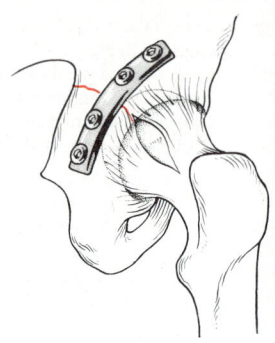

Abb. 269   Osteosynthese am hinteren Azetabulumpfeiler, Ansicht von hinten

Operative Rekonstruktion des Azetabulums von vorn

◆ Osteosynthese von ilioinguinalem Zugang aus (Judet-Letournel).

◆ Indiziert bei dislozierten Frakturen im Bereich der Linea terminalis (hohe vordere und hintere Pfeilerfraktur).

◆ Durch die „Reposition von innen" besteht keine Einsicht ins Azetabulum.

◆ Rückenlage. Extraperitonealer Zugang direkt dem Beckenknochen entlang zur Linea terminalis und zur Fraktur.

◆ Reposition. Stabilisierung mit Beckenrekonstruktionsplatte, die der Linea terminalis angelegt wird (Abb. 270).

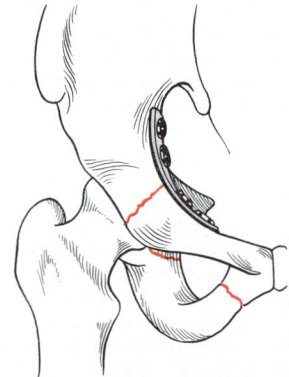

Abb. 270   Osteosynthese am vorderen Pfeiler, Platte an der Linea terminalis

Nachbehandlung

◆ Mobilisierung unter Teilbelastung (15 kg) ist, wenn immer möglich, anzustreben.

◆ Antikoagulation.

◆ Entfernung des Osteosynthesematerials:
Prinzipiell wird das am Becken eingebrachte Material (wegen der Größe des Eingriffs und dem Risiko iatrogener Verletzungen) für dauernd belassen. Entfernung in Ausnahmefällen (z. B. Symphysenplatte) oder wenn das Metall stört.

Indikationen

- In Valgusstellung eingekeilte mediale Schenkelhalsfraktur:
  Zweck der Operation ist die Verhinderung einer sekundären Dislokation unter Frühmobilisierung und Belastung.
- Dislozierte mediale Schenkelhalsfraktur des Erwachsenen, bei dem aus Altersgründen die Erhaltung des eigenen Femurkopfs indiziert erscheint.
- Mediale Schenkelhalsfrakturen bei Kindern und Jugendlichen (Notfälle!).

Prinzip

- Perkutanes Verfahren: Die Fraktur selbst wird nicht eröffnet, das Einbringen von 2–3 kanülierten Spongiosaschrauben erfolgt unter Bildverstärkerkontrolle.
- Eine Inzision der Gelenkkapsel bezweckt ausschließlich Entleerung des Frakturhämatoms.

Vorbereitungen

- Lagerung auf dem Extensionstisch wie bei Oberschenkelmarknagelung (Abb. 271). Bildverstärker medial, auf der Gegenseite der Fraktur.
- Eingekeilte Fraktur: Vorsicht beim Lagern! Die Verkeilung darf im Extensionsgestell nicht auseinandergerissen werden.
- Dislozierte Fraktur: Reposition unter BV-Kontrolle durch Zug, Abduktion und Innenrotation des Femurs. Anschließend Impaktion.

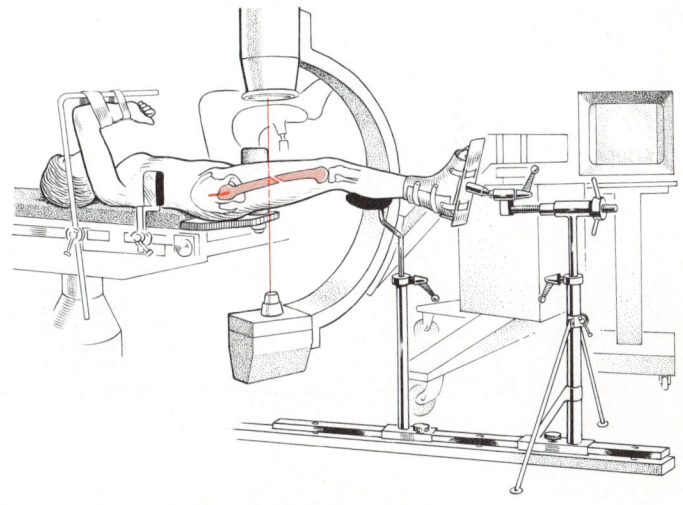

Abb. 271   Lagerung auf dem Extensionstisch. Bildverstärker medial, in 2 Ebenen frei beweglich. Rot: Hautinzision über Trochanter major

Operatives Verfahren

- ◆ Hautinzision von 5 cm Länge lateral am Oberschenkel, unterhalb des Trochantermassivs: in einem Schnitt durch alle Schichten bis auf den Knochen geführt.
- ◆ Unter Bildverstärkerkontrolle Kirschner-Draht im gewünschten Steilheitsgrad auf die Haut legen. Entsprechend dessen Projektion auf den Knochen erfolgt das Ansetzen des Zielgeräts mit dem Führungsdraht lateral an der Femurkortikalis.
- ◆ Einbohren des Führungsdrahts im gewünschten Winkel zentral durch den Schenkelhals (Überprüfung in beiden Ebenen mit dem Bildverstärker).
- ◆ Bestimmung der Schraubenlänge durch Messen des außen vorstehenden Führungsdrahts.
- ◆ Ein zweiter (und allenfalls dritter) Führungsdraht wird leicht versetzt vom ersten in den Schenkelhals vorgebohrt, um eine Derotation des Kopfs während des Einbringens der ersten Schraube zu verhindern.
- ◆ Aufbohren der Femurkortikalis über den Führungsdrähten mit dem kanülierten 4,5 mm-Bohrer. Bei hartem Knochen Einsatz des Gewindeschneiders. Ausspülen/Absaugen des Hämarthros.
- ◆ Es folgt das Eindrehen der kanülierten Spongiosaschrauben über die liegenden Führungsdrähte. Eine rotationsstabile Osteosynthese erfordert mindestens 2 Schrauben (Abb. 272 u. 273).

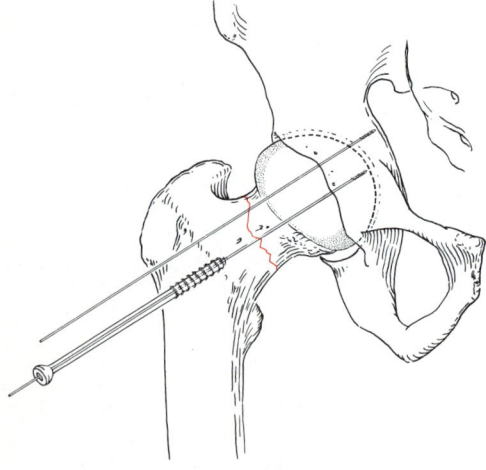

Abb. 272 Halboffene (perkutane) Verschraubung. Kranial: Kirschner-Draht zur Sicherung vor Rotation des Femurkopfs. Kaudal: Führungsdraht für die Schraube

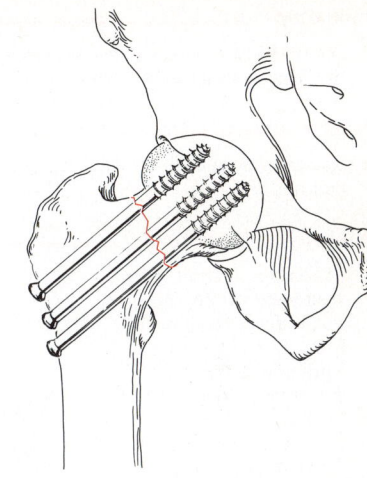

Abb. 273   3 Schrauben in situ. Das Gewinde darf nur den Femurkopf fassen!

Beachte besonders!

◆ Die Operation der Schenkelhalsfraktur jüngerer Erwachsener ist ein Eingriff von höchster Folgenschwere und nie eine Operation für Anfänger! Rasches Operieren und ideale Reposition reduzieren das invalidisierende Risiko einer Femurkopfnekrose.

Nachbehandlung

◆ Eingekeilte mediale Schenkelhalsfrakturen sind nach Verschraubung mindestens teilbelastungsstabil.
◆ Die Konsolidierung ursprünglich dislozierter Schenkelhalsfrakturen erfordert nach Verschraubung eine Teilentlastung für 6–8 Wochen. Anzeichen einer Femurkopfnekrose sind im konventionellen Röntgen die Verdichtung und Abflachung des Femurkopfs.

Indikation

◆ Schenkelhalsfraktur des älteren Patienten, der an Krücken nicht entlasten kann bzw. eine beschränkte Lebenserwartung hat.

Prinzip

◆ Kopfextraktion und Ersatz durch metallische Prothese, die im Schaft einzementiert wird.

Operatives Verfahren I

◆ Rückenlage. Lateraler oder ventro-lateraler Zugang zum Hüftgelenk. Unverletztes Bein etwas tiefer lagern. Keine Ablösung des Vastus lateralis.

1. Partielle Durchtrennung der Sehne des Glutaeus minimus. Die Gelenkkapsel wird T-förmig inzidiert. Haltefäden an die Ränder (Abb. 274).

2. Darstellung der Fraktur. Durchtrennung der Schenkelhalsbasis im Winkel von 45° mit der oszillierenden Säge (Abb. 274).

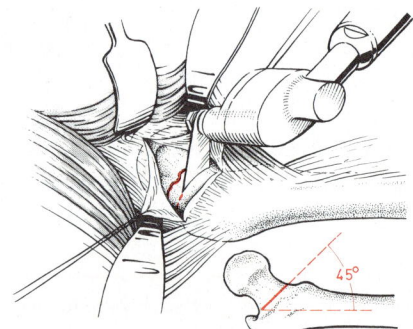

Abb. 274 Zwischen Tensor fasciae latae und Glutaeus medius. T-förmige Eröffnung der Gelenkkapsel. Basale Resektion des Halses mit oszillierender Säge

3. Extraktion der Halsfragmente mit Meißel und Luer-Zange dann des Kopfes mit dem Auszieher (Abb. 275).

4. Die Prothese soll nicht kleiner als der Durchmesser des extrahierten Kopfs sein (Messen mit Schublehre).

5. Probeimplantation des Kopfs in die Pfanne. Er muß von dieser fest angesogen werden und darf keinen Spielraum haben.

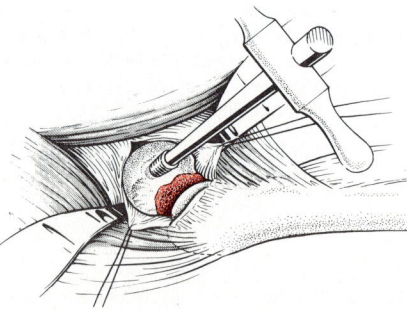

Abb. 275 Extraktion des Kopfes mit dem Auszieher nach Resektion des mit der oszillierenden Säge geschaffenen Halssegments

6. Bein in Knieflexion, Außenrotation–Adduktion bringen. Assistent fixiert Horizontallage des Unterschenkels über dem Operationstisch. Ausstopfen der Pfanne mit Gazestreifen. Weghalten der pelvitrochantären Muskulatur mit spitzem Knochenhebel (Abb. 276 u. 277).

7. Mit der gebogenen Raspel wird der Femurschaft erweitert (Abb. 277). Entfernung weicher Spongiosa mit dem scharfen Löffel. Ausspülen. Trocknen mit Gazestreifen.

8. Kontrolle des Prothesensitzes: Kopfmitte sollte etwas tiefer als Trochanterspitze sein. Prothesenhals muß genau auf Resektionslinie aufsitzen. Leichte Valgisierung (Abb. 281).

9. Auf Probereposition wird wegen der Gefahr des Schaftaufbruches verzichtet.

10. Mischen des Zements. Einbringen in die Plastikpresse. Redon-Drain tief in die Markhöhle einlegen. Zement einpressen (Abb. 278). Redon-Drain entfernen.

11. Einstoßen des Prothesenschafts in die weiche Zementmasse unter Einhalten von Achsen und Rotation. Überschüssigen Zement mit scharfem Löffel oder Skalpell entfernen (Abb. 279).

12. Nach Erhärten des Zements Entfernung der Tamponade aus der Pfanne. Abtragen überschüssiger Zementwülste mit Luer- oder feinem Meißel.

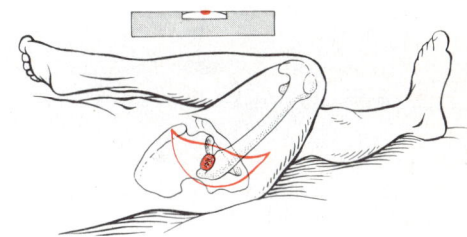

Abb. 276 Beinstellung nach Kopfextraktion. Unterschenkel horizontal

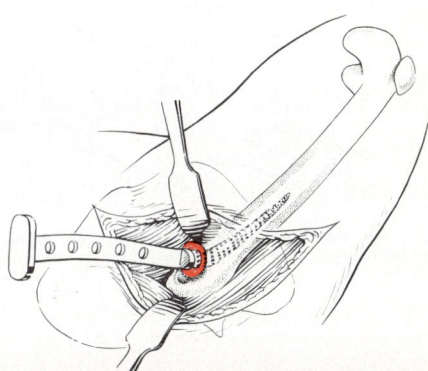

Abb. 277 Eröffnung der Markhöhle mit der Raspel

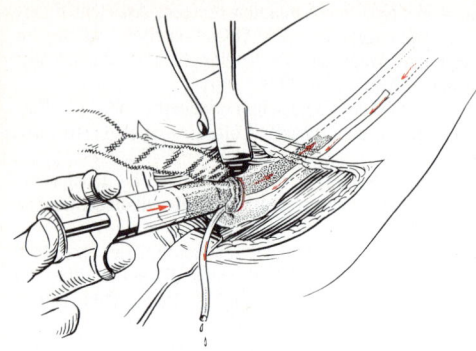

Abb. 278 Einpressen des Zements. Hüftpfanne mit Gazestreifen ausgestopft. Tiefertreten des Zements in den Schaft dank eingesetztem Redon-Drain, der Blut und Luft aus der Markhöhle nach oben entweichen läßt

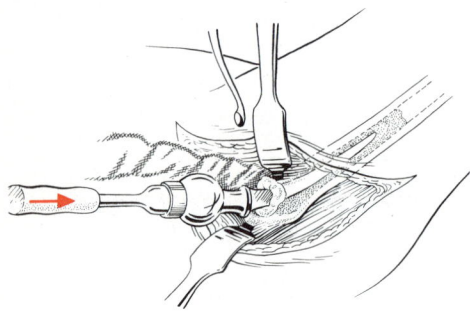

Abb. 279 Einstoßen der Prothese. Überschüssigen Zement entfernen

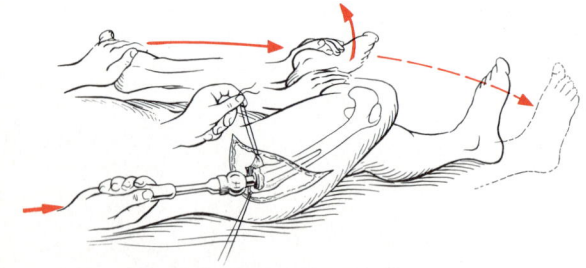

Abb. 280 Repositionsmanöver: Assistent stößt flektierten Unterschenkel nach distal. Operateur drückt Prothese mit Nylon-Einschläger. Deflexionsmanöver unter Zug

13. Reposition: Assistent stößt am flektierten Knie nach kaudal. Operateur drückt von oben mit dem Nylon-Einschläger (Abb. 280). Langsame Deflexion und Innenrotation des Beins unter Zug und Druck. Kapsel mittels Haltefäden entfalten. Einschnappen der Prothese.
14. Kontrolle von Prothesenlage (Abb. 281) und Hüftbeweglichkeit. Im Zweifel Röntgen.
15. Naht der ventralen Gelenkkapsel mit Dexon/Vicryl Nr. 2. Drainage und Verschluß.

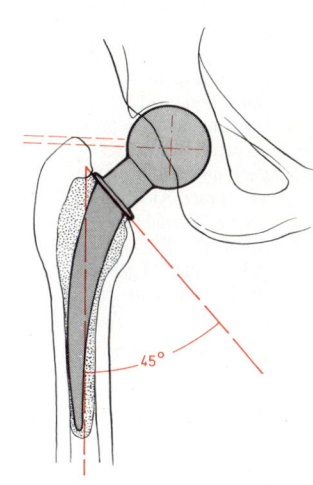

Abb. 281 Korrekte Prothesenlage: Kopfmitte etwas tiefer als Trochanterspitze. Hals bündig aufsitzend. Leichte Valgisierung. Tiefe Einzementierung

Operatives Verfahren II
Dorsaler Zugang

◆ Seitenlage mit guter Abstützung und Fixation des gesunden Beines auf Unterlage (Abb. 282).

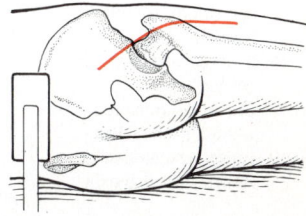

Abb. 282 Lagerung und Inzision bei hinterem Zugang

1. Eingehen auf den Schenkelhals zwischen M. gluteus medius (g. med.) und M. gluteus maximus (g. max.). Darstellung und Durchtrennung der Außenrotatoren (ar) (Mm. gemelli und piriformis) am Ansatz. Anschlingen und Zurückklappen. In der Tiefe Darstellung und Weghalten des N. ischiadicus (ni) (Abb. 283).

2. T-förmige Inzision der Gelenkkapsel. Anschlingen der Zipfel mit Haltefäden (Abb. 284).

3. Resektion des Schenkelhalses in der intertrochantären Ebene. Extraktion des Halsfragments und des Kopfs wie bei Verfahren I.

4. Bein in Hüftinnenrotation-Knieflexion (Abb. 285). Vom Schenkelhalsstumpf her Öffnen der Markhöhle mit der Raspel.

5. Übriges Vorgehen wie bei Verfahren I. Die Außenrotatoren werden nach Gelenkkapselverschluß an den Ansatz zurückgenäht.

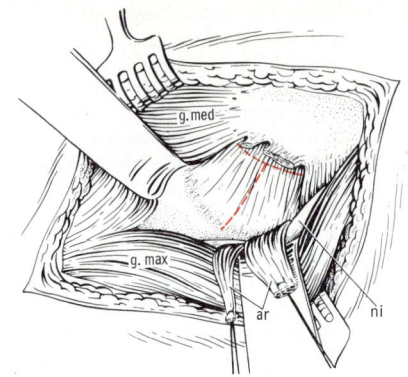

Abb. 283 Außenrotatoren (ar) durchtrennt, angeschlungen und nach dorsal weggehalten. N. ischiadicus in der Tiefe sichtbar (ni). T-förmige Inzision der Gelenkkapsel am hinteren Rand Gluteus medius

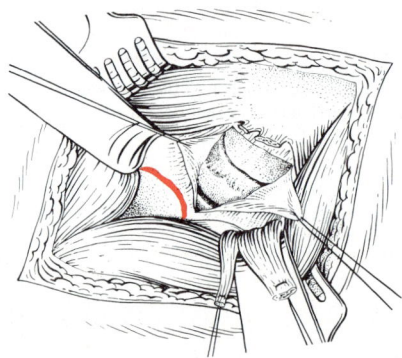

Abb. 284 Fraktur und Kopf dargestellt, bereit zur Extraktion

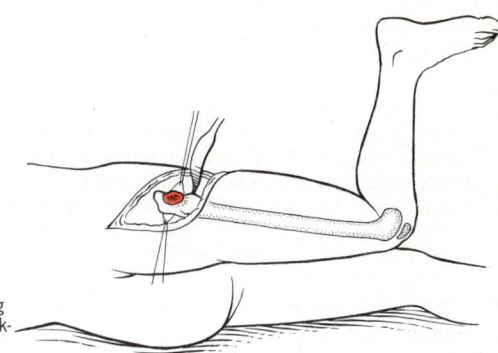

Abb. 285 Beinstellung
für Ausweitung der Mark-
höhle mit der Raspel

Nachbehandlung

◆ Aufstehen mit Vollbelastung ab 1. Tag möglich.
◆ Thromboembolieprophylaxe.

Implantate

◆ Prothesen verschiedener Fabrikate im Handel. Alle Kopfgrößen, verschiedene
Stiellängen. Dazugehöriges Instrumentarium, insbesondere passende Raspel un-
entbehrlich.
◆ Bipolare (Duo-Kopf-)Prothesen gestatten Bewegungen in 2 Interfaces. Gefahr
der Pfannenprotrusion und des Impingements (Festfressen des Kopfes) geringer.

Dynamische Hüftschraube (DHS)

Indikation

◆ Pertrochantäre Femurfraktur.
◆ Basozervikale Schenkelhalsfraktur.

Prinzip

◆ Einführen einer tragfähigen Spongiosaschraube durch Frakturzone und Schenkelhals in den Femurkopf. Über den Schraubenschaft wird der röhrenförmige Gleitzylinder einer Winkelplatte gestülpt und die Platte lateral am Femurschaft festgeschraubt. Das dynamische Prinzip des Implantats besteht darin, daß die Schraube in den Zylinder gleiten kann, wenn durch Muskelzug und Knochenresorption ein Zusammensintern der Fraktur erfolgt.

Operatives Verfahren

◆ Lagerung auf Extensionstisch. Intraoperative Bildwandlerkontrolle, Reposition und Zugang wie bei Schenkelhalsfraktur (Abb. 271, S. 305).
◆ Einbohren eines 2,5 mm-Führungsdrahts mit Gewinde durch das DHS-Zielgerät bis genau zur Peripherie des Femurkopfs. Gebräuchlichster Winkel des Zielgeräts: 135°.
◆ Ideale Lage des Führungsdrahts: im a.-p. Bild am Übergang vom mittleren zum unteren Schenkelhalsdrittel (Abb. 286 a), im axialen Strahlengang genau zentral im Schenkelhals.

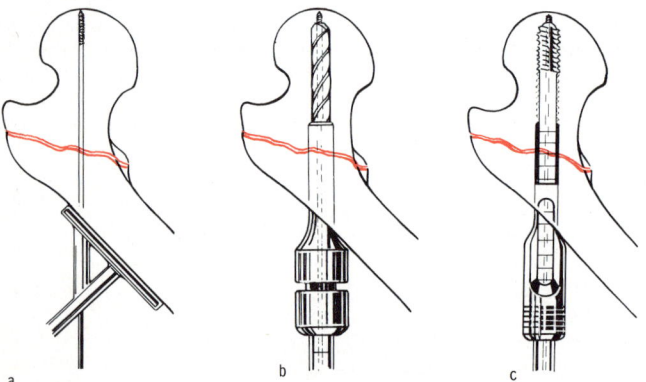

a　　　　　　　　　　b　　　　　　　　　　c

Abb. 286 a　Führungsdraht bis an die Kopfperipherie, b Dreistufenbohrer bis 1 cm an die Kopfperipherie, c Gewindeschneider fakultativ bei harter Spongiosa

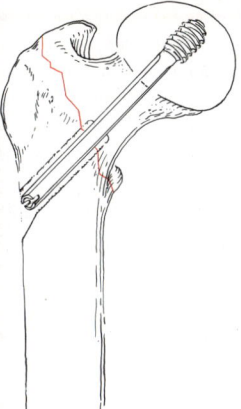

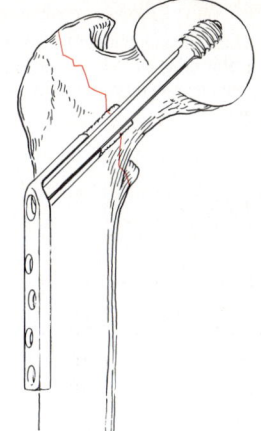

Abb. 287 Korrekte Schraubenlage im Bildverstärker kontrollieren!

Abb. 288 DHS-Platte lateral am Femurschaft eingesetzt

◆ Außen vorstehendes Ende des Führungsdrahts messen, Einstellen des Dreistufenbohrers 10 mm kürzer als bis zur Kopfperipherie. Einbringen des Bohrers über dem Führungsdraht (Abb. 286 b). Beachte: Der Dreistufenbohrer muß ohne Druck der Achse des Führungsdrahts folgen und darf keinesfalls in einem Winkel zum letzteren angesetzt werden.

◆ Bei harter Spongiosa Vorschneiden des Gewindes mit Gewindeschneider und kurzer Zentrierhülse (Abb. 286 c).

◆ Plazierung der dynamischen Hüftschraube mit dem Schraubenschlüssel durch die lange Zentrierhülse. Beachte: Bei instabilen Frakturen kann das Eindrehen der Hüftschraube zu einem Mitrotieren des Schenkelhalses führen. Dies läßt sich verhindern durch die temporäre Transfixation der Fraktur mit 2 parallelen Kirschner-Drähten, bevor die Schraube eingesetzt wird.

◆ Überprüfung der korrekten Schraubenlage (Abb 287) in beiden Bildebenen unter dem Bildverstärker.

◆ Entfernen von Schraubenschlüssel und Zentrierhülse, Anbringen einer DHS-Platte in gewünschter Länge. Nach Entfernung des Führungsdrahts wird die Platte mit dem Einschlagbolzen über der Schraube leicht impaktiert.

◆ Verschraubung der Platte am Femurschaft (Abb. 286).

◆ Überprüfung der Hämostase, Ausspülen des Wundgebiets, Redons und schichtweiser Wundverschluß.

Implantate

◆ Komplettes Instrumentarium (AO) in eigenem Set. DHS-Schrauben von 50–115 mm Länge, Platten verschiedener Länge mit Winkeln von 135°, 140°, 145° und 150° mit korrespondierenden Zielgeräten.

Nachbehandlung

◆ Durch den Operateur ist festzulegen, ob die Fraktur sofort belastungsstabil, teilstabil oder nicht belastungsfähig ist. Entscheidend sind der Frakturtyp (multifragmentäre, instabile Frakturen!) und die Beschaffenheit des Knochens (Osteoporose).

Indikation

◆ Alle Formen der trochantären Femurfraktur.
◆ Hohe subtrochantäre Frakturen.

Prinzip

◆ Einführen eines kurzen Marknagels in das proximale Femur als zentralem Kraftträger, durch den in winkelstabiler Position eine Schenkelhalsschraube eingebracht wird. Die Schenkelhalsschraube ist gegen Rotation gesichert, erlaubt aber ein Gleiten im Marknagel in ihrer Längsachse (Teleskopmechanismus, Abb. 289).

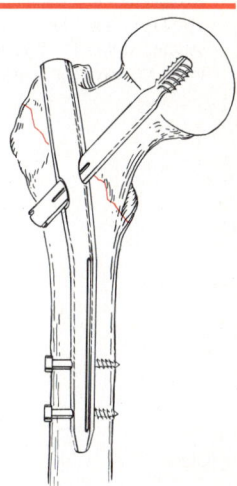

Abb. 289   Stabilisierung einer trochantären Femurfraktur mit einem Gamma-Nagel

Operatives Verfahren

◆ Präoperativ wird am Röntgenbild mit Schablonen die Länge der Schenkelhalsschraube und ihr Winkel zum Nagel bestimmt.
◆ Lagerung auf dem Extensionstisch (Abb. 295, S. 323). Positionierung des Bildwandlers von der Gegenseite her, Reposition der Fraktur, Bildwandlerkontrolle in 2 Ebenen. Erst danach erfolgt Desinfektion und Abdecken des Operationsfeldes.
◆ Lateraler Längsschnitt über der Trochanterspitze, Eröffnen des Markraums mit dem Pfriem, Einbringen des Bohrdorns und schrittweises Aufbohren des Markraums in 0,5 mm Abständen. Für einen normalen Gamma-Nagel mit einem distalen Durchmesser von 12 mm wird der Markraum auf 14 mm distal aufgebohrt, proximal in der Trochanterregion wird auf 17 mm aufgebohrt.
◆ Danach wird der Gamma-Nagel mit einem Führungszielgerät von Hand eingeführt, nicht einschlagen!
◆ Über das Zielgerät wird jetzt der Sitz für die ausgewählte Schenkelhalsschraube präpariert: kleine laterale Hautinzision, Einbringen eines Führungsdrahts und Aufbohren des Schraubenkanals. Danach Eindrehen der ausgewählten Schenkelhalsschraube in den Femurkopf. Die Schenkelhalsschraube muß nach ihrer Positionierung knapp über den lateralen Kortex vorstehen, um ein späteres Gleiten zu gewährleisten. Blockierung der Rotation durch eine ins proximale Nagelende eingedrehte spezielle Schraube.

◆ Über das Zielgerät erfolgt zum Schluß die distale Verriegelung des Gamma-Nagels (Abb. 289).

Implantate

◆ Komplettes Instrumentarium in eigenem Set: Gamma-Nägel im Durchmesser von 11, 12 und 14 mm, Schenkelhalsschrauben von 85–120 mm, Verriegelungsschrauben von 25–50 mm. Gamma-Nägel gibt es mit Winkeln von 125°, 130° und 135° zwischen Schenkelhalsschraube und Nagel.

Indikation

◆ Pertrochantäre oder subtrochantäre Fraktur.

Prinzip

◆ Offene Reposition und Stabilisierung mit abgewinkelten Klingenplatten 95° oder 130° (Abb. 290 a u. b, 294 a). Technische Alternative DHS (S. 314 ff).

◆ Bei beschränkter Lebenserwartung und Imperativ der Mobilisierung: Valgisierung, Verbundosteosynthese (Abb. 292, 293) oder große Tumorprothese.

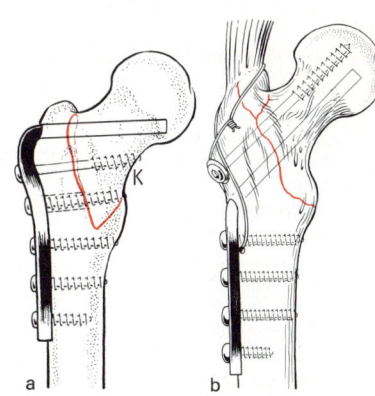

Abb. 290   Osteosynthese mit Kondylenplatte oder Winkelplatte 130° mit zusätzlicher 6,5-mm-Spongiosaschraube und Unterlagsscheibe sowie Zuggurtung bei Ausbruch des Trochanter major (K = Kalkar)

Operatives Verfahren

◆ Seitlicher Zugang zum Hüftgelenk. Ablösung des M. vastus lateralis.

◆ Reposition unter Sicht durch Zug, Abduktion und Rotation. Provisorische Fixation mit Kirschner-Drähten.

◆ Kondylenplatte 95°: Orientierenden ersten Kirschner-Draht dem Schenkelhals entlang zum Kopf vorschieben (Kontrolle der Antetorsion) (Abb. 291 a).

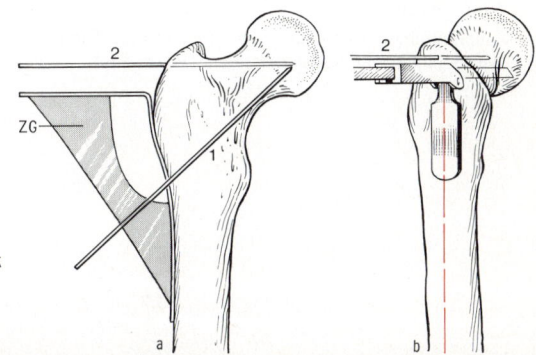

Abb. 291   Technik der Einführung der Kondylenplatte, s. Text

Parallel zu Draht 1 und Zielgerät (ZG) zweiter Kirschner-Draht vom Trochanter in den Schenkelhals einbohren (Abb. 291 a u. b). Vorbohren der Trochanterkortikalis unmittelbar unter dem Kirschner-Draht. Einschlagen des Plattensitzinstruments mit der Führungsplatte, deren Bügel nach der Femurschaftachse gerichtet ist. Einschlagen der Plattenklinge. Eine Plattenschraube soll im Kalkar fest fassen (Abb. 290 a, K).

◆ Bei Trochanterausbruch zusätzliche Zuggurtung oder Verschraubung (Abb. 290 b). Bei medialem Defekt Spongiosaplastik.

Technische Varianten

◆ Valgisierungsosteotomie und Trochanterzuggurtung bei Trümmerfraktur (Abb. 292 a u. b) erlaubt sofortige Vollbelastung.

◆ Verbundosteosynthese mit Knochenzement bei extremer Osteoporose oder pathologischer Fraktur (Abb. 293). Zementeinfüllung in Markhöhle und Schenkelhals aus ventralem kortikalem Fenster. Vor Erhärten des Zements Wiedereindrehen der vorbereiteten subtrochantären Kortikalisschrauben.

◆ Zuggurtung bei isoliertem Trochanterabriß mit Kirschner-Drähten und dickem Cerclagedraht.

◆ Gerade Platte bei subtrochantärer Fraktur: wenn Verwendung der Klingenplatte schwierig oder unmöglich (Abb. 294 b).

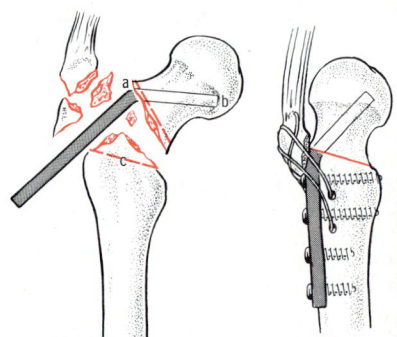

Abb. 292 Primäre Valgisierungsosteotomie und Zuggurtung des Trochanter major bei Trümmerfraktur:
a) Kraniale Einschlagstelle am Schenkelhals. b) Orientierung der Klinge gegen den distalen Femurkopf. c) Resektionszone für guten Fragmentkontakt

◆ Tumorprothese bei pathologischer Fraktur oder Trümmerfraktur mit Imperativ der Mobilisierung: Kopfprothese mit langem Stiel.

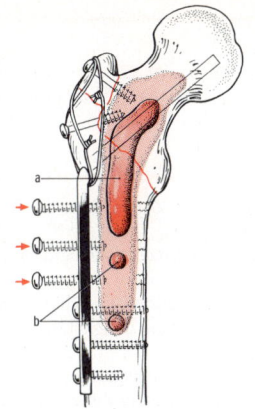

Abb. 293 Verbundosteosynthese. Knochenzement = rosarote Fläche. Kortikale Rinne für Zementeinfüllung (a), Bohrlöcher für Luftaustritt (b)

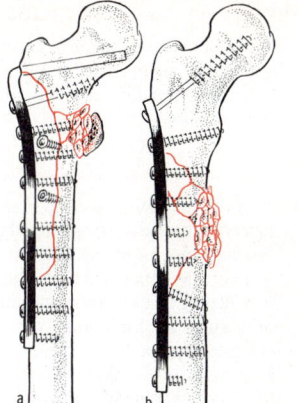

Abb. 294 Stabilisierung bei Defekttrümmerfraktur mit Platte und medialer Spongiosaplastik (a). Bei subtrochantärer Defektfraktur abgebogene gerade Platte und Spongiosaplastik (b)

Beachte besonders!

◆ Ungenügende mediale Abstützung sowie jede Varusfehlstellung führen zum Plattenbruch.
◆ Speziell am Femur heilen mediale Trümmerzonen nach Überbrückungsosteosynthesen (Interlocking plate) rasch auch ohne Spongiosaplastik (biologische Abstützung).

Nachbehandlung

◆ Wie Osteosynthese DHS (S. 316).
◆ Nach Valgisierung, Verbundosteosynthese und Tumorprothese kann sofort voll belastet werden.

Implantate

◆ Kondylenplatten 95°, Winkelplatten 130°.
◆ Kräftiger Cerclagedraht.
◆ Knochenzement.
◆ Tumorprothesen mit langem Stiel.

Indikationen

◆ Frakturen in den mittleren $^3/_5$ des Femurschafts.
◆ Verriegelung erforderlich bei den metaphysennahen Frakturen, bei instabilen Bruchformen und bei der Verwendung von dünnen Massivnägeln ohne Markraumaufbohrung.

Prinzip

◆ Geschlossene Marknagelung: Fraktur wird nicht eröffnet. Zugang über die Trochanterspitze und Verriegelung über kleine Stichinzisionen.
◆ Üblicherweise Lagerung auf dem Extensionstisch. Alternative: Femurdistraktor. Indirekte Reposition unter Bildwandlerkontrolle.
◆ Bei Nutzung eines Universalnagels erfolgt zunächst die schrittweise Markraumaufbohrung, zur Einführung von dünnen Massivnägeln muß lediglich die Einschlagstelle präpariert werden.
◆ Die proximale Verriegelung erfolgt über festmontierte Einschlagzielgeräte ohne Bildwandlerkontrolle. Zur distalen Verriegelung sind spezielle Zielvorrichtungen und in jedem Falle eine Bildwandlerkontrolle erforderlich. Hilfreich ist eine röntgentransparente, abgewinkelte Bohrmaschine.
◆ Spezielle Nagelsysteme wie etwa der UFN (Unreamed Femoral Nail) gestatten eine vielseitige proximale Verriegelung und sind damit für etliche Zusatzindikationen am proximalen Femur verwendbar.

Vorbereitung

◆ Auf dem Extensionstisch erfolgt die Extension am besten über einen Steinmann-Nagel oder Kirschner-Draht, das nichtfrakturierte Bein wird auf einer Beinhalterung bei abduzierter und flektierter Hüfte gelagert. Bildwandler kommt von der Gegenseite (Abb. 295).
◆ Längenausgleich und Repositionsmanöver unter Bildwandlerkontrolle unsteril erproben.
◆ Prüfen, ob mit der gewählten Lagerung die Trochanterspitze freigelegt werden kann.
◆ Desinfektion, steriles Abdecken einschließlich des Bildwandlers, dieser muß frei beweglich sowie zur a.-p. und seitlichen Kontrolle schwenkbar sein.

Operative Variante I:
Universal-Marknagel mit Markraumaufbohrung

◆ Hautschnitt über der Trochanterspitze, Eröffnen des Markraums mit dem Pfriem, Einbringen eines Bohrdorns, der über die reponierte Fraktur in das distale Hauptfragment eingeführt wird. Schrittweises Aufbohren der Markhöhle, beginnend mit zunächst frontal schneidendem 9-mm-Bohrkopf. Schrittweises Aufbohren in 0,5 mm Abständen, Trümmerzonen werden mit nichtrotierendem Bohrkopf passiert. Nach abgeschlossener Markraumaufbohrung Bestimmen der Nagellänge, Auswechseln des Bohrdorns gegen einen Führungsstab und Einschlagen des Marknagels.
◆ Je nach Frakturtyp erfolgt die Verriegelung, die grundsätzlich statisch oder dynamisch konzipiert werden kann.

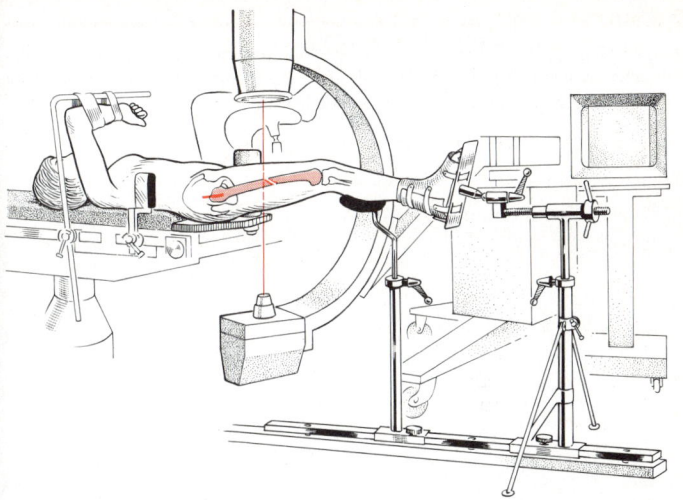

Abb. 295 Lagerung auf Extensionstisch. Bildverstärker medial, in 2 Ebenen frei beweglich. Rot: Hautschnitt über Trochanterspitze. Bei muskelkräftigen Patienten ist die Wirkung der Extension besser über suprakondylärem Steinmann-Nagel

Operative Variante II:
UFN (Unreamed Femoral Nail)

- Hierbei erfolgt die Marknagelung ohne vorherige Markraumaufbohrung.
- Längenmessung mit einer strahlentransparenten Meßlehre unter Bildwandlerkontrolle, entweder an der nicht verletzten Seite oder nach Grobreposition und Längenausgleich am frakturierten Femur.
- Markraumeröffnung mit einem speziellen Instrument (Cheese-cutter).
- Danach wird der vorbereitete Nagel mit einem Zielbügel weitgehend von Hand eingestoßen und über die reponierte Fraktur in das distale Hauptfragment vorgeschoben. Wegen der nicht durchgeführten Markraumaufbohrung entsteht dabei häufig eine Diastase im Frakturbereich. In diesem Falle wird zunächst distal verriegelt und dann der Nagel bis zum Verschwinden der Diastase zurückgeschlagen. Nach der proximalen Verriegelung wird das proximale Nagelende mit einer Abschlußkappe verschlossen.
- Der UFN erlaubt proximal eine statische und dynamische Verriegelung und bietet darüber hinaus einige zusätzliche proximale Verriegelungsoptionen (Abb. 296), die bei subtrochanteren Frakturen oder pathologischen Frakturen hilfreich sein können. Mit einem speziellen Zielgerät können bei ipsilateraler Schenkelhalsfraktur auch an dem Nagel vorbei problemlos Zugschrauben in den Schenkelhals placiert werden („Miss-a-Nail-Device").
  Der UFN bietet neben seinen diversen Verriegelungsoptionen Vorteile bei offenen Frakturen, da er das medulläre Gefäßsystem weniger traumatisiert als ein Nagel mit Markraumaufbohrung und weil er als Massivnagel Toträume im Nagelinnern vermeidet, die dem Angehen eines Infekts Vorschub leisten können.

Nachbehandlung

◆ Die Marknagelung erlaubt eine sofortige Mobilisierung des Patienten. Vollbelastung wesentlich früher möglich als nach Plattenosteosynthesen. Beurteilung der Belastbarkeit anhand von Röntgenkontrollen.

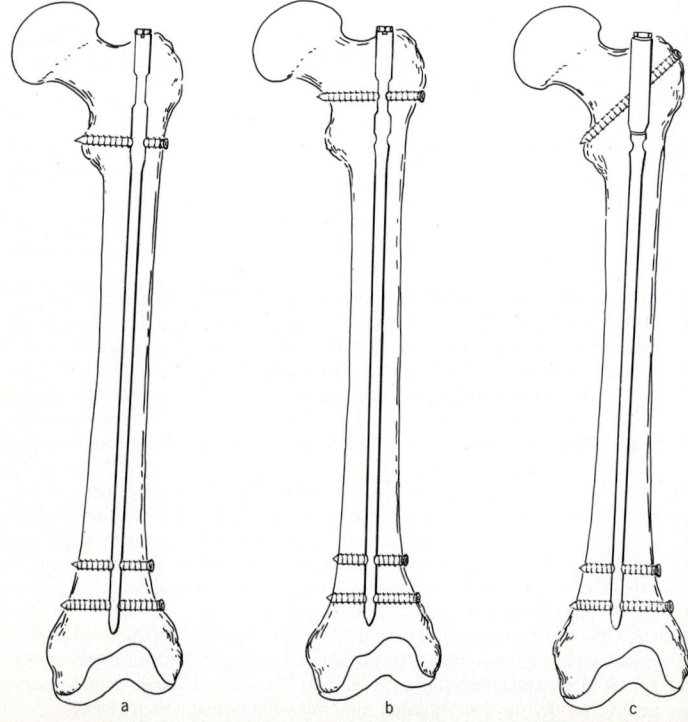

a   b   c

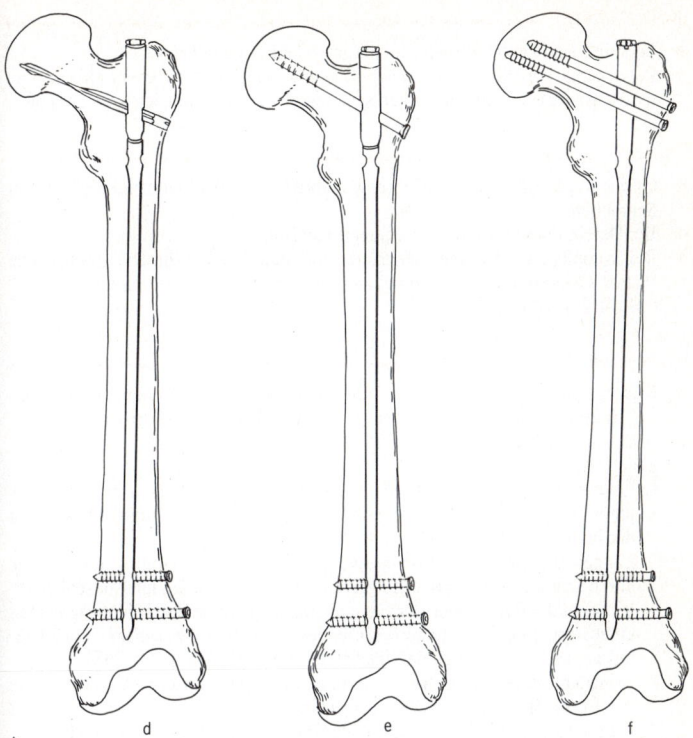

▲
Abb. 296   Verriegelungsmöglichkeiten beim UFN: a u. b) Standardtechnik zur statischen (a) und dynamischen Verriegelung (b). c) Antegrade 130°-Verriegelung für subtrochantere Frakturen („Reversed Type"). d) „Spiral-Blade"-Verriegelung für subtrochantere Frakturen. e u. f) Bei ipsilateraler Schenkelhalsfraktur besteht die Möglichkeit der retrograden 130°-Verriegelung (e) und der zusätzlichen Plazierung von Zugschrauben mit dem „Miss-a-Nail-Device", um Kollisionen mit dem Marknagel zu vermeiden (f)

Indikationen

◆ Torsions- und Drehkeilfraktur im mittleren und distalen Schaft.
◆ Polytrauma, vor allem bei offenen Frakturen 1. und 2. Grades, wo rasch ohne Extensionstisch gearbeitet und unter Sicht reponiert und stabilisiert werden muß.

Prinzip

◆ Offene Reposition und Stabilisierung mit breiter, gerader Platte und zusätzlichen Schrauben.
◆ Bei Defekt oder Devitalisation Spongiosaplastik.
◆ Bei komplexen Frakturen (Mehrfragment- und Trümmerbrüche) biologische Platten-Osteosynthese: Überbrückung der Frakturzone mit „Platten-Fixateur" („Bio-Buttress").

Operative Verfahren

◆ Rückenlage mit etwas flektiertem Knie oder Seitenlage. Relaxierende Anästhesie. Bluttransfusion und Spongiosaaufnahme vorbereiten. Elektrokoagulation.
◆ Alternative: Lagerung auf Extensionstisch. Gestattet präoperativen Längenausgleich (Abb. 295).
  1. Laterale Längeninzision mit Spalten der Fascia lata. Eingehen auf das Femur unter Ablösen des Vastus lateralis vom Septum intermusculare. Darstellung der Fragmente. Blutstillung (Abb. 297).
  2. Längenausgleich und Grobreposition entweder mit Femurdistraktor oder durch Zug im Extensionstisch. Querinzisionen des Septum intermusculare erleichtern die Reposition. Der Femurdistraktor wird an den Hauptfragmenten unter Beachtung ihrer Rotation (Orientierung an der Linea aspera = dorsolateral) angesetzt. Freihalten der Flächen für die Implantate (Abb. 298).
  3. Feinadaptierung mit Repositionszangen oder provisorischen Cerclagen, die vor Anziehen der Plattenschrauben entfernt werden.
  4. Plattenwahl: Breite Platte: 7 kortikale Gewinde pro Hauptfragment. Platte zubiegen und in Etappen festschrauben. Wenn möglich interfragmentäre Kompression (s. S. 344). Keilfragmente separat verschrauben (Abb. 299).
  5. Falls ventral oder medial Defekte oder Devitalisation bestehen, Spongiosaplastik obligat (sekundärer Plattenbruch). Alternative: Überbrückung mit Platten-Fixateur.
  6. Dicke Redon-Drains in die Frakturgegend. Reposition des Vastus lateralis. Naht der Fascia lata (Dexon/Vicryl 2). Subkutane Redon-Drainage, Hautnaht.
  7. Lagerung auf Schiene in Knie-Hüft-Flexion 90° für 5–6 Tage (Abb. 300).

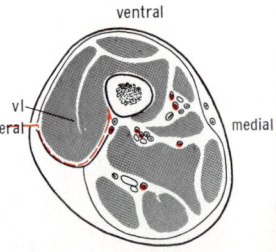

Abb. 297   Querschnitt mit Zugang: vl = Vastus lateralis

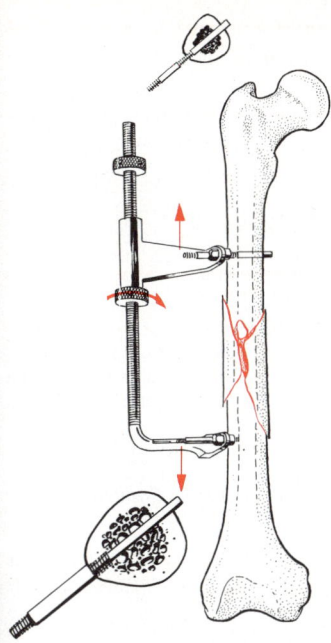

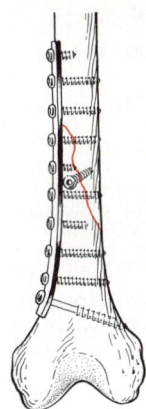

Abb. 299 Femurplatte bei einfacher Torsionsfraktur

Abb. 298 Reposition mit Femurdistraktor

Abb. 300 Lagerung in Rechtwinkellage Knie-Hüfte

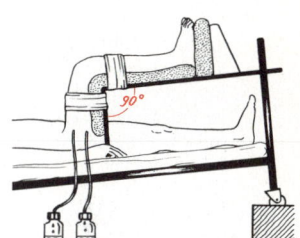

Nachbehandlung

◆ Passives Durchbewegen von Knie und Hüfte ab 3. Tag.
◆ Lagerungswechsel auf mittlere Flexion ab 5. Tag.
◆ Aufstehen mit Krücken und Teilbelastung ab etwa 5.–7. Tag.
◆ Zunehmend belasten ab 10.–12. Woche, Vollbelastung ab 12.–16. Woche.
◆ Metallentfernung nicht vor 2 Jahren.

Implantate

◆ Breite Spann-Gleitloch-Platte
  (10–18 Löcher) mit 4,5 mm-Kortikalisschrauben.

Indikation

◆ Artikuläre und extraartikuläre distale Femurfraktur.

Prinzip

◆ Rekonstruktion und Stabilisierung der Gelenkfragmente mittels Schrauben und Plattenklinge. Verbindung zwischen Kondylen und Diaphyse durch Plattenschaft.
◆ Spongiosaplastik bei Defekt und Devitalisation.

Operatives Verfahren

◆ Technisch anspruchsvolle Osteosynthese.
◆ Narkose, Spongiosaentnahme am Becken vorbereiten.
◆ Lagerung: Rückenlage. Abstützung am Damm. Distaler Oberschenkel leicht angehoben. Knie von gepolsterter Rolle getragen, Unterschenkel überhängend (Abb. 301). Durch Druck auf den Unterschenkel wird ein Extensionseffekt ausgeübt.
◆ Alternative Lagerung: Extensionstisch für Längenausgleich oder Femurdistraktor. Grobreposition unter Bildverstärkerkontrolle.

1. Lange laterale Hautinzision unter Umgehung der Patella. Spaltung von Tractus iliotibialis und Fascia lata.
2. Bei artikulärer Fraktur Gelenkeröffnung und Revision.
3. Reposition artikulärer Fragmente. Provisorische Fixation mit Kirschner-Drähten oder Zangen.
4. Wenn möglich Verschraubung der Gelenkfraktur (6,5-mm-Spongiosaschrauben mit Unterlagscheiben) unter Freilassung der Zone für die Plattenklinge.

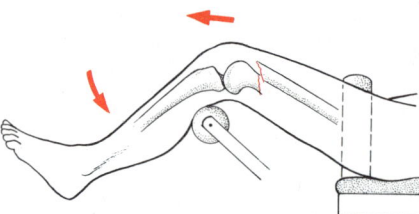

Abb. 301   Lagerung für Rekonstruktion der distalen Femurfraktur

5. Festlegen der Klingenlage: Einstecken von 2 Kirschner-Drähten als Führungshilfen am vorderen Rand der Kondylen und unter dem proximalen Rand der Patella. Sie geben die korrekte Richtung der Klingenlage an (= parallel zum Gelenk) (Abb. 302a).
6. Aufbohren der Einschlagstelle der Plattenklinge. Vorsichtiges Einschlagen des Plattensitzinstruments (Cave: Dislokation der artikulären Fraktur durch Hammerschlag) unter Beachtung der Femurschaftachse (Abb. 302b).
7. Partielles Einschlagen der Plattenklinge. Provisorische Reposition zwischen Metaphyse und Schaft zur Beurteilung der Plattenlage. Achsen- und Rotationsfehler können durch Biegen und Verwinden des Plattenschafts nach Zurückschlagen der Klinge noch korrigiert werden.

8. Definitives Einschlagen der Klinge und Reposition. Feinreposition und axiale Kompression kann mit Plattenspanner erreicht werden. Festschrauben der Platte (Abb. 303 b).

9. Ausfüllen kortikaler Defekte mit autologer Spongiosa (Abb. 303 d).

10. Beurteilung von Stabilität und Implantatlage.

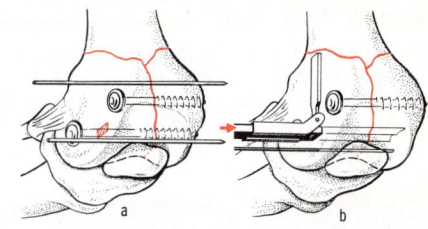

Abb. 302 Mit Schrauben versorgte artikuläre Fragmente. Klingenlage ermittelt durch zentral eingestreckte Kirschner-Drähte (a). Paralleles Einschlagen des Plattensitzinstrumentes (b)

11. Begleitende Bandverletzungen am Kniegelenk können jetzt diagnostiziert und operativ versorgt werden.

12. Redon-Drainage für 36–48 Stunden.

13. Gelenkverschluß und Naht der Fascia lata mit Dexon/Vicryl 2. Hautnaht. Gepolsterter Verband.

14. Lagerung auf Schiene in Knieflexion 90°. Wenn Hautspannung, Flexion reduzieren.

Technische Varianten

◆ T-Platte: Bei monokondylärem einfachem Spaltbruch oder wenn die artikuläre Fraktur das Einschlagen einer Klinge verbietet (Abb. 303 a).

◆ DCS (Dynamic Condylar Screw). Technisches Vorgehen analog der DHS am proximalen Femur (S. 314) (Abb. 303 c).

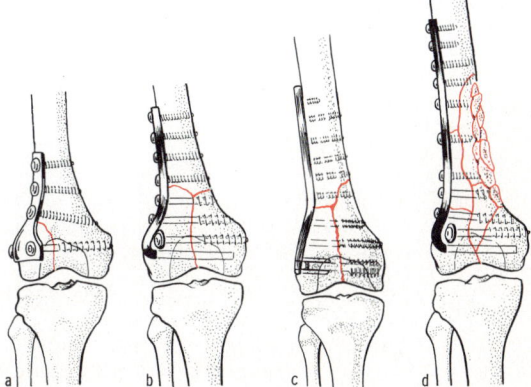

Abb. 303 Platten bei verschiedenen Frakturformen: a) Einfacher Spaltbruch: T-Platte. b) T-Fraktur: artikuläre Schrauben und Kondylenplatte. c) Gleiche Fraktur mit DCS versorgt. d) Mediale suprakondyläre Trümmerzone: lange Kondylenplatte mit Spongiosaplastik

Beachte besonders!

◆ Bei diesen Frakturen sind arterielle Verletzungen häufig, vorwiegend Intima-schäden mit protrahiertem Ischämiesyndrom (S. 38, 158 f).
◆ Iatrogene Fehlstellungen vermeiden (Achsen, Rotation).
◆ Bei Defekt oder Devitalisation – vor allem medial – Spongiosaplastik obligat wegen der Gefahr des sekundären Implantatbruchs.

Nachbehandlung

◆ Thromboembolieprophylaxe.
◆ Aktiv-passive Knieembolisation sobald Wundheilung gesichert. Motorisch angetriebene Bewegungsschienen bewähren sind ausgezeichnet. Aufstehen mit Krücken und Quadrizepstraining nach gesicherter Wundheilung.
◆ Zunehmende Belastung zwischen 8. und 16. Woche.
◆ Metallentfernung bei Trümmerfrakturen nach 2 Jahren.

Implantate

◆ Kondylenplatten 95° mit 4,5 mm-Kortikalis- und 6,5-mm-Spongiosaschrauben.
◆ T-Platte mit den gleichen Schrauben.
◆ DCS (Dynamic Condylar Screw).
◆ Kondylenabstützplatte mit den gleichen Schrauben.
◆ 6,5-mm-Spongiosaschrauben mit Unterlagsscheibe.

Prinzip

◆ Ossäre Reinsertion der Sehne im oberen Rand der Patella.

Operatives Verfahren

◆ Narkose oder Regionalanästhesie. Pneumatische Blutsperre kann hinderlich sein:
1. Inzision parapatellar längs oder suprapatellar quer.
2. Darstellung des Risses in der ganzen Ausdehnung. Ausspülen des Hämarthros.
3. Zwei längsverlaufende Bohrlöcher in die Patella proximal (Patella mit Faßzange stabilisieren).
4. Einflechten einer kräftigen Naht (PDS, Maxon) in das Zentrum der Sehnenplatte des Rektus nach der Technik der Sehnennaht (S. 200 ff). Verwendung der Reverdin-Nadel oder einer großen gebogenen Nadel. Durchziehen durch die Bohrlöcher. Der Knoten darf die Haut nicht vorwölben.
5. Kontrolle der Adaptierung und des Halts bei passiver Knieflexion.
6. Synovialnaht (Recessus superior).
7. Das zentrale und seitliche Rißgebiet wird zusätzlich mit U-Nähten oder Flaschenzugnähten (Dexon/Vicryl 2) versorgt.
8. Redon-Drainage und Hautnaht (Abb. 304).
9. Gepolsterter Verband. Kräftige dorsale Gipsschiene in Streckstellung.

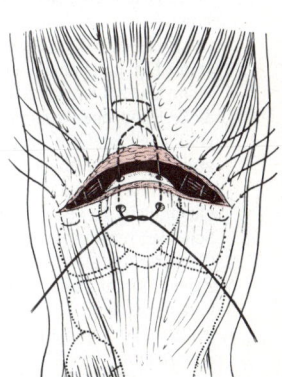

Abb. 304 Nahttechnik mit Bohrung der Patella und Durchflechtung einer starken zentralen Naht sowie seitliche U-Nähte

Nachbehandlung

◆ Quadrizepsübungen sofort beginnen.
◆ Thromboembolieprophylaxe.
◆ Aufstehen ab 3.–5. Tag. Abrollen des Fußes gestattet.
◆ Kniegipshülle nach Wundheilung für 8 Wochen.
◆ Krückenfreies Gehen ab etwa 12. Woche.

Prinzip

◆ Osteosynthese mit 2 transligamentären, in verschiedenen Ebenen geführten Drahtschlingen, die den Muskelzug auffangen und die Fraktur bei Flexion flächenhaft komprimieren.

Operatives Verfahren

◆ Narkose oder Regionalanästhesie, Blutsperre:
1. Parapatellare Längsinzision oder Querinzision. Bei offener Fraktur S-förmige Verlängerung der Wunde. Bei Schürfwunden und Kontusion Inzision zentral durch diese führen (Abb. 305 a u. b).
2. Darstellung der Fraktur und der seitlichen Kapsel- und Muskelrisse. Absaugen des Hämarthros. Spülen des Gelenks und Revision.
3. Reposition unter Sicht von vorn. Provisorische Fixation mit Zange.
4. Kontrolle der Patellahinterfläche unter Sicht. Evtl. kleine seitliche Kapselinzision.
5. Durchziehen des 1. Drahts durch die Tiefe des Lig. patellae und der Quadrizepssehne hart am Knochen. Leitung durch dicke, gebogene Punktionsnadel oder Hohlnadel mit Griff, in die der Draht eingesteckt wird (Abb. 306). Führung ventral von der Patella. Um den Druck gleichmäßig zu verteilen, muß jeder Schenkel separat gespannt werden (2 Quirle).
6. Zweiter Draht mehr ventral durchführen und anspannen.
7. Prüfung der Zugfestigkeit bei passiver Knieflexion.
8. Röntgenbild a.-p. (Drahtlage) und seitlich (Reposition).
9. Naht der gerissenen Kapsel mit Dexon/Vicryl 2.
10. Polsterverband.

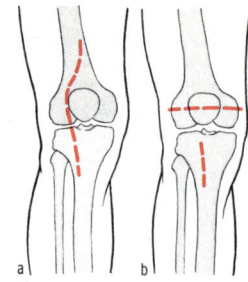

Abb. 305   Die Inzisionen bei geschlossener Patellafraktur (a, b). Bei Zugang durch Querinzision muß für den Entlastungsdraht auf die Tuberositas tibiae eine zusätzliche kleine paramediane Längsinzision angelegt werden (b)

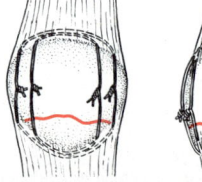

Abb. 306   Typische Zuggurtung mit Doppeldraht. Ein Draht wird ganz ventral über die Patella geleitet

Beachte besonders!

◆ Kleine Impressionen der Gelenkfläche und tiefe Trümmerzonen erschweren die exakte Reposition.
◆ Die Patella ist ungewöhnlich hart. Bohrdrähte in der Längsachse distrahieren (Kanal im größeren Fragment vorbohren).
◆ Implantate dürfen die Haut in Knieflexion nicht vorwölben.

Nachbehandlung

◆ Thromboembolieprophylaxe.
◆ Quadrizepstraining sofort.
◆ Aufstehen nach gesicherter Wundheilung mit Krücken unter Teilbelastung.
◆ Funktionelle, gipsfreie Nachbehandlung bei einwandfreier Technik und zuverlässigem Patienten.

Technische Varianten

◆ Zuggurtung mit Bohrdraht: verstärkt die Verankerung des vorderen Cerclagedrahts. Aus der Bruchfläche werden 2 tangentiale parallele Bohrungen (2 mm) in das größere Fragment ausgeführt. Einstecken von Bohrdrähten 1,8 mm. Reposition und Fixation mit Zange. Retrograde Bohrung durch das kleine Fragment.

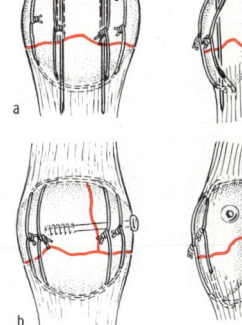

Die ventrale Cerclage umfährt die Bohrdrähte und wird gespannt. Einseitiges Umbiegen und Versenken der Kirschner-Drahtenden (Abb. 307 a).

◆ Kombination Zuggurtung und Verschraubung: bei Mehrfachfragmentbrüchen präliminare Verschraubung der längsgerichteten Fragmente, dann Zuggurtung (Abb. 307 b).

◆ Verschraubung bei Längsfraktur: Fixation mit 2 kleinen Spongiosaschrauben evtl. Unterlagsscheiben (Abb. 307 c).

◆ Kombination von Kirschner-Draht und Zuggurtung bei Mehrfragmentbruch: präliminäre Fixation kleiner Ausbrüche mit tangentialen Kirschner-Drähten. Einer der Cerclagedrähte umfährt diese und komprimiert konzentrisch. Übrige Technik wie Zuggurtung.

◆ Teilresektion bei distaler Polfraktur: Parallele Bohrungen (2 mm) durch das große Fragment. Adaptationsnaht des Lig. patellae an das proximale Hauptfragment. Seitliche Kapselnähte (Abb. 308 b). Zusätzlich Entlastungsdraht für das Lig. patellae: proximale Verankerung in die Quadrizepssehne oder in ein transversales Bohrloch. Distal Bohrloch in der Tuberositas tibiae. Drahtkreuzung vor dem Lig. patellae (Abb. 308 a–c). Die Knieflexion muß bis 90° frei sein. Der Draht darf dabei das Lig. patellae nicht komprimieren.

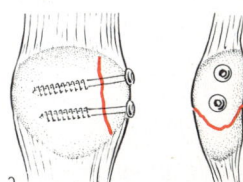

Abb. 307   Technische Varianten, s. Text

Die Drahtquirle dürfen die Haut nicht vorwölben (Nekrosegefahr). In der Nachbehandlung wegen verminderter Zugfestigkeit Gipshülse für 6–8 Wochen.

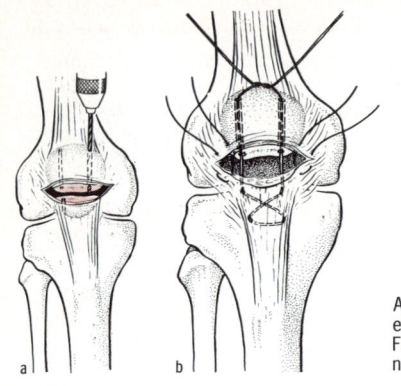

Abb. 308 Technik der partiellen Patellektomie. Vorbohrungen im proximalen
Fragment (a). Durchziehen der Sehnennaht und seitliche Kapselnähte (b)

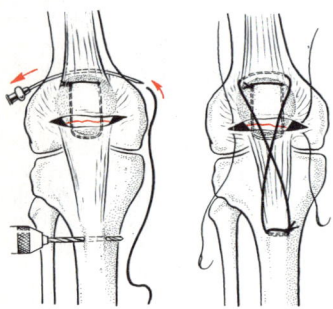

Abb. 309 Cerclage und Entlastungsdraht durch die Tuberositas tibiae bei distaler Polfraktur. Statt der Umfahrung des
oberen Patellapols kann der Draht durch
ein transversales Bohrloch im proximalen
Fragment durchgeleitet werden

Indikation

◆ Frischer Seitenband- und Kapselriß bei gleichzeitiger Kreuzbandverletzung.

Prinzip

◆ Versorgung aller zerrissenen Strukturen durch Naht nach Revision des Gelenks.

Operatives Verfahren

◆ Narkose oder Regionalanästhesie, pneumatische Blutsperre, Knie in leichter Flexion auf Kniebänkchen (Abb. 310 u. 311).
  1. Parapatellare laterale Längsinzision (Abb. 312).

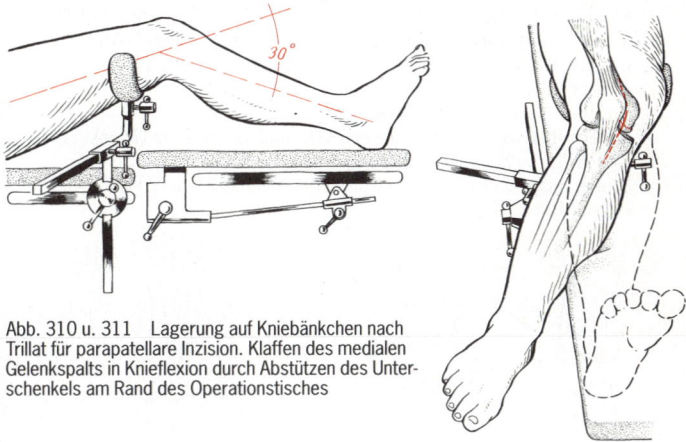

Abb. 310 u. 311   Lagerung auf Kniebänkchen nach Trillat für parapatellare Inzision. Klaffen des medialen Gelenkspalts in Knieflexion durch Abstützen des Unterschenkels am Rand des Operationstisches

Abb. 311

2. Parapatellare Eröffnung des Kniegelenks (Abb. 313). Systematische Revision von innen (Meniskusrisse, Kapsellücken, Popliteussehne, Kreuzbänder). Austasten mit dem stumpfen Nervenhäkchen. Erweiterung der Inzision oder Hilfsinzionen entsprechend Befund. Eine intakte äußere Kapsel wird in Verlaufsrichtung des Seitenbands längs gespalten. Medial kann bis zum Semimembranosuseck, lateral (evtl. nach Abmeißelung des „tubercule de Gerdy") bis auf das Popliteuseck vorgedrungen werden.

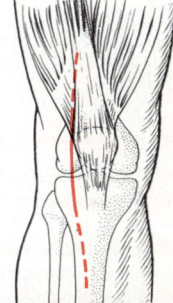

Abb. 312   Parapatellare lange, laterale Standardinzision für Haut und Faszie

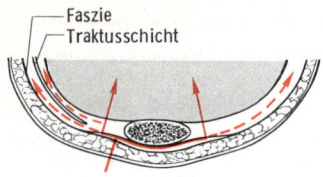

Faszie
Traktusschicht

Abb. 313   Tiefer Zugang auf Schnitt. Ausgezogene Linien: Subfasziales Vorgehen für mediale oder laterale Arthrotomie. Gestrichelte Linien: Erweiterung bis Semimembranosus- oder Popliteuseck (vor oder hinter der Tractus-iliotibialis-Schicht)

3. Darstellung des Abrißgebiets. Begleitende Kapsel und Schleimhautrisse liegen tiefer und verlaufen oft horizontal.
Durch Zug am abgerissenen Band wird dessen Anteil an der Stabilität geprüft.
4. Vorlegen von Einzelknopfnähten in die gerissene Kapsel. Teilweise abgelöste Menisken werden mitgefaßt und nicht entfernt. Bei periostalem Abriß Herstellen von Bohrkanälen, in welche die Naht durchgezogen wird (Abb. 314).
5. Intermediäre Bandrisse werden durch rahmenartige Spannähte und feine Einzelknopfnähte versorgt (Abb. 315).
6. Adäquate Versorgung von Kreuzbandrissen.
7. Knoten aller vorgelegten Nähte und Verschluß der äußeren Gelenkkapsel.
8. Kontrolle von Stabilität und freier Flexion.
9. Saugdrainage und Hautnaht. Gepolsterter Kompressionsverband. Gipsschiene oder Brace. Hochlagerung.

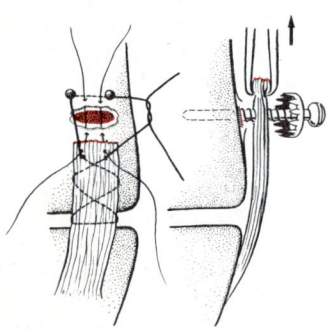

Abb. 314   Prinzip der transossären Bandnaht bzw. der Bandfixation mit Schraube und Unterlagsscheibe mit Spitzen

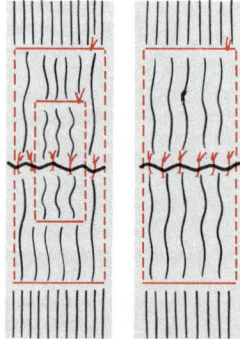

Abb. 315   Schema der Bandnaht: Adaptation durch feine Einzelknopfnähte. Zusätzlich rahmenartige Spannähte

Nachbehandlung

- Thromboembolieprophylaxe.
- Muskeltraining sofort.
- Aufstehen 4.–7. Tag mit Krücken mit Fuß-Boden-Kontakt.
- Teilbelastung mit Kniehülsenverband (Gips, Kunststoff) in Flexion für 6–8 Wochen. Evtl. frühzeitiger Wechsel auf artikulierten Kunststoffverband.
- Physiotherapie nach Gipsabnahme. Krückenfrei ab 10.–12. Woche.

Technische Varianten

◆ Verschraubung von Bandansätzen und ossären Bandausrissen: Das gespannte Band wird an seinem Ansatz mit einer kleinen Schraube fixiert, die eine Unterlagsscheibe mit Spritzen (Kunststoff, Metall) anpreßt (Abb. 314).

◆ Intermediäre Bandrisse werden in analoger Technik ohne ossäre Verankerung versorgt.

◆ Laterale Band- und Kapselrisse: Naht aus zweiter lateraler Inzision über der von innen identifizierten Läsion.

◆ Abrißfraktur des Fibulaköpfchens: Zuggurtung mit Kirschner-Draht und Drahtschlinge (Abb. 316) oder Verschraubung. Verlauf des N. peronaeus beachten.

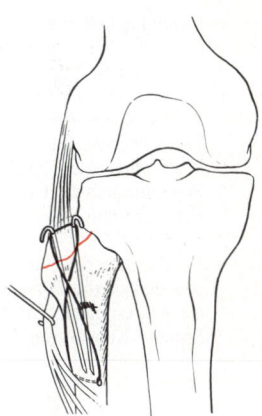

Abb. 316   Zuggurtung bei Abrißfraktur des Fibulaköpfchens. N. peronaeus angeschlungen

Reinsertion des vorderen Kreuzbandes

Indikation

◆ Abriß des vorderen Kreuzbandes (Abrißfraktur).

Prinzip

◆ Fassen des Bandes mit einer Durchflechtungsnaht, welche durch ossäre Kanäle nach außen durchgezogen wird und das Band an seinem Ansatz reinseriert.
◆ Bei ligamentären Rissen primäre Plastik oder plastische Verstärkung (Augmentation).

Operatives Verfahren
Femorale Reinsertion des vorderen Kreuzbandes

◆ Vorbereitung und Zugang wie Seitenbandnaht (S. 335 ff).
◆ Vorlegen der Nähte für Seitenband und Kapselversorgung. Knie beugen. Subluxation der Patella nach lateral.
  1. Identifikation der Abrißzone in der Tiefe der lateralen Fossa intercondylaris. Anfrischen der Kortikalis mit dem Raspatorium. Herstellen eines oder zweier Bohrlöcher aus der Abrißzone nach lateral proximal (Abb. 317 a u. b) bzw. Präparation einer Rinne „over the top".
  2. Gegeninzision über dem Condylus lateralis. Spalten des Tractus iliotibialis über der Bohrerspitze.
  3. Fassen des Bandstumpfs mit Durchflechtungsnaht.
  4. Durchziehen der Fäden durch den oder die Bohrkanäle mit Hilfe einer Öse oder eingekerbten Sonde (Abb. 318 a). Prüfung der korrekten Reinsertion und der Zugfestigkeit. Evtl. Einführen einer „Augmentation over the top".
  5. Späteres Knoten oder Anstapeln der Augmentation der gespannten Nähte.

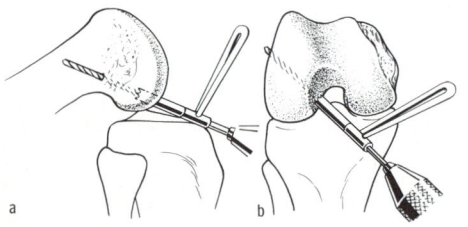

Abb. 317   Herstellung eines Bohrkanals in der Tiefe der Fossa intercondylaris zur Reinsertion des abgerissenen vorderen Kreuzbandes

Andere Verfahren

◆ Tibialer Abriß des vorderen Kreuzbandes: umgekehrte Technik, Bohrkanäle von tibial-medial (Abb. 318 b).
◆ Intermediärer ligamentärer Kreuzbandriß: meist ausgefranst. Bandersatz oder plastische Verstärkung (z. B. Bone-Tendon-Bone-Transplantat aus dem Lig. patellae) (Abb. 319 a u. b).
◆ Riß des hinteren Kreuzbandes (femoral oder tibial): Darstellung und Naht von ventral möglich bei ausgedehntem Riß der Kapsel und des vorderen Kreuzbandes. Transossäre Nahttechnik wie vorderes Kreuzband (Abb. 320 a).

◆ Isolierter bzw. ossärer Ausriß des hinteren Kreuzbandes: Bauchlage. Dorsaler Zugang durch die Kniekehle (Abb. 320).

◆ Abrißfraktur der Eminentia intercondylaris: Verschraubung s. Tibiakopffraktur.

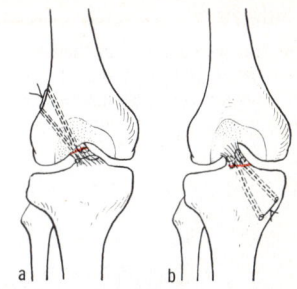

Abb. 318   Transossäre Naht des vorderen Kreuzbandes (a femoral und b tibial)

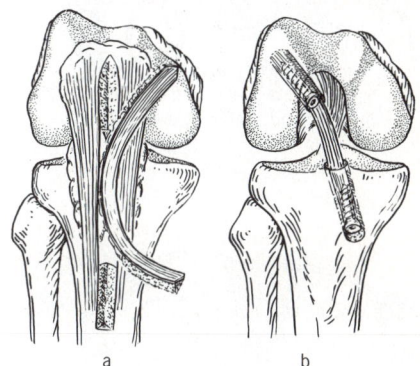

Abb. 319 ˙ Ersatzplastik des vorderen Kreuzbandes: a) Entnahme eines „Bone-Tendon-Bone"-Transplantats aus dem mittleren Drittel des Lig. patellae mitsamt seiner tibialen und patellaren Knochenverankerung. b) Einziehen des Transplantats in vorbereitete Bohrkanäle, die Knochenblöcke werden mit Interferenzschrauben stabil im Knochenkanal verklemmt

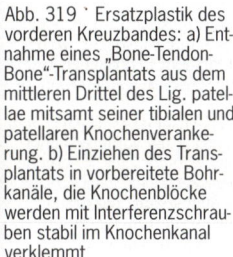

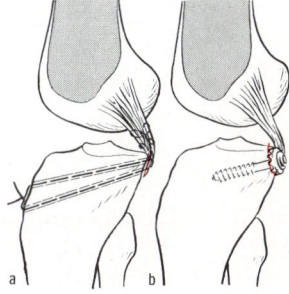

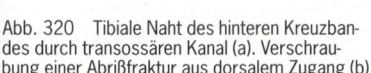

Abb. 320   Tibiale Naht des hinteren Kreuzbandes durch transossären Kanal (a). Verschraubung einer Abrißfraktur aus dorsalem Zugang (b)

Indikation

◆ Im Vordergrund steht heute die Teilresektion des abgerissenen Abschnitts (Lappen, Korbhenkel) oder die Meniskusnaht. Meniskektomien werden nur bei zerfetzten irreparablen Menisken vorgenommen.

◆ Resektionen und Refixationen werden heute überwiegend arthroskopisch durchgeführt (Abb. 321 a u. b).

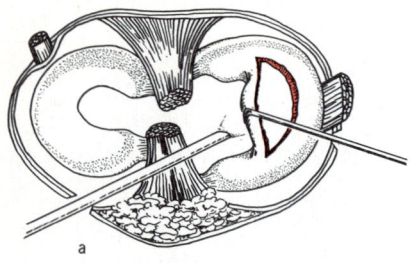

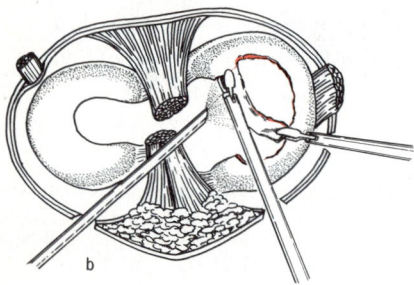

Abb. 321 Arthroskopische Resektion eines Korbhenkelrisses des medialen Meniskus: a) Arthroskopische Einstellung des Korbhenkelrisses, wobei er mit dem Tasthäkchen luxiert und reponiert werden kann. b) Schrittweise Resektion des Korbhenkelrisses: Nach Durchtrennung der vorderen Anheftung wird der zu resezierende Meniskusteil mit einer Faßzange angespannt, mit einer Punchzange am Hinterhorn abgetragen und dann mit der Faßzange aus dem Gelenk entfernt

Prinzip

◆ Rekonstruktion der Gelenkfläche, Spongiosaplastik bei Defekt. Stabilisierung mit Abstützplatte. Revision des Gelenks, Naht begleitender Bandkapselrisse. Funktionelle Nachbehandlung.

Operative Verfahren

◆ Monokondyläre Fraktur: Bei Defekt Spongiosaentnahme als Voroperation (S. 368). Laterale Längsinzision (S. 335) oder proximal abgewinkelte Inzision auf der Seite der Fraktur. Gelenkrevision unter Abheben des Meniskus von der Unterlage (spätere Reinsertion). Nur zerfetzte Menisken werden entfernt. Darstellung der extraartikulären Fragmente. Anheben von Imprimaten aus einem aufgemeißelten kortikalen Fenster mit Hilfe des Stößels (Abb. 322). Provisorische Fixation mit Kirschner-Drähten. Ausfüllen von Defekten mit kortikospongiösem Transplantat. Zubiegen und Aufschrauben einer passenden Abstützplatte (T oder L). Prüfung der Stabilität und der freien Kniebewegung. Versorgung zusätzlicher Bandkapselrisse (S. 336 ff). Schichtweise Gelenkverschluß, Hautnaht, Polsterverband, Hochlagerung.

◆ Bikondyläre Fraktur: Doppelplatten sind devitalisierend und daher zu vermeiden. Etappenweise Reposition und Fixation aus extraartikulärem Kontaktfragment (Key-Fragment). Stabilisierung nur mit einer Abstützplatte (meist lateral). Medial kleine Antigleitplatte (2-Loch) oder Einzelschrauben durch Stichinzision oder durchbohrte Schrauben über Kirschner-Draht. Evtl. zusätzlich Fixateur externe (S. 342).

◆ Isolierte Abrißfraktur der Eminentia intercondylaris: Arthroskopische Reposition. Fixation mittels durchbohrter Schrauben 3,5 mm über Kirschner-Draht.

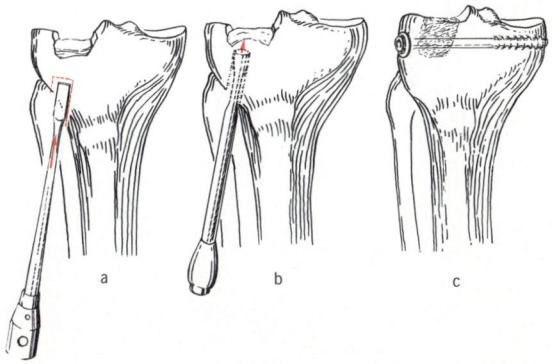

Abb. 322   Osteosynthese einer lateralen Impressionsfraktur: a) Ausmeißeln eines kortikalen Fensters. b) Hochschieben des Imprimats mit dem Stößel. c) Kompression mit Schrauben mit Unterlagscheibe oder Platte nach Defektausfüllung

Nachbehandlung

◆ Medikamentöse Thromboembolieprophylaxe.
◆ Quadrizepstraining sofort.
◆ Elektrische Bewegungsschiene.
◆ Aufstehen mit Krücken nach gesicherter Wundheilung.
◆ Spitalaustritt gipsfrei oder mit Hülsenapparat mit Gelenk.
◆ Vollbelastung bei Impressionsfraktur nach 12–14 Wochen.
◆ Metallentfernung nach einem Jahr.

Implantate

◆ T- oder L-Platten (2-Loch-Halbrohr- oder Drittelrohrplatte).
◆ Spongiosaschrauben 6,5 oder 4,0 mm mit Unterlagsscheiben.
◆ Durchbohrte Schrauben 3,5 und 6,5 mm.

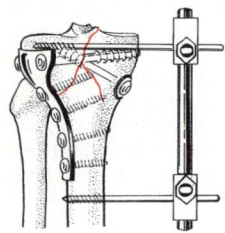

Abb. 323   Versorgung einer bikondylären Trümmerfraktur. Platte: lateral durchbohrte Einzelschrauben medial zusätzlich Fixateur externe

Typische Plattentechniken bei Schaftfrakturen

◆ Kompressionsplatte: Bei Frakturen Typ A2 (kurze Schrägfraktur) und Typ A3 (Querfraktur [selten]). Anatomische Reposition. Axiale Kompression mit Platte durch exzentrischer Bohrung (DCP-Technik) im ovalen Plattenloch. Bei Schrägfraktur interfragmentäre Plattenzugschraube (Abb. 189, S. 241).

◆ Neutralisationsplatte (bei Typ A1 [Torsion]) und Typ B mit vitalem Keil. Anatomische Reposition. Verschraubung der Fragmente bzw. des Drehkeils zu den Hauptfragmenten nach dem Zugschraubenprinzip. Anlagerung der Platte nach Verwinden, Verbiegen und Festschrauben an den Hauptfragmenten ohne axiale Kompression (Neutralbohrungen im ovalen Plattenloch).

◆ Überbrückungsplatte: für Frakturen Typ C. Die Platte wird nur an den Hauptfragmenten fixiert entsprechend den Hebelarmkräften (Tibia- und Unterarmknochen je 5 gefaßte Kortikales pro Hauptfragment). Rotation, Achsen und Länge bleiben bewahrt. Die Platte muß daher wie bei A- und B-Frakturen durch Biegen und Verwinden angepaßt werden. Die Platte überbrückt die Frakturzone, welche nicht tangiert wird. Nur sicher avitale Fragmente werden entfernt und durch autologe Spongiosa ersetzt.

◆ Platte als innerer Fixateur (interlocking plate). Neues Prinzip, bei dem zwischen Platte und Kortikalis kein Kontakt besteht (optimal erhaltene Vitalität des unter der Platte liegenden Periosts).

◆ Für alle Platten empfiehlt sich aus biologischen Gründen die Verwendung der Titan-LCDCP. Der geringere Kontakt am Knochen bedeutet bessere Vitalität des Periosts unter der Platte. Das Titan ist wesentlich besser verträglich als Stahl (Allergie, Korrosion).

Neutralisationsplatte
Operatives Verfahren

◆ Bein in leichter Knieflexion angehoben. Pneumatische Blutsperre.

◆ Längsinzision 1 cm lateral von der vorderen Tibiakante, gegen den Innenknöchel auslaufend (Abb. 324). Reposition durch Zug und Rotation am Fuß. Fixation mit Zange.

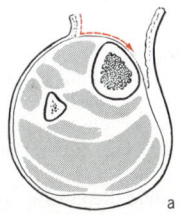

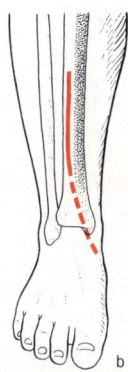

Abb. 324 Inzision für Plattenosteosynthese an mittlerer und distaler Tibia (Hautschnitt 1 cm lateral der vorderen Kante) in der Ansicht von vorne. Plattenanlagerung auf der medialen Tibiafläche durch Abheben des Haut-Subkutis-Lappens (Querschnitt)

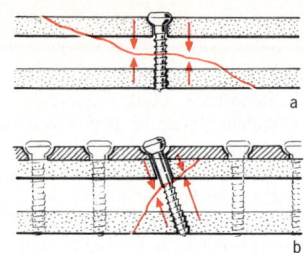
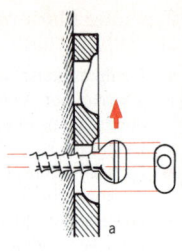

Abb. 325 Zugschraubenprinzip: breites Gleitloch in der nahen Kortikalis. Gewindeloch in der entfernten Kortikalis. Beim Eindrehen der Schraube wird die entfernte Kortikalis herangezogen (a). Plattenzugschraube (Schaftschraube) bei Schrägfraktur (b)

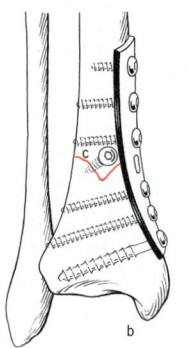

Abb. 326 Aufbau einer Plattenosteosynthese bei distaler Schrägfraktur mit Spann-Gleitloch-Platte: Nach Reposition Platte abbiegen, verwinden und distal festschrauben. Interfragmentäre Kompression mit exzentrisch eingebohrter Schraube (a). Abgeschlossene Osteosynthese (b) mit zusätzlicher interfragmentärer Zugschraube (c)

◆ Verschraubung vitaler Keilfragmente zu den Hauptfragmenten nach dem Zugschraubenprinzip (Abb. 325) mit 3,5-mm-Kortikalisschrauben.
◆ Plattenwahl: Pro Hauptfragment 5 kortikale Gewinde (Abb. 326). Zubiegen und Verwinden der Platte zur Anlagerung an der medialen Tibiafläche gegen dorsal zu. Festschrauben der Platte mittels zentraler Bohrung in den ovalen Plattenlöchern.
◆ Kontrolle von Stabilität, Reposition und Implantatlage (Bildverstärker, Röntgen). Logenentlastung durch Faszienspaltung (S. 175). Redon-Drainage.

Technische Varianten

◆ Medialer Weichteilschaden: laterale Plattenlage nach breiter Eröffnung der Faszie, welche offen bleibt.
◆ Distale Fibulaosteosynthese: bei persistierender Instabilität im oberen Sprunggelenk (Syndesmosenriß).

Nachbehandlung

- Hochlagerung auf Frakturschiene. Fuß rechtwinklig (Anstützleiste). Kniepolsterung (Cave: Peroneusdrucklähmung).
- Thromboembolieprophylaxe.
- Mobilisierung sofort aktiv: Fuß, Knie, Hüfte.
- Aufstehen 3.–5. Tag mit Bandage. Teilbelastung.
- Entlassung ängstlicher Patienten mit abnehmbarer Gipsschiene.

Frühkomplikationen

- Postoperatives Ödem: Hochlagerung, Immobilisierung, Diuretika.
- Hämatom, infiziertes Hämatom: operative Ausräumung. Bakteriologie. Redon-Drainage. Gipsschiene. Antibiotika.
- Logensyndrom (S. 31 ff, 175): notfallmäßige Faszienspaltung.
- Tiefe Venenthrombose.

Implantate

- LCDCP in Titan (DCP in Stahl) mit 4,5-mm-Kortikalisschrauben.
- Separate 3,5-mm-(4,5-mm-)Kortikalisschrauben.

Indikationen

- Instabile Fraktur im mittleren Schaftdrittel.
- Erweiterte Indikation: Frakturen der peripheren Schaftdrittel. Distal empfiehlt sich dabei die praeliminäre Osteosynthese der Fibula zur Sicherung von Achsen und Rotation.
- Gefahren: Rotationsfehlstellung. Verkürzung beim Mehrfragmentbruch (s. Verriegelung S. 322). Axiale Abwinkelung bei proximalen und distalen Frakturen (Abb. 327).
- Bei offenen Frakturen (IO2–4) und Polytrauma: UTN = Unreamed Tibia Nail (Abb. 327).

Techniken

- Typische geschlossene Marknagelung: Die Fraktur wird nicht freigelegt, die Reposition erfolgt unter Bildwandlerkontrolle. Der Markraum wird mit Fräsen zunehmenden Durchmessers aufgebohrt, um einen ausgedehnten zirkulären Kontakt des Nagels mit der Kortikalis und damit eine gute Stabilität zu erreichen. Eingeschlagen wird ein geschlitzter hohler Marknagel. Durchmesser meist 11 oder 12 mm.

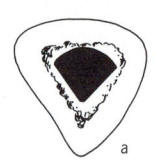

- Verriegelung des Marknagels: Bei Verkürzungsgefahr (zentrale Trümmerzone) oder zur Sicherung der Rotation wird der Marknagel an beiden Enden mittels Durchbohren von Bolzen durch Kortikalis und Löchern im Marknagel verriegelt. Die Fraktur wird dadurch weitgehend belastungsstabil. Bei der statischen Verriegelung (Abb. 327b) blockieren die Bolzen jede Verschiebung.
- Dynamisierung: Wenn proximal nur ein Verriegelungsbolzen im schlitzförmigen Loch des Marknagels liegt, kann sich das Fragment unter Belastung etwas verkürzen. Dadurch entsteht dynamische axiale Kompression, was den Durchbau beschleunigt.
- Marknagel ohne Aufbohrung (UTN, Abb. 327). Dieser dünnere Marknagel ohne zentralen Hohlraum („solider Nagel") wird in die unveränderte Markhöhle eingebracht. Da er ihrem Querschnitt nicht entspricht (Abb. 327a), wird der Bruch nur durch Verriegelung stabil. Wegen seines kleineren Durchmessers (8 und 9 mm) können nur dünnere, weniger belastbare Verriegelungsbolzen verwendet werden (Abb. 327). Beim UTN ist initial nur eine Teilbelastung möglich.

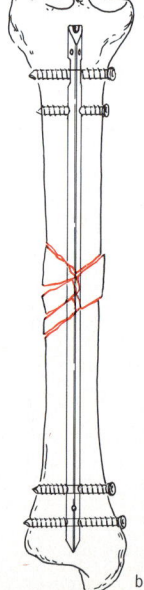

Abb. 327a, b   Unaufgebohrter Tibiamarknagel (UTN).
a Querschnitt: Der Nagel füllt die Markhöhle in der Diaphyse nicht aus. Stabilität ist daher nur durch Verriegelung erreichbar.
b Nagellage bei diaphysärer Trümmerfraktur: Proximale und distale doppelte Verriegelung mit Bolzen. Der oberste Bolzen sitzt in einem Schlitzloch. Beim Dynamisieren (durch Entfernung des zweitobersten Bolzens) kann eine leichte Verkürzung (= Kompression) erfolgen

◆ Offene Marknagelung: Reposition der Fragmente unter Sicht durch Eröffnung. Wegen zusätzlicher Periostschädigung wird diese Technik heute nur noch bei Osteotomien zur Stellungskorrektur bei Pseudarthrose nach Plattenosteosynthese oder bei Fehlen eines Röntgenbildverstärkers ausgeführt. Nach Reposition und provisorischer Fixation der Fragmente entspricht die Technik derjenigen der geschlossenen Marknagelung.

Vorbereitung

◆ Die Vorbereitungen werden vom Operateur persönlich angeordnet und überwacht. Dazu gehört die Prüfung des kompletten Instrumentariums inklusive Marknagelsatzes sowie die Längenmessung des Marknagels am unverletzten Bein.

◆ Lagerung entsprechend Abb. 328: Extension am Kalkaneus (S. 376). Frakturierter Unterschenkel auf Extensionstisch eingespannt. Kniebeugung über 100°. Gepolsterte Rolle in der Kniekehle.

◆ Nicht frakturiertes Bein mit flektierter Hüfte abduzieren. Bildwandler auf der Seite des unverletzten Beins. Er bleibt in allen Ebenen frei beweglich.

◆ Desinfektion und steriles Abdecken der Extremität. Bildwandler steril abdecken.

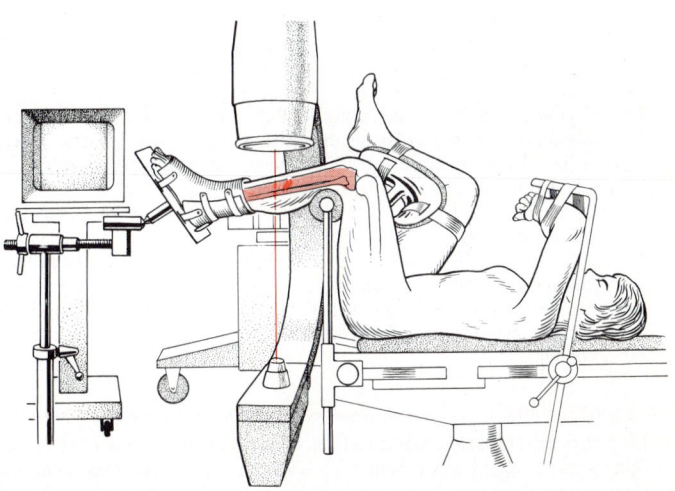

Abb. 328   Lagerung für die Marknagelung auf dem Extensionstisch. Bildverstärker auf der Gegenseite, frei beweglich

Operatives Verfahren

◆ Typische Marknagelung nach Reposition:
1. Längsinzision von der Tuberositas tibiae bis zur Patella. Das Lig. patellae wird entweder längs gespalten oder nach lateral weggehalten. Die Eintrittstelle für den Marknagel liegt genau in der Achse der Markhöhle, etwas medial von der Tuberositas tibiae (Abb. 328) sowie unmittelbar distal des Tibiaplateaus.
2. Ein im Handgriff eingespannter Steinmann-Nagel wird gegen die Markhöhle vorgestoßen. Über ihn wird der am Ende zugeschliffene „Käsebohrer" (Vorsicht vor Verletzungen), geschützt durch eine spezielle Hülse durch drehende Bewegungen in die Markhöhle eingebohrt. In die offene Markhöhle wird der an der Spitze etwas abgebogene und mit olivenförmiger Verdickung versehene Bohrdorn eingeführt. Passieren der Frakturgegend unter Bildverstärkerkontrolle, Vorschieben bis ca. 1 cm an das Sprunggelenk heran.
3. Aufbohren der Markhöhle mit flexibler Welle, beginnend mit frontal schneidendem 9-mm-Bohrkopf, dann mit seitlich schneidenden Bohrköpfen je 0,5 mm ansteigend bis auf 11 oder 12 mm (entsprechend Markhöhlenweite und Bohrwiderstand).
4. Aufstülpen des Teflonrohrs auf den Bohrdorn und Ersetzen desselben durch den Führungsstab (neu ebenfalls 3 mm Durchmesser).
5. Einschlagen des gemessenen Marknagels, welcher mit dem Einschlag- und Zielgerät zusammengesetzt ist. Vordringen mit jedem Schlag um 0,5 – 1 cm.
6. Optimale Nagellage: oberes Ende bündig mit vorderer Kante des Tibiaplateaus, distales Nagelende 1 cm über dem Sprunggelenk.
7. Verriegelung: Proximale Einführung der Bolzen nach Stichinzision und entsprechender Vorbohrung. Führung mittels Hülsen durch das Zielgerät. Distal spezielle Zieleinrichtungen unter Verwendung des Bildwandlers. Bohrung mittels strahlendurchlässigem Winkelgetriebe.
8. Redon-Drain in Marknagel, neben der Wunde herausleiten. Sekretflasche anschließen ohne Sog.
9. Naht von Lig. patellae und Haut. Leichter Kompressionsverband, beim Vorfuß beginnend bis über das Knie.
◆ Gefahren: Verklemmen des Nagels beim Einschlagen: Der Nagel muß zurückgeschlagen und entfernt werden. Entweder vermehrt aufbohren oder dünneren Nagel einführen.

Nachbehandlung

◆ Beim statisch verriegelten Marknagel von 11 oder 12 mm Durchmesser kann im Prinzip voll belastet werden. Beim UTN wird entsprechend der Anordnung des Operateurs vorgegangen.
◆ Medikamentöse Thromboembolieprophylaxe.
◆ Entfernung des Marknagels bei komplikationslosem Verlauf nicht vor dem 24. Monat.

Technische Variante
Offene Marknagelung

◆ Beim Abdecken mit sterilen Tüchern muß das nachträgliche Aufstellen des Beines berücksichtigt werden.

◆ Inzision und Zugang wie Tibiaplatte (S. 343) mit besonderer Schonung der Weichteile. Reposition unter Sicht.

◆ Fixation der Fraktur mit einer auf der vorderen Tibiakante aufgelegten Platte. Diese muß schienen, also rinnenförmig sein (z. B. 6-Loch-Halbrohrplatte). Evtl. zusätzliche kurze Platte auf der dorsomedialen Tibiakante, Festklemmen der Platte mit kräftigen Repositionszangen.

◆ Aufstellen des Unterschenkels in maximaler Knieflexion. Fuß auf harter Unterlage.

◆ Ein Assistent beobachtet die Frakturgegend während des Aufbohrens und dem Einschlagen des Marknagels und meldet Unruhe oder Dislokation.

◆ Zugang, Aufbohren und Einschlagen des Marknagels wie geschlossene Marknagelung, s. oben.

◆ Entfernen der Zangen und Platten. Beurteilung der Stabilität. Bei Devitalisation oder Defekt autologe Spongiosaplastik.

◆ Redon-Drain in Frakturgegend. Wundverschluß.

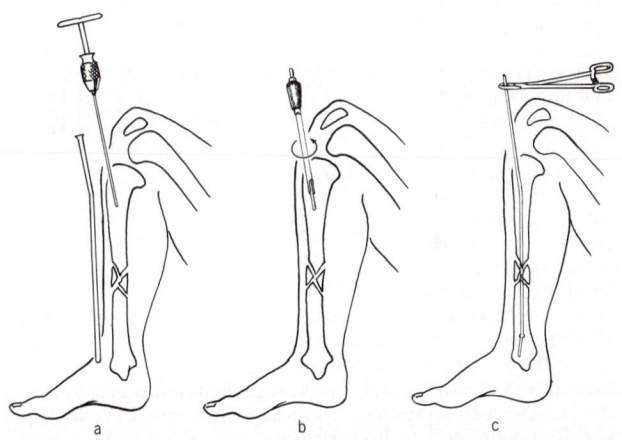

Abb. 329 a–c   Vorbereitung zum Aufbohren für einen Marknagel mit Kleeblattprofil
a Ein im Handgriff gefaßter Steinmann-Nagel wird – der Krümmung des Marknagels entsprechend – in Richtung Markhöhle eingebohrt,
b über den Steinmann-Nagel wird der „Käsebohrer" mit drehenden Bewegungen bis zur Markhöhle eingebohrt,
c in den nun genügend weiten Kanal wird der Bohrdorn in die Markhöhle eingestoßen und über die Fraktur ins distale Hauptfragment geführt. Er wird die Aufbohrung leiten

Operative Taktik

◆ Osteosynthese der Fibula. Rekonstruktion der Tibiagelenkfläche. Defektausfüllung mit Spongiosa oder kortikospongiösem Span. Tibiale Stabilisierung mit Schrauben, Platte oder zusätzlichem Fixateur externe.
◆ Technisch anspruchsvolle Operation.

Vorbereitungen

◆ Kalkaneusextension (S. 376 ff) oder Fixateur externe: Hochlagerung bis Abschwellung, Thromboembolieprophylaxe individuell.

Operatives Verfahren

◆ Voroperation: bei größerem Defekt Beckenspongiosaentnahme (S. 368 f).
◆ Osteosynthese der Fibula wie Malleolarfaktur Typ C (S. 355).
◆ Lange mediale Inzision. Hautbrücke zwischen den Inzisionen mindestens 6 cm breit (Abb. 330 a u. b). Eröffnung des Gelenks vor dem Malleolus internus. Freilegung der Fragmente unter Erhaltung von Gelenkkapsel und Periost. Rekonstruktion der Tibiagelenkfläche unter Sicht von ventral. Provisorische Fixation mit Kirschner-Drähten. Defektauffüllung mit Spongiosa oder kortikospongiösem Span. Tibiale Stabilisierung: Schrau-

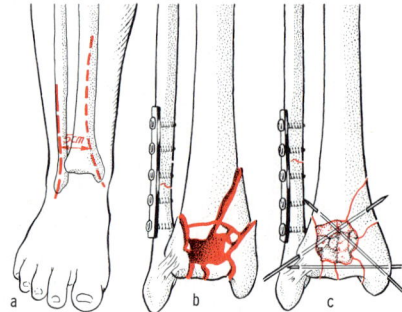

Abb. 330   Die drei ersten Phasen der Operation

ben allein (3,5, 4,0 mm), u. U. durchbohrte Schrauben über Kirschner-Draht. Bei zweifelhafter Stabilität zusätzlich Fixateur externe (Abb. 331). Dünne, gut anmodellierte Platten nur bei guten Weichteilverhältnissen.
◆ Beurteilung von Stabilität und Implantatlage (Bildwandler oder Röntgen). Redon-Drainage. Gelenkkapselnaht. Hautnaht, Polsterverband. Dorsale Gipsschiene in Rechtwinkelstellung. Hochlagerung.

Beachte besonders!

◆ Die posttraumatische Schwellung ist unberechenbar. Bei Sofortoperation Gefahr von Hautnekrosen.
◆ Blutsperre auf das absolute Minimum reduzieren.

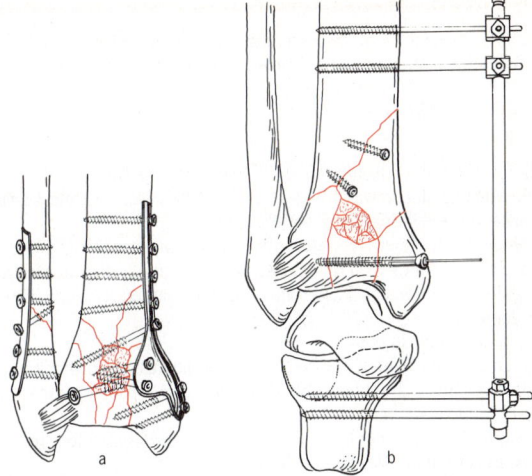

Abb. 331 Tibiale Stabilisierung mit Kleeblattplatte (a). Schrauben allein (gelenknah durchbohrte Schraube) und zusätzlicher Fixateur externe (b)

Nachbehandlung

- Medikamentöse Thromboembolieprophylaxe fortsetzen.
- Aktive Bewegungsübungen im Sprunggelenk nach 3–4 Tagen.
- Aufstehen nach gesicherter Wundheilung mit Krücken.
- Entlassung mit abnehmbarer Gips-U-Schiene oder Zirkulärgips.
- Zunehmende Belastung bei Trümmerfraktur ab 14.–16. Woche.
- Metallentfernung lateral ab 8., medial ab 14. Monat.

Technische Varianten

- Offene Fraktur: Fibulaosteosynthese, Fixateur externe (S. 372 ff) (Kalkaneus-Tibia). Tibiale Reposition und Spongiosaplastik evtl. sekundär. Keine mediale Platte.
- Artikuläre Zertrümmerung: Fibulaosteosynthese. Tibial Fixateur externe, evtl. kombiniert mit perkutaner Reposition und Kirschner-Drahtfixation einzelner Fragmente.

Implantate

- Kortikalis- und Spongiosaschrauben 3,5/4,0 mm.
- Durchbohrte Schrauben 3,5/4,0 mm.
- Kleeblattplatte oder Radius-T-Platte mit 3,5/4,0 mm Schrauben.
- Fixateur externe (S. 372 ff), evtl. kleiner Fixateur externe S. 245.

Prinzip

◆ Typische Sehnennaht, evtl. Verwendung der Sehne des Plantaris longus als Nahtmaterial. Feinadaptierung der zerfransten Stümpfe an dieses Gerüst.

Operatives Verfahren I
Criss-Cross-Naht

◆ Bauchlage (evtl. Anästhesieprobleme). Pneumatische Blutsperre.
◆ Gerade Hautinzision etwas tibial von der Mittellinie. Laterale Längsspaltung des Peritenons unter Schonung des N. suralis.
◆ Freilegung der ausgefransten Stümpfe. Versorgung nach der allgemeinen Technik der Sehnennaht (S. 200 f): zentrale Stütznaht mit kräftigem Material. Adaptierung der ausgefransten Fasern mit feiner fortlaufender Naht (Dexon-Vicryl 3–4 oder 4–0).
◆ Kontrolle der Zugfestigkeit.
◆ Redon-Drain in die Wundtiefe. Naht des Peritoneums mit fortlaufendem Dexon-Vicryl 4–0. Feinste Hautnaht über dem Rißgebiet. Spannung strikt vermeiden. Evtl. Spitzfuß verstärken.
◆ Gepolsterter Verband über Ferse und Wade. Dorsale Gipsschiene in 20°-Plantarflexion. Lagerung mit flektiertem Knie.

Operatives Verfahren II
Plantarissehne

◆ Vorbereitung und Zugang wie Criss-Cross-Naht.
◆ Darstellung der Plantarissehne medial. Sie fehlt bei ca. $^1/_4$ der Patienten, ist aber meistens intakt.
◆ Kleine Längsinzision am Tibiakopf medialdorsal. Faszie spalten. Eingehen mit dem Finger in die Tiefe am hinteren Rand der Tibia zwischen Gastroknemius und Popliteus. Bei distalem Zug am Plantaris ist die Sehne in der Tiefe tastbar. Sie wird bei flektiertem Knie hervorgezogen und unter Sicht durchtrennt.
◆ Durchziehen der Sehne nach distal, Anschlingen des Endes. Mehrfaches Durchflechten des Plantaris durch die Sehnenstümpfe mit einer Reverdin-Nadel in mittlerer Spitzfußstellung (Abb. 332).
◆ Feinadaptierung der Sehnenstümpfe mit fortlaufender Naht und Abschluß der Operation wie Technik I.

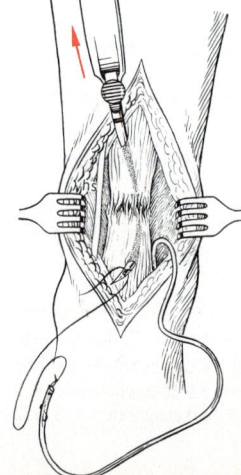

Abb. 332 Durchziehen des Plantaris mit der Reverdin-Nadel

Nachbehandlung

◆ Medikamentöse Thromboembolieprophylaxe, solange Gips.
◆ Aufstehen nach gesicherter Wundheilung mit Krücken, in Gipsschiene und Bandage. Kein Fuß-Boden-Kontakt.
◆ Nach Wundheilung Unterschenkelzirkulärgips in mittlerer Spitzfußstellung (20–30°) für 4–6 Wochen.
◆ Krückenfrei ab 6.–8. Woche, anschließend Gehtraining.

Indikation

◆ Dislozierte Fraktur des Malleolus lateralis.

Prinzip

◆ Anatomische Reposition und Stabilisierung der Fibulafraktur. Bändernaht. Funktionelle Nachbehandlung.

Operative Verfahren

◆ Narkose, pneumatische Blutsperre. Unterschenkel hochgelagert, Knie in mittlerer Flexion.

  1. Hautschnitt leicht bogenförmig vor oder hinter dem Malleolus. Ventral Schonung des variabel verlaufenden N. cutaneus dorsalis intermedius (ncdi, Abb. 333).
  2. Inzision der Fascia transversa cruris. Weghalten der Extensoren (Abb. 334).
  3. Revision: Fragmente, vorderes Syndesmosenband, Membrana interossea, Talusrolle (Abscherungen), Ligamente an der Fibulaspitze.
  4. Reposition durch Zug und Rotation. Fixation mit Zangen.
  5. Osteosynthese beim Typ A: Drahtzuggurtung (Abb. 335, A).
  6. Osteosynthese bei Typ B und C: lateral angelegte Drittelrohrplatte. Separate Zugschraube in zweiter Ebene. Alternative: dorsal angelegte, sog. Antigleitplatte (Abb. 335 B2 Variante). Verschraubung allein nur bei Torsionsfraktur (Abb. 335, B1).
  7. Variante bei Osteoporose: Verspickung: fächerartiges, schräges Einbohren multipler Kirschner-Drähte mit Verankerung in der lateralen Tibia. (Cave: Distraktion in der Syndesmose.)
  8. Feine Adaptationsnaht des vorderen Syndesmosenbandes. Verstärkung durch transossäre Einrahmung möglich (Abb. 336). Abrißfrakturen werden mit kleinen Schrauben oder Spickdraht fixiert (Abb. 335, C1 und 336).

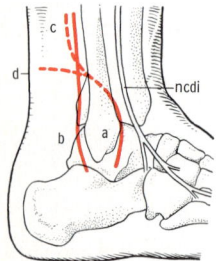

Abb. 333 Inzisionen und Verlängerungen: Standardinzisionen (a, b). Verlängerung bei Typ C (c). Verlängerung nach proximaldorsal für direkte Verschraubung des Volkmann-Dreiecks (d)

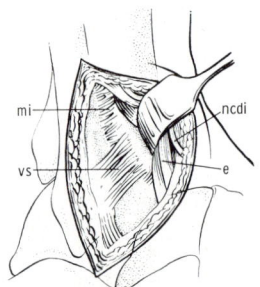

Abb. 334 Einsicht auf das vordere Syndesmosenband (vs) und die Membrana interossea (mi) nach Durchtrennung der Fascia cruris unter Weghalten der langen Extensoren (e) und des N. cutaneus dorsalis intermedius nach vorn (ncdi)

9. Prüfung von Lage und Stabilität der Fibula in der Inzisur.
10. Tibiofibulare Verschraubung (Stellschraube, Abb. 337): nur wenn Schubladenbewegung trotz verstärkter Bändernaht persistiert (= selten). Technik s. Maisonneuve-Trauma (S. 356).
11. Prüfung der freien passiven Dorsalflexion im oberen Sprunggelenk. Röntgenkontrolle (Reposition, Implantatlage).
12. Redon-Drainage. Feine Hautnaht. Gepolsterter Verband. Gipsschiene (Cave: Spitzfuß, Peroneusdrucklähmung).

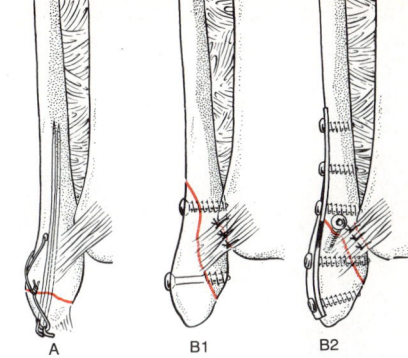

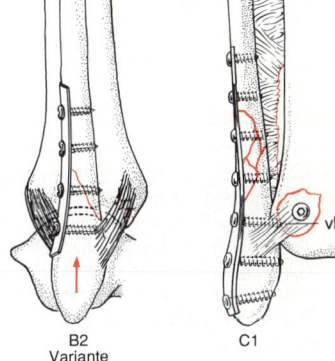

Abb. 335 Osteosynthesen am Malleolus lateralis: Zuggurtung mit 2 axialen Kirschner-Drähten und Drahtschlinge (A), reine Verschraubung. Kombination von Platte und Schraube (B1, B2), Antigleitplatte, seitliche Ansicht (B2 Variante), lange Platte (C1) und Verschraubung einer Abrißfraktur des vorderen Tibiakantendreiecks (vk)

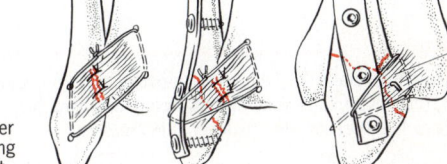

Abb. 336 Verstärkung der Bandnaht durch Einrahmung mit transossärer Stütznaht

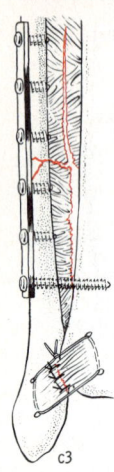

Abb. 337   Transfixation durch Stellschraube in Platte bei persistierender Instabilität

Nachbehandlung

◆ Hochlagerung auf Frakturschiene.
◆ Kontrollen: Sensibilität, Zehenbewegung, Zirkulation.
◆ Thromboembolieprophylaxe.
◆ Aktive Mobilisation von Knie, Hüfte und Sprunggelenk sofort.
◆ Aufstehen 3.–7. Tag mit elastischer Bandage und Krücken, evtl. Teilbelastung
  (Cave: Überforderung alter und ungeschickter Patienten).
◆ Fixation bei Klinikentlassung: individuell, je nach Stabilität, Lokalbefund und
  Patient: abnehmbare Schiene, Zirkulärgips, Gehgips.

Frühkomplikationen

◆ Schwellung und Wundrötung: Hochlagerung, Immobilisation.
◆ Hämatom: operative Evakuation, Ruhigstellung, Antibiotika.
◆ Hautnekrosen: trocken heilen lassen.

Implantate

◆ Drittelrohrplatte (4–10 Löcher, vorwiegend 5–6 Löcher).
◆ 3,5-mm-Kortikalis- und 4,0-mm-Spongiosaschrauben.
◆ Kirschner-Drähte verschiedener Durchmesser.

Indikation

◆ Frakturen des Malleolus medialis und Abriß des Lig. deltoideum.

Operatives Verfahren

1. Gebogene Inzision vor oder hinter dem Malleolus. Kann nach proximal verlängert werden (Abb. 340 a).
2. Abschieben oder Durchtrennen der V. saphena magna.
3. Darstellung und Reposition der Fraktur (Haken). Provisorische Fixation mit 2 Kirschner-Drähten.
4. Verschraubung mit 2 etwas versetzten, senkrecht zum Frakturspalt eingeführten Spongiosaschrauben 4,0 mm (Abb. 338 c u. d).
5. Gelenkkapselnaht mit Dexon/Vicryl 4–0.

◆ Übrige Technik wie Malleolus lateralis (S. 354 ff).

Technische Varianten

◆ Kleines Fragment: Einzelschraube oder Drahtzuggurtung.
◆ Multiple Fragmente: Stabilisierung mit Spickdrähten und Zuggurtung mit Drahtschlinge (Abb. 338 d).
◆ Dorsale Schalenfraktur: Eröffnung der Sehnenscheide des N. tibialis posterior. Reposition und Verschraubung. Schraubenköpfe außerhalb des Sehnenkanals.
◆ Impression der anteromedialen Gelenkfläche: ventrale Gelenkeröffnung. Reposition der Impression mit Elevatorium. Bei größerem Defekt Spongiosa (Entnahme unmittelbar proximal).
◆ Abriß des Lig. deltoideum am tibialen Ansatz: Fassen der Pars tibiotalaris anterior mit zentraler Naht (Dexon/Vicryl 2). Bohrkanäle im Malleolus. Durchziehen der Nähte und Knoten unter Spannung. Adaptationsnaht der zentralen und dorsalen Bandpartien mit Dexon/Vicryl 3–0.

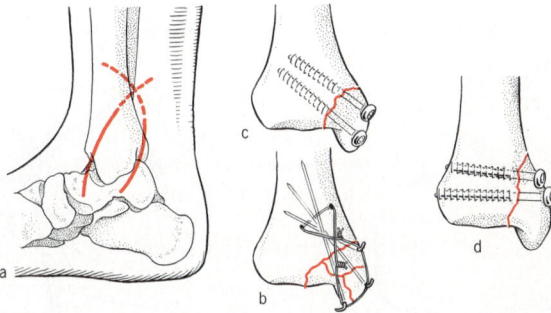

Abb. 338 Zugang bei Fraktur des Malleolus internus: mögliche Verlängerung der Inzisionen nach proximal (a) zur gleichzeitigen Darstellung und Versorgung eines Volkmann-Dreiecks (S. 359, Abb. 341). Osteosynthesetechnik bei vertikaler Adduktionsfraktur (b), Schrägfraktur (c) und multiplen Fragmenten (d)

Indikation

◆ Jedes disloziertes Fragment, welches Anteil an der tragenden Tibiagelenkfläche hat.

Prinzip

◆ Reposition und Verschraubung unter Sicht. Bei großem Fragment indirekt von medial vorn, bei kleinem Fragment direkt von dorsolateral.

◆ Voraussetzung: Osteosynthese des Malleolus lateralis ist bereits ausgeführt.

Operatives Verfahren I
Indirekte Verschraubung

1. Bogenförmige Verlängerung der medialen Inzision nach proximal (Abb. 338 a).
   Umklappen des gewonnenen Lappens.
2. Inzision der Sehnenscheide des Tibialis posterior. Weghalten der Sehne (tp) mit Hohmann-Hebel (Hh) nach dorsal (Abb. 339 a u. b).
3. Darstellung des Fragmentrandes an der hinteren Tibiafläche. Reposition durch Zug mit Haken und Dorsalflexion des Fußes. Provisorische Fixation mit Zange (Abb. 339 c).

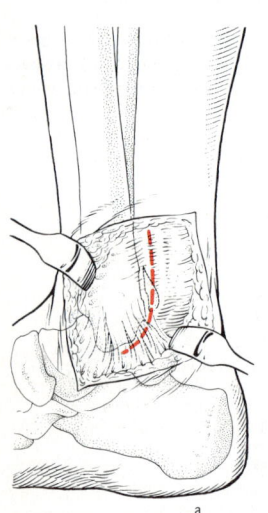
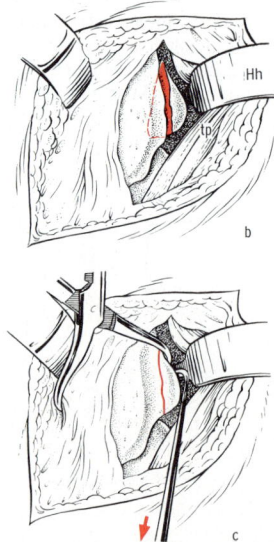

Abb. 339   Zugang zum hinteren Kantendreieck von medial durch den Sehnenkanal des M. tibialis posterior

4. Einbohren eines Kirschner-Drahts von ventral in das Fragment (Abb. 342).
5. Seitliches Röntgenbild muß anatomische Reposition der Gelenklinie zeigen.
6. Parallele Bohrung zum Kirschner-Draht. Einführung einer Spongiosaschraube. Wenn möglich Ersatz des Kirschner-Drahts durch eine zweite Schraube (Abb. 342 b).

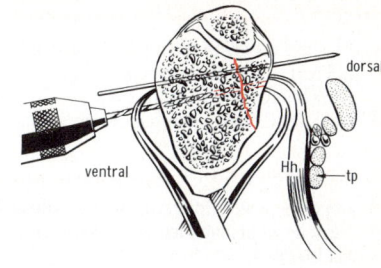

Abb. 340   Indirekte Verschraubung von ventral im Querschnitt

Operatives Verfahren II
Direkte Verschraubung

◆ Seitenlage oder Bauchlage.
1. Bogenförmige Verlängerung der lateralen Inzision nach dorsal bis an die Achillessehne (Abb. 333).
2. Eingehen zwischen Peroneussehnen (ps) und Flexor hallucis longus (fl) (Abb. 341) (as = Achillessehne).
3. Inzision des dicken Periosts zur Darstellung des proximalen Fragmentrands.
4. Reposition der Fragmentspitze unter Sicht. Provisorische Fixierung mit Kirschner-Draht.
5. Seitliches Röntgenbild muß anatomische Reposition der Gelenklinie zeigen.
6. Markierung des Gelenkspalts durch ventral eingesteckte Injektionsnadel.
7. Bohrung von dorsal distal nach ventral proximal (nicht ins Gelenk bohren!), Einführung und festes Anziehen einer Spongiosaschraube mit Unterlagsscheibe (wenn möglich 2 Schrauben zur Sicherung der Rotation) (Abb. 342).

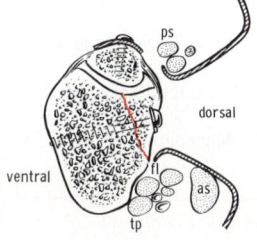

Abb. 341   Direkte Verschraubung von dorsolateral im Querschnitt

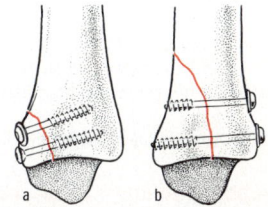

Abb. 342   Schraubenlage bei direkter (a) und indirekter Verschraubung (b). Schnittbild in der Sagittalebene, Ansicht von lateral

Nachbehandlung

◆ Wie Malleolus lateralis (S. 356).

Prinzip

◆ Exakte Reposition der meist verkürzten Fibula in die Inzisur.
◆ Indirekte Stabilisierung durch suprasyndesmale, elastische tibiofibulare Verschraubung ohne Kompression.
◆ Naht des Bandapparats am oberen Sprunggelenk lateral und medial.

Untersuchungen

◆ Röntgen ganzer Unterschenkel (proximale Fibulafraktur).
◆ Gezielte Röntgenbilder beider Sprunggelenke (Länge und Position des Malleolus lateralis).

Operatives Verfahren

◆ Vorbereitung und Zugang wie Osteosynthese des Malleolus lateralis (S. 354).
1. Kleines Bohrloch im Malleolus. Einsetzen eines Einzinkerhakens.
2. Reposition der Fibula in die Inzisur durch Zug und Drehung am Haken (exakte Länge, Zentrierung in der Inzisur und Rotation). Als Indikator dient die Adaptierbarkeit der gerissenen Fasern des vorderen Syndesmosenbandes.
3. Provisorische Fixation zur Tibia mit transfixierendem horizontalem Kirschner-Draht (Abb. 343) oder Zange.
4. Gezieltes a.-p. und seitliches Röntgenbild (Länge und Position des Malleolus lateralis), im Vergleich zur gesunden Seite.
5. Adaptationsnaht des vorderen Syndesmosenbandes und der Gelenkkapsel mit transossärer Verstärkung (S. 355, Abb. 336).
6. Stellschraube: 4–6 cm proximal der Gelenklinie wird ein horizontales Bohrloch (Durchmesser 2,5 mm) von dorsal schräg nach ventral durch die Fibula in die laterale Tibiakortikalis gebohrt (Abb. 344). Schneiden der Gewinde in Fibula und lateraler Tibiakortikalis. Dieses Vorgehen verhindert eine tibiofibulare Kompressionswirkung durch die Schraube. Einsetzen einer 3,5-mm-Kortikalisschraube der Länge von 28–36 mm. Entfernung des Kirschner-Drahts.
7. Naht des Lig. deltoideum bzw. Osteosynthese des Malleolus internus (S. 356).
8. Kontrolle der freien, passiven Dorsalflexion des Fußes. Die Fibula darf dabei feine Bewegungen in der Gabel zeigen.
9. Bei ungenügender Stabilität (selten) zweite Stellschraube 3 cm weiter proximal.
10. Abschluß der Operation wie Osteosynthese des Malleolus externus (S. 355).

Nachbehandlung

◆ Wie Osteosynthese des Malleolus lateralis (S. 355).
◆ Wundheilung meist langsamer, Mobilisation etwas verzögert, Klinikaufenthalt verlängert.
◆ Vollbelastung nicht vor der 12. Woche.

◆ Metallentfernung: wie am Malleolus lateralis. Die vorzeitige Entfernung von Kortikalisschrauben 3,5 mm ist nicht notwendig, da es sich um ein elastisches Implantat handelt, welches die feinen Bewegungen in der Gabel nicht behindert. An der tibialen Kortikalis bildet sich in der Folge ein Osteolysehof, oder die Schrauben brechen während der Mobilisationsphase an der Tibia ab. Bei Verwendung von Kortikalisschrauben 4,5 mm mit dickerem Kern ist deren Entfernung nach ca. 8 Wochen unerläßlich.

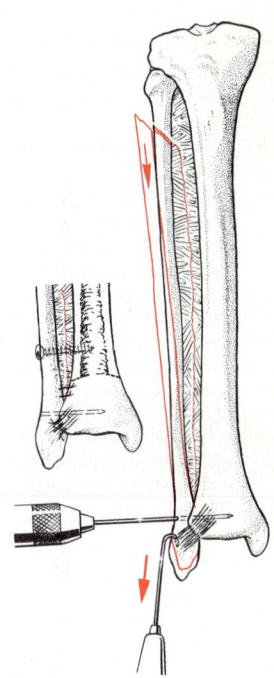

Abb. 343   Reposition der Maisonneuve-Fraktur durch Zug der distalen Fibula in die Inzisur und provisorische Fixation mit horizontalem Kirschner-Draht

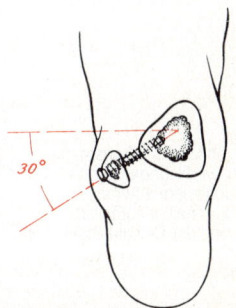

Abb. 344   Querschnitt auf Höhe der tibiofibularen Verschraubung (4–6 cm proximal der Gelenklinie). Schraubengewinde in Fibula und lateraler Tibiakortikalis verhindern Kompressionseffekt der Schraube

Indikation

◆ Bänderzerreißung mit erheblicher Instabilität.

Prinzip

◆ Readaptierung der gerissenen Bänder an ihren Ansatz durch Naht, u. U. mit knöcherner Verankerung.

Operatives Verfahren

◆ Pneumatische Blutsperre. Hochgelagerter Unterschenkel, mittlere Knieflexion, Fuß nach tibial gekippt.
◆ Inzision am vorderen Rand des Malleolus lateralis (Abb. 345).
◆ Darstellung und Weghalten des N. cutaneus dorsalis intermedius.
◆ Darstellung des Bandapparats inkl. Syndesmose. Lig. talofibulare anterius setzt an der ventralen Fibulaspitze an, Lig. calcaneofibulare verläuft von der Spitze in die Tiefe (Abb. 113 – 115, S. 181). Einblick auf den kalkanearen Bandansatz durch Weghalten der Peronealsehnen.
◆ Vorlegen der tiefen Nähte für Lig. calcaneofibulare.
◆ Bei periostalem Ausriß des Lig. talofibulare Bohren von Verankerungskanälen in die Fibula (bzw. den Talushals). Durchziehen von U-Nähten (Abb. 346 a u. b).

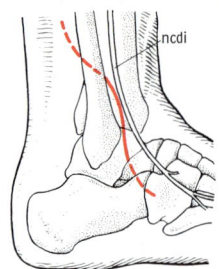

Abb. 345 Inzision zur lateralen Bändernaht. S-förmige Verlängerung für Bandplastik.
N. cutaneus dorsalis intermedius = ncdi

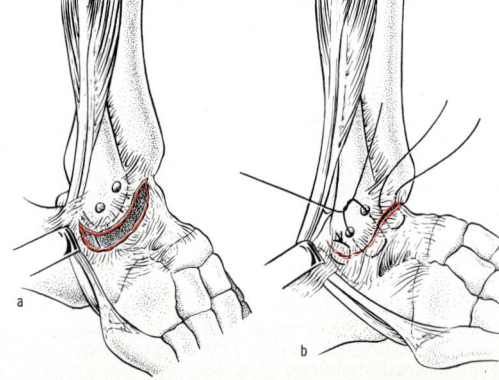

Abb. 346 Transossäre Naht des Lig. talofibulare anterius, Lig. calcaneofibulare und der Gelenkkapsel

- Knoten der vorgelegten Nähte unter Spannung. Fuß wird während des Nähens vom Assistenten in Pronation und Rechtwinkelstellung des oberen Sprunggelenks gehalten.
- Naht des Gelenkkapselrisses mit Dexon/Vicryl 3–0.
- Redon-Drainage und einfache Hautnaht. Gipsschiene oder gespaltener Zirkulärgips in leichter Pronation und Rechtwinkelstellung des Fußes.

Beachte besonders!

- Unterscheidung zwischen frischem Riß und Narben nach alter Verletzung meist erst in situ möglich. Alte Rißanteile werden durch einfache Naht nicht immer genügend fest und erfordern dann eine plastische Verstärkung. Am meisten verwendet werden: ein distal gestielter Periostlappen von der Fibula oder die halbierte Sehne des M. peronaeus brevis (Abb. 347 b–c).

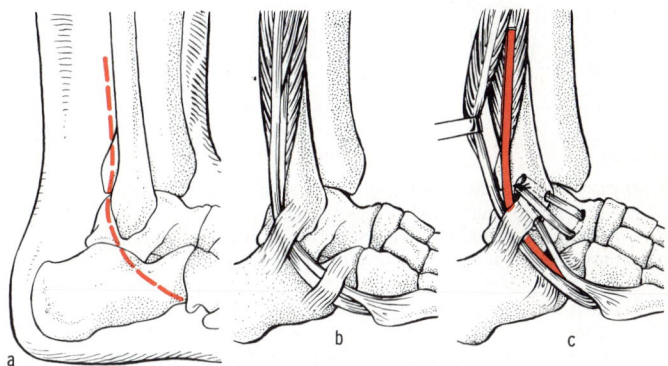

Abb. 347 Ligamentersatz durch halbierte Sehne des M. peronaeus brevis (nach *Lemberger-Kramer*). Dorsale Inzision bei Wahloperation

Nachbehandlung

- Thromboembolieprophylaxe.
- Hochlagerung, Kontrollen von peripherer Zirkulation, Sensibilität und Motorik. Aktive Gelenkmobilisation ab Schiene.
- Aufstehen 4.–6. Tag mit Krücken.
- Austritt mit Unterschenkelgips für 6 Wochen.
- Nach Gipsentfernung Mobilisierung und Physiotherapie.

Prinzip

- Anatomische Reposition und Verschraubung (Abb. 348 a u. b sowie Abb. 349).
- Spongiosaplastik bei Defekt.

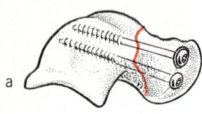

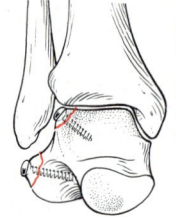

a

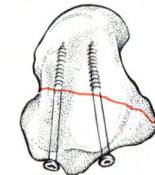

Abb. 349 Verschraubung peripherer Frakturen ▶

b

Abb. 348 Verschraubung der Talushalsfraktur von ventral in seitlicher Ansicht (a) und einer Korpusfraktur von dorsal (Aufsicht) (b)

Operatives Verfahren

- Zugang für Talushals wie Malleolus medialis (S. 355 f). Verlängerung nach distal. Evtl. Osteotomie des Malleolus medialis.
  1. Eröffnung des oberen Sprunggelenks und Darstellung des Talus bis zum Talonavikulargelenk.
  2. Reposition unter Sicht.
  3. Provisorische Stabilisierung mit Kirschner-Draht von medial vorn (evtl. aus Talonavikulargelenk) nach lateral hinten. Stellungskontrolle.
  4. Ersatz der Drähte durch 4,0-mm-Spongiosaschrauben. Bei Defekt Spongiosaplastik.
  5. Gelenkverschluß und frühe Nachbehandlung wie bei Malleolarfraktur (S. 356).

Technische Varianten

- Korpusfraktur wird verschraubt aus dorsaler Inzision. Zugang unter Z-förmiger Durchtrennung der Achillessehne.
- Laterale Abrißfrakturen werden erreicht aus lateraler Inzision wie bei Malleolus lateralis (S. 354).
- Osteochondrale Taluskantenfakturen werden entweder verschraubt oder mit Stiften fixiert.
- Bei Luxationsfraktur und Luxation kann die Osteotomie des Malleolus medialis für die Reposition notwendig sein.

Nachbehandlung

- Frühe Nachbehandlung wie Malleolarfraktur (S. 356).
- Dauerentlastung im Gehapparat bei zentralen Frakturen während vieler Monate wegen der Gefahr der Talusnekrose (S. 184) ist umstritten.

Prinzip

♦ Verschraubung peripherer Frakturen (Abb. 350).
♦ Reposition und Plattenosteosynthese der thalamischen Impressionsfraktur.

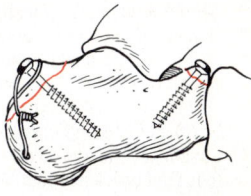

Abb. 350   Osteosynthese typischer Abrißfrakturen

Operatives Verfahren
Thalamische Fraktur

♦ Technisch anspruchsvolle Operation. Nekrose- und Infektgefahr.
♦ Seitenlage, pneumatische Blutsperre.
♦ Lange Inzision von der Apophyse des Metatarsale V unter dem Malleolus nach proximal abbiegend (Abb. 351).
♦ Direktes Eingehen auf die Fraktur unter Weghalten des N. saphenus und V. saphena parva nach proximal.
♦ Heraushebeln des imprimierten Gelenkanteils unter Zug am Tuber. Reposition der übrigen Fraktur (u. a. des Böhler-Winkels). Provisorische Fixation mit Kirschner-Drähten. Die Reposition kann durch rahmenartige Fixateur-externe-Montage erleichtert werden.

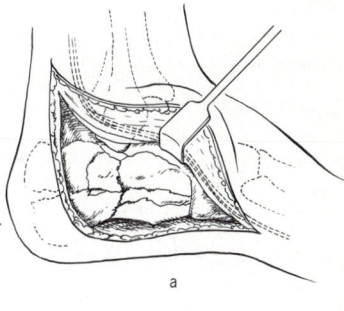

♦ Definitive Stabilisierung mit flacher lateraler Platte (Drittelrohr, T, H und Spezialplatten), welche durch Verbiegen und Verwinden angepaßt wird. Sie wird mit ihren endständigen Schrauben in intakter Spongiosa, ventral und dorsal, verankert (Abb. 351 a u. b). Fächerartige Anordnung der Schrauben. Die zentralen Schrauben fassen das Sustentaculum tali und ziehen es heran. Kontrolle der Stabilität.
♦ Einschichtiger Wundverschluß über einer Saugdrainage mit feinster Hautnaht. Nicht komprimierender Polsterverband.

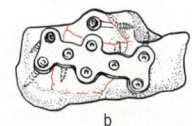

Abb. 351   Thalamische Impressionsfraktur: lateraler Zugang (a) und Plattenosteosynthese (b)

Nachbehandlung

♦ Hochlagerung, aktive Mobilisierung des Fußes nach 2–3 Tagen. Evtl. Teilbelastung. Vollbelastung nach 8–14 Wochen.

Indikation/Technik

◆ Abrißfrakturen (Verschraubung oder Drahtzuggurtung).
◆ Gelenkfrakturen (Verschraubung oder Kirschner-Draht).
◆ Dislozierte subkapitale und Schaftfrakturen Metatarsale II–IV (offene retrograde Markdrahtung) (Abb. 352).
◆ Dislozierte Schaftfrakturen Metatarsale I, Metatarsale V und Phalanx I Großzehe (Platten mit seitlicher Anlagerung).
◆ Luxationen (intertarsal oder tarsometatarsal): nach Reposition perkutane oder offene Drahtspickung oder Verschraubung.

Prinzip

◆ Anatomische Reposition und Stabilisierung biomechanisch wichtiger Frakturen.
◆ Funktionelle Nachbehandlung nach Möglichkeit.

Beispiele

Abb. 352, 353 a u. b, 354 u. 355.

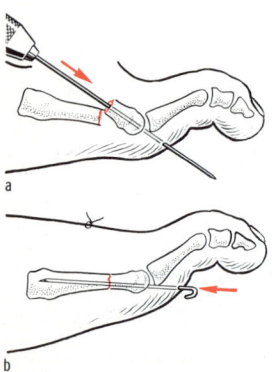

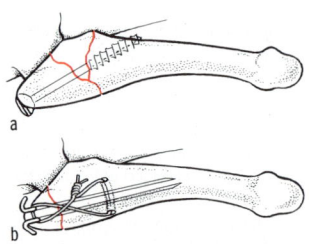

Abb. 352 Offene Markdrahtung bei Schaftfraktur Metatarsale II–IV: das distale Fragment wird unter Sicht axial durchgebohrt (a). Der Draht wird von plantar bis zur Fraktur vorgezogen. Nach Reposition wird er in die proximale Markhöhle zurückgestoßen. Ende abbiegen (b). Gepolsterter Verband. Gips

Abb. 353 Verschraubung (größere Fragmente) (a) bzw. Zuggurtung (b) (kleine Fragmente) bei dislozierter Abrißfraktur der Basis von Metatarsale V (Zugeffekt der hier ansetzenden Sehne des M. peronaeus brevis)

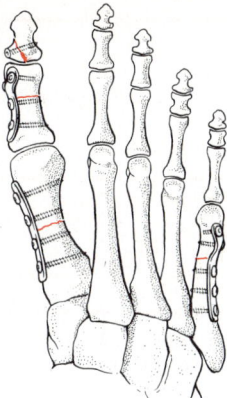

Abb. 354   Typische Osteosynthesen bei Schaftfrakturen von Metatarsale I, Metatarsale V und Großzehe

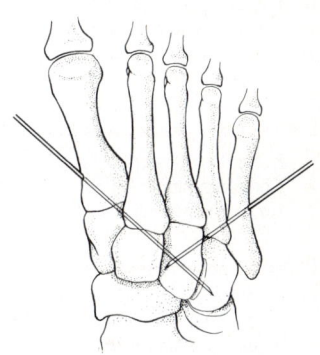

Abb. 355   Perkutane Stabilisierung einer reponierten Luxation im Tarsometatarsalgelenk

Nachbehandlung

◆ Bettruhe und Hochlagerung bis Abschwellung.
◆ Medikamentöse Thromboembolieprophylaxe.
◆ Aktive Mobilisierung nach Maßgabe der Stabilität.
◆ Aufstehen mit Krücken ab 5.–7. Tag.
◆ Bei Klinikentlassung je nach Fraktur, Patient und Stabilität: keine äußere Fixation (Bandage), abnehmbare Gipsschiene oder Zirkulärgips für einige Wochen.
◆ Vollbelastung (gipsfrei) je nach Fraktur zwischen 6. und 12. Woche.
◆ Metallentfernung: Kirschner-Drähte nach 4–6 Wochen, evtl. anschließend Gehgips. Platten und Schrauben werden nach 6–12 Monaten entfernt.

Implantate

◆ Kirschner-Drähte verschiedener Durchmesser.
◆ Verschiedene kleine Platten für Schrauben der Dimensionen 3,5, 2,7, 2,0 und 1,5 mm.

Spongiosaentnahme

Indikationen

- Füllung spongiöser Defekte.
- Ersatz kortikaler Defekte.
- Biologische Aktivierung bei verzögerter Konsolidierung und atrophischer Pseudarthrose.

Einteilung

- Reine Spongiosa.
- Kortikospongiöse Chips.
- Kortikospongiöser Span (betont mechanische Funktion).

Prinzip

- Entfernte Spenderzonen: separate Voroperation. Bei großem Volumenbedarf oder Infekt. Evtl. Umlagerung des Patienten. Zwischenlagerung der Spongiosa in feuchte Kompressen.
- Benachbarte oder lokale Spenderzone: Entnahme im Gebiet der gleichen Blutsperre proximal des Defekts.

Beckenschaufel ventral

- Kortikospongiöse Chips, biologisch optimal.
- Gefahr der Verletzung des N. cutaneus femoris lateralis.
  1. Inzision dorsal der Spina iliaca anterior superior.
  2. Ablösen der Muskelansätze. Abschieben des M. iliacus von der Beckenschaufel mit breitem Raspatorium. Weghalten der Muskelmasse mit Knochenhebel.
  3. Kortikalis vom Kamm abmeißeln. Entnahme kortikospongiöser Chips mit Hohlmeißel und scharfem Löffel (Abb. 356a).
  4. Blutstillung mit Kompression und Hämostypikum.
  5. Dickes Redon-Drain (überwachen). Naht der Muskelansätze an die Crista iliaca.

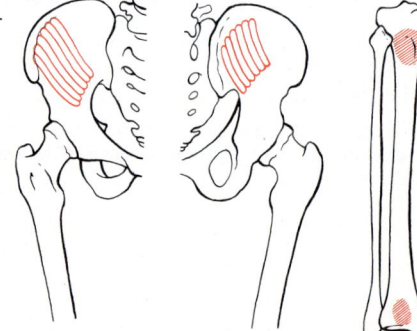

Abb. 356   Entnahmegebiete für autologe Spongiosa: Rechte Beckenhälfte a) ventral, b) dorsal, c) Entnahmezonen an der Tibia

a   b   c

Beckenschaufel dorsal

◆ Vorwiegend reine Spongiosa in Blöcken.
◆ Gefahr der Verletzung des Iliosakralgelenks.
  1. Bauchlage oder Seitenlage.
  2. Inzision vor der Spina iliaca posterior, Abschieben der Muskelansätze.
  3. Aufmeißeln eines dorsalen Kortikalisfensters.
  4. Spongiosa mit Hohlmeißel oder scharfem Löffel entnehmen (Abb. 356 b).
  5. Blutstillung mit Kompression und Hämostypikum.
  6. Dickes Redon-Drain (überwachen). Naht der Muskelansätze.

Lokale Entnahmegebiete

◆ Tibiakopf: für Tibia distal und Fuß. Aus kleinem medialem Kortikalisfenster Entnahme mit dem scharfen Löffel (Abb. 356 c).
◆ Distale Tibiametaphyse: für Defekte an Malleolen und Fuß (356 c).
◆ Epicondylus radialis (humeri): für Defekte am Radiusköpfchen.
◆ Distale Radiusepiphyse: für kleine Defekte am Handskelett.

Implantation

◆ Sattes Ausfüllen des Hohlraums und Einpressen mit Stößel.
◆ Anlagerung bei Devitalisation und Dekortikation.
◆ Keine Spüldrainagen mit Spongiosaplastik kombinieren.

Komplikationen

◆ Massive Blutung im Redon-Drain: Belüften (= Saugdrainage in Überlaufdrainage verwandeln).
◆ Hämatom: Eröffnung oder Resorption abwarten.

Nachbehandlung

◆ Fernentnahmen: Drainentfernung nach 48 Stunden. Hautnähte nach 10–12 Tagen.
◆ Benachbarte und lokale Entnahmegebiete: im Schatten des Hauptoperationsgebietes unbemerkt ausheilend.

Kallusdistraktion

◆ Unterwirft man frischen Kallus rhythmischer oder kontinuierlicher Dehnung, kann man ihn erheblich modulieren. Zuviel und zu schnelle Dehnung verhindert die Osteogenese. Erfolgt die Dehnung aber in einer bestimmten Amplitude und Frequenz, kann damit die Knochenneubildung wesentlich stimuliert werden. Diese Tatsache nutzt das Verfahren der Kallusdistraktion (nach Ilizarov), bei dem Kallus in seiner fibrösen und plastischen Phase distrahiert wird und rasche Knochenneubildung folgt. Mit diesem Verfahren können verkürzte Skelettabschnitte verlängert werden oder Knochendefekte durch Segmenttransport geschlossen werden.

Prinzip

◆ Zur Verlängerung verkürzter Schaftfrakturen wird ein distraktionsfähiges Fixateursystem mit Kirschner-Drähten oder Schanz-Schrauben proximal und distal des zu distrahierenden Bereichs montiert.

◆ Kortikotomie des Röhrenknochens unter maximaler Weichteilschonung.

◆ Nach 4–5 Tagen Beginn mit der Distraktion.

◆ Nach Erreichen der gewünschten Länge Abwarten der Konsolidierung der Kallusdistraktion.

◆ Zum Segmenttransport wird ein distraktionsfähiges Fixateursystem in 3 Fixationsebenen verankert, wobei die mittlere Fixationsebene das zu transportierende Segment faßt und den Knochendefekt unter Kallusdistraktion schrittweise verkleinert.

◆ Nach Andocken des Transportsegments sind in diesem Bereich oft zusätzliche operative Maßnahmen (Plattenosteosynthese, Spongiosaplastik) erforderlich.

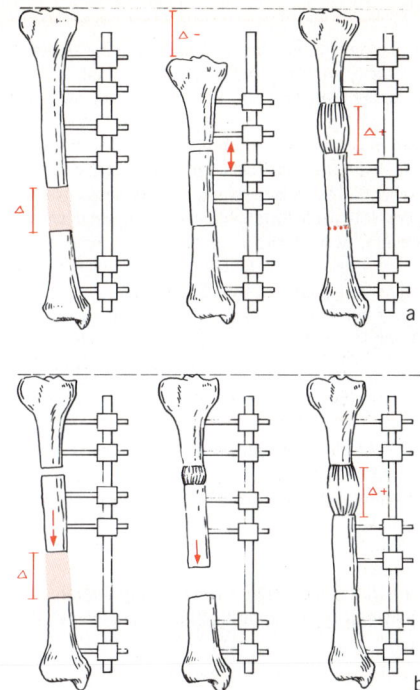

Abb. 357 Mögliche Formen der Kallusdistraktion: a) Der Knochensegmentdefekt (Delta) wird unter primärer Verkürzung geschlossen und die entstandene Verkürzung durch Kallusdistraktion schrittweise kompensiert. b) Unter Beibehaltung der normalen Knochenlänge wird ein Knochensegment unter allmählicher Kallusdistraktion so lange verschoben, bis der Segmentdefekt geschlossen ist (Segmenttransport). Die Kallusdistraktion erfolgt üblicherweise in Schritten von 4 × 0,25 mm pro Tag

Allgemeines

◆ Der Fixateur externe ist eine direkte Krafteinleitung in den gebrochenen Knochen und führt daher zur Belastbarkeit der Extremität.
◆ Bei der Wahl der Position des Fixateurs müssen folgende Aspekte berücksichtigt werden:
  – Lagerungsfähigkeit und später Mobilisierung des Patienten.
  – Wundpflege und sekundäre Lappenplastiken dürfen nicht behindert werden.
  – Die Wahrscheinlichkeit eines späteren Therapiewechsels.
  – Der Fixateur soll nach Möglichkeit dort angelegt werden, wo ein dünner Weichteilmantel besteht und tiefe Weichteile nicht gefährdet werden. Der Durchtritt von Muskulatur behindert die freie Bewegung. Bewegung führt zu Reizzuständen und nachfolgenden Sklerosen.
◆ Im Handel sind zahlreiche komplette Instrumentarien verschiedener Dimension erhältlich. Aus praktischen Gründen beschränken wir uns auf das System der Firma Synthes und die weitaus häufigste Anwendung (Tibia).

Indikationen

◆ Schwerer Weichteilschaden (offene und geschlossene Frakturen S. 28 ff).
◆ Komplexe Trümmerfrakturen.
◆ Präliminäre Fixation bei Polytrauma (S. 14 ff) zur raschen Herstellung der Pflegefähigkeit.
◆ Temporäre stabile Gelenküberbrückung bei Frakturen und Infekt.
◆ Infizierte Frakturen.
◆ Repositionshilfe bei Osteosynthese von Gelenkfrakturen.
◆ Auxiliäre Abstützung bei prekärer Stabilität minimaler Osteosynthesen.

Prinzip

◆ Stabilisierung der Hauptfragmente durch äußere Träger (Stangen oder Rohre), welche frakturfern eingebohrte Schanz-Schrauben bzw. Steinmann-Nägel mittels Backen verbinden.
◆ Funktionen: Ruhigstellung, Abstützung, Kompression, Distraktion, Stellungskorrektur.
◆ Montageformen (Abb. 358): unilateraler Fixateur = 1–2 Rohre und Schanz-Schrauben. Rahmenfixateur = bilaterale Rohre und Steinmann-Nägel. Räumlicher Fixateur = Verstärkung durch zusätzliches Rohr und Schanz-Schrauben in der 2. Ebene. Dreieckanordnung = Schanz-Schrauben und Rohre.
◆ Die Montageformen richten sich nach der Lokalisation: In der Traumatologie haben die die Weichteile weniger traumatisierenden und in der Montage einfacheren unilateralen Fixateure die Rahmenfixateure bei den meisten Lokalisationen (Humerus, Unterarm, Femur, Tibia) abgelöst.
◆ Im Schaftbereich wird die sog. Tube-to-tube-Montage immer häufiger verwendet (Abb. 359 a–c). Bei dieser werden die Hauptfragmente zuerst mit je einem kurzen Rohr fixiert, welches als Hebel für die Reposition dient. Ein Zwischenrohr verbindet dann die ersten 2 mittels Spezialbacken.
Bei gelenknahen Frakturen erfolgt die Fixation mit horizontalen Schanz-Schrauben in der Metaphyse. Dazu dient ein Verbindungsstück quer zum Rohr (Abb. 360).

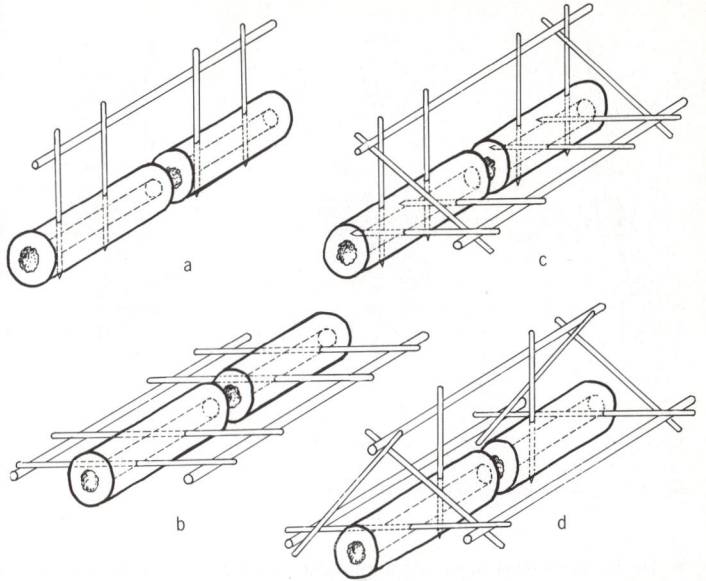

Abb. 358 Schemata typischer Montageformen: Unilateraler Fixateur (a), Rahmenfixateur (b), räumlicher Fixateur (c), Dreieckfixateur für Tibia im Querschnitt (d)

◆ Für die Fixation von Gelenken kommen oft Scharnierstücke mit einstellbarem Winkel zwischen den Rohren zum Einsatz.
◆ Anstelle der Rohre werden in zunehmendem Maße die strahlendurchlässigen Kohlenfaserstangen verwendet.

Technische Details

◆ Stichinzisionen sind obligat. Bohrung nur durch Hülse (Weichteilschutz).
◆ Jede Schanz-Schraube muß durch die Markhöhle hindurch gebohrt, d. h. in 2 Kortikales verankert sein. Je größer der Abstand zwischen den Schanz-Schrauben in einem Fragment, desto besser die Stabilität.
◆ Die Rohre sind möglichst körpernah (direttissima) anzulegen, dadurch entsteht optimale Stabilität zur Kraftübertragung.

Unilateraler Fixateur-Tibia (Tube to tube) (Abb. 359 a–c)

◆ Prinzip: Vorgängig der Reposition werden die Hauptfragmente mit je 2 Schanz-Schrauben und einem Verbindungsrohr gefaßt (Abb. 359 a). Diese Rohre (oder Kohlefaserstangen) dienen als Handgriffe für die Reposition (Abb. 359 b). Vorgängig derselben wird zwischen den Rohren der Hauptfragmente ein drittes Rohr mittels Doppelbacken zwischengeschaltet. Diese Backen werden nach erfolgter Reposition fest angezogen (Abb. 359 c).

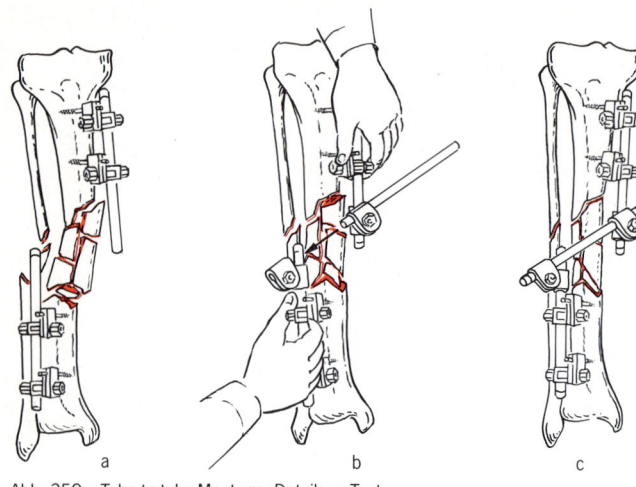

Abb. 359 Tube-to-tube-Montage. Details s. Text

◆ Die Schanz-Schrauben werden so eingeführt, daß sie nicht Muskellogen perforieren (im Winkel zwischen ventraler und medialer Tibiakante). Der Abstand soll möglichst groß sein: einerseits frakturnahe, andererseits in der endständigen Kortikalis (nicht spongiös).

◆ Einsetzen der Schanz-Schrauben (Abb. 361 a–g):
  – Nach Stichinzision der Haut Einstecken der doppelten Hülse mit spitzem Trokar (a). Festes Anpressen am Knochen. Entfernung des Trokars. Bohrung 4,5 mm (b).
  – Messen der Schraubenlänge (c). Hat der Dorn die Länge ermittelt, so wird die Rändelmutter auf den Rand der Hülse vorgeschoben und festgeschraubt (d). Die Distanz Rändelmutter–Spitze des Meßgeräts entspricht der Tiefe für die Schanz-Schraub (e).
  – Das Dreibackenfutter wird nun soweit auf die Schanz-Schraube geschoben und fixiert (f). Sie wird durch die Hülse bis zum Anschlag eingedreht (g).

◆ Kontrolle der Haut. Bei Spannung Entlastungsinzision. Abdecken mit Fettgaze.

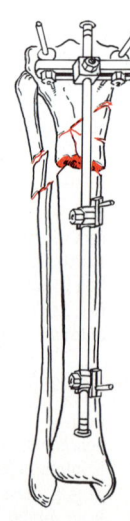

Abb. 360 Externe Fixation bei gelenknaher Fraktur mit Hilfe des Verbindungsstücks quer zum Rohr

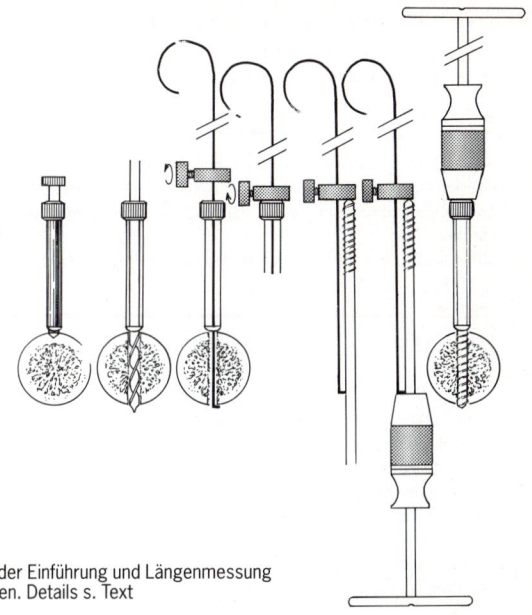

Abb. 361   Technik der Einführung und Längenmessung
der Schanz-Schrauben. Details s. Text

Nachbehandlung

◆ Kontrolle wie Extension (S. 380). Die Haut an den Nageleintrittsstellen darf
nicht gespannt sein. Im Zweifelsfall Erweiterung der Stichinzision. Regelmäßi-
ge Kontrolle und
Pflege (Desinfektion).
◆ Frühe Mobilisation und Belastung.
◆ Meistens erfolgt nach einigen Wochen ein Wechsel des Verfahrens.

Komplikationen

◆ Weichteilverletzungen: Gefährdete Strukturen vor der ersten Kortikalis sind
durch Erweiterung der Stichinzision freizulegen und wegzuschieben. Tiefe
Weichteilverletzungen sind bei sorgfältiger Bohrung extrem selten.
◆ Die Infektion der Eintrittsstelle der Implantate (Pintrack-Infektion) ist die weitaus häufigste Komplikation. Sie bleibt meistens lokal, führt zur Lockerung der
Implantate und damit zur Instabilität (Circulus vitiosus). Sie kann durch regelmäßige Kontrollen und Pflege vermieden werden.

Indikationen

- Präoperativ, wenn Osteosynthese nicht sofort möglich.
- Als Dauerzug, bis Fraktur anfixiert ist. Anschließend Gips.

Prinzip

- Transossär eingeführtes Zugsystem. Bewirkt: Neutralisation des Muskelzugs (Verkürzung), Einstellung der Achsen und Adaptierung der Fragmente (Repositionseffekt) unter geeigneter Lagerung (Schiene) sowie Retention und Immobilisation.
- Reposition muß oft vor der Extension ausgeführt werden.

Systeme

Die Durchbohrung des Knochens wird ausgeführt mit:
- Kirschner-Draht = KD. Durchmesser 1,8–2,0 mm.
  Wird in Bügel eingespannt. Zug am Bügel.
  Vorteil: wenig traumatisierend, Bügel kann bei Reposition als Griff dienen.
  Nachteil: motorisches Einbohren, Zielen schwieriger. Draht verschiebt sich leicht im Knochen, Infektion häufiger.
- Steinmann-Nagel = SN. Dicker Nagel mit scharfgeschliffener Spitze.
  Durchmesser 3,5–5,0 mm. Zug direkt am Nagel.
  Vorteil: Einführung durch Drehen im Handgriff ohne Motor oder durch Hammerschlag. Zielen und Treffen ist sicherer. Nagel rutscht selten. System ist einfach.
  Nachteil: dickerer Fremdkörper.

Lokalisationen

- Distale Femurmetaphyse: für Dauerextension am Femur.
- Tuberositas tibiae: als präoperative Extension bei Femurfraktur.
- Kalkaneus: für Frakturen am Unterschenkel.

Operationsgefahren

- Falsche Draht- bzw. Nagellage: schief, tangential, in den Weichteilen (Abb. 362).
- Gefäß-Nerven-Verletzung.

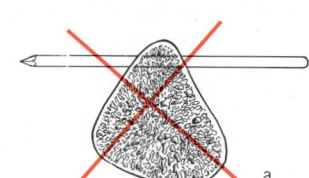

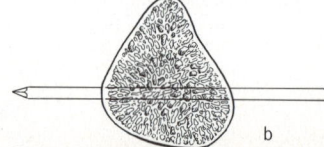

Abb. 362   Falsche (tangentiale) und korrekte Draht- bzw. Nagellage

Operatives Verfahren

◆ Bein auf passende Frakturschiene lagern (Knieflexion).

◆ Desinfektion des Operationsgebiets. Sterile Handschuhe.

◆ Anästhesie: für Reposition mit Extension Narkose. Für Extension beim Erwachsenen und größerem Kind Lokalanästhesie. Haut und Periost an Ein- und Austrittsstelle infiltrieren. Injektionsnadeln als Zielhilfe belassen.

◆ Hilfsperson fixiert die Extremität distal in geeigneter Stellung und beobachtet die Draht-(Nagel-)Lage in einer Ebene.

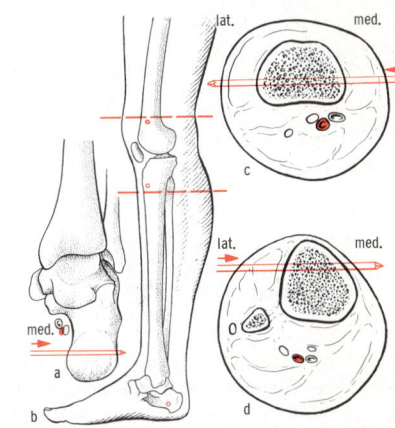

1. Einstich auf der Seite der gefährdeten Weichteile. Stichinzision bei SN obligat (Abb. 363 a–d).
2. Einführung des KD/SN bis zum Kortikaliskontakt. Am Femur Eingehen auf der Kuppe der Konvexität.
3. Zielen auf gegenüber eingesteckte Injektionsnadel.
4. KD durchbohren mit leichtem Druck, SN durch alternierende Rotationsbewegung der scharfen Nagelspitze bzw. durch Hammerschläge (Abb. 364). Der Widerstand der ersten und der zweiten Kortikalis muß deutlich spürbar sein = korrekte Drahtlage (Abb. 362).
5. Durchstoßen der Haut auf Gegenseite. Bei SN Stichinzision, sobald Vorwölbung der Haut sichtbar (Abb. 365).

Abb. 363   Draht- bzw. Nagellage in Kalkaneus (a) Tuberositas tibiae und Femurmetaphyse (b) mit gefährdeten Weichteilen und Einstichrichtung (c, d)

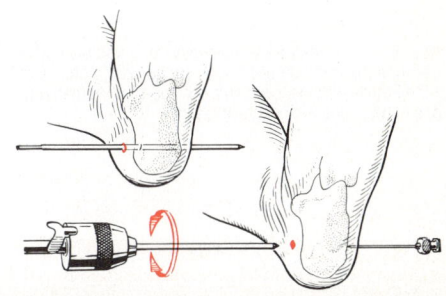

Abb. 364   Einführung des Steinmann-Nagels in Kalkaneus durch Stichinzision, Details s. Text

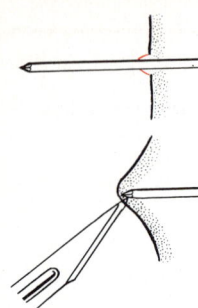

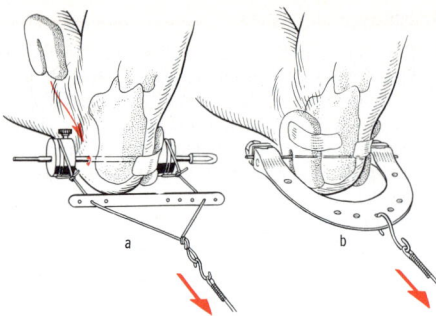

Abb. 365   Spalten der
Haut an Austrittstelle des
Nagels zur Entlastung

Abb. 366   Montiertes Zugsystem, KD in Bügel eingespannt (b) und SN über Rollen (a)

6. Desinfektion von Ein- und Austrittsstelle,
   Wundspray, steriles Abdecken (Reiter).
7. Spannvorrichtung montieren: Bei KD Bügel
   festschrauben und spannen (hoher Metall-
   klang). Bei SN Rollen aufschrauben. Schützen
   der scharfen Nagelspitze (Kork, Plastikkap-
   pe). Anbringen der Spannschnur, welche über
   die Rolle der Schiene geführt wird. Anhängen
   des Gewichts (Abb. 366).
8. Faustregeln der Gewichtswahl bei Erwachsenen: Unterschenkel 3–4 kg, Femur 8–10 kg.
   Nach 2–3 Tagen Reduktion des Gewichts.

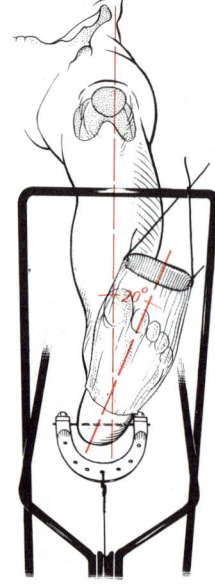

Abb. 367   Korrektes Extensionssystem, von plantar ge-
sehen: Außenrotation des Fußes um ca. 20°, Achse Groß-
zehe-Patella – Spina iliaca anterior superior, Aufhängen
des Fußes ohne Zehenkompression

Lagerung

◆ Fuß: in Außenrotation 20–25°, Rechtwinkelstellung im oberen Sprunggelenk. Vermeiden der Zehenkompression durch Fixieren eines Trikotschlauchs am Mittelfuß. Dieser wird über einen Metallring geführt und am Bügel aufgehängt. Ferse frei (Abb. 367).

◆ Knie: in Flexion (je nach Fraktur). Kniekehle leicht unterpolstert. Fibulaköpfchen druckfrei abgesichert (Abb. 368 b u. c sowie 369).

◆ Oberschenkel: an Schiene anliegend. Seitliche Polster- oder Schaumstoffschienen fixieren das Bein und sichern die Achsen.

◆ Unter- und Oberschenkel werden um die Polsterung herum außerhalb der Frakturstelle durch breite, zirkuläre Bandagen an die Schiene fixiert.

◆ Hochstellen des Fußendes des Betts.

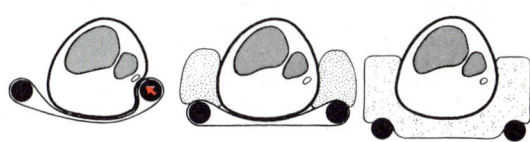

Abb. 368 Ungenügende (a) bzw. korrekte (b, c) Polsterung des proximalen Unterschenkels auf der Schiene. Genügend sind breite seitliche Rollen, optimal ist die umfassende Schaumstoffschiene (Verhütung der Peroneusdrucklähmung)

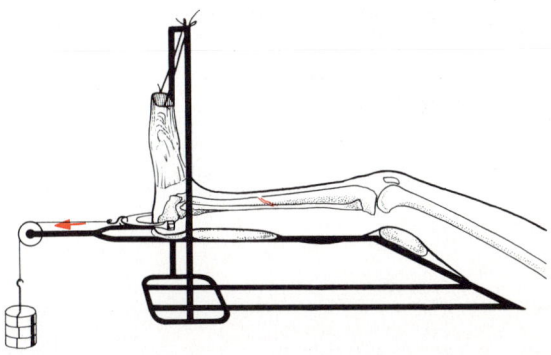

Abb. 369 Korrekte Lagerung auf Schiene: Polsterung an Kniekehle und distalem Unterschenkel. Aufhängen des Vorfußes an Bügel in Rechtwinkelstellung des oberen Sprunggelenks

Kontrollen und Nachbehandlung

◆ Thromboembolieprophylaxe mit Kumarinen auf den Eingriff hin anpassen.

◆ Frakturstellung und Position der Extremität verändern sich anfänglich dauernd (nächtliche Unruhe, Pflegebedürfnisse). Patient muß bequem liegen. Klagen über Schmerzen immer überprüfen (Logensyndrom, Ischämie, lokale Druckstellen, Infekt).

◆ Tägliche klinische Kontrollen:
   – Lagerung von Bein und Frakturstellung: Rotation und Varusstellung von plantar, Kurvation von der Seite beobachten. Bandagen und Polster überprüfen.
   – Sensibilität, Motorik und Zirkulation von Zehen und Fuß. Druckstellen (Ferse, Fibulaköpfchen).
   – Haut an Frakturstelle (drohende Perforation, Blasen usw.) sowie an Nagel- und Drahtdurchtrittsstellen (Infekte).
   – Lage des Zugsystems, Gewichte.

◆ Röntgen: Röntgenstellungskontrolle anfangs zweimal pro Woche. Nach jeder Stellungsänderung oder Korrektur neue Aufnahmen.

◆ Korrektur der Frakturstellung durch: Änderung der Zugrichtung, der Knieflexion, der Polster, Anlegen von Pelotten und Bandagen.

Indikationen

- Große Fremdkörper (Marknagel, große Platten).
- Stahlplatten bei jüngeren Patienten. Die LCDCP-Platten aus dem korrosionsarmen Titan können bedenkenlos bleiben.
- Störende Implantate (Volumen, Lage, Reizerscheinungen).

Operative Verfahren

- Subkutane Platten: Blutsperre. Markieren der Plattenlage auf der Haut mit Spezialfarbe unter Durchleuchtung (BV). Erübrigt sich bei gut durchtastbaren Implantaten. 2–4 cm lange Inzision an einem Plattenende. Entfernung der erreichbaren Schrauben. Die übrigen Schrauben werden durch Stichinzisionen aufgesucht und aus diesen paarweise entfernt. Abheben der Platte von der Unterlage mit Elevatorium. Einsetzen eines Hakens und Herausschlagen mit dem Hammer unter Weichteilschutz. Durchspülen des Plattenbetts und der Schrauben. Hautnaht. Kompressionsverband und Hochlagerung.
- Tiefe Plattenlage: Wiedereröffnung des alten Zugangs. Erlaubt gleichzeitige Exzision oder Korrektur störender Narben. Darstellung der Implantate und Entfernung derselben unter Beachtung der Korrosion und der Vitalität des Plattenbetts (protokollieren). Redon-Drainage, Fasziennähte. Hautnaht, Kompressionsverband und Hochlagerung.
- Marknagel: Inzision in der alten proximalen Narbe. Weichteilspaltung. Der Gewindeanteil des Marknagelkopfs ist ausgefüllt von z. T. verkalktem Granulationsgewebe, welches mit dem scharfen Löffel ausgekratzt wird. Umgebende Knochenneubildungen werden ausgemeißelt. Einsetzen des passenden Gewindekonus, der ganz fest angezogen werden muß. Einschrauben von Einschlagstück und Führungsstange. Nach Beginn des Ausschlagens nochmaliges Festschrauben des inzwischen gelockerten Gewindekonus. Ausschlagen des Marknagels mit dem Schlaggewicht. Keine Redon-Drains in die Markhöhle. Weichteilverschluß und Kompressionsverband.
- Doppelplatten bzw. multiple Implantate an verschiedenen Extremitäten in Etappen (Abstände 4–6 Monate) entfernen.

Nachbehandlung

- Aufstehen ohne Krücken nach 24 Stunden. Hautnähte 10. Tag. Bei belasteten Schaftfrakturen Sportkarenz von 4 Monaten.

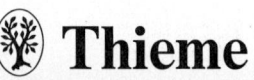

Ich hab's gecheckt mit den Checklisten der aktuellen Medizin

Herausgegeben von F. Largiadèr, O. Wicki, A. Sturm

✓ Detailfülle ✓ bestechende Übersichtlichkeit
✓ klare Ordnung ✓ bewährte Aktualität ✓ ungemein praktisch

4iXG

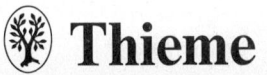

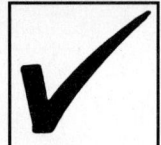

Ich hab's gecheckt mit den Checklisten der aktuellen Medizin

Herausgegeben von F. Largiadèr, O. Wicki, A. Sturm

✔ Detailfülle ✔ bestechende Übersichtlichkeit
✔ klare Ordnung ✔ bewährte Aktualität ✔ ungemein praktisch

Innere Medizin

Checkliste Immunologie
Baenkler

NEU Checkliste Echokardiographie
Böhmeke/Weber

✔ Alle modernen Verfahren, inkl. Farbdoppler, gepulster Doppler.
✔ Ein Nachschlagewerk!

Checkliste Pneumologie
Endres

✔ Inhalative Kortikosteroide
✔ Computertomographie
✔ flexible Bronchoskopie
✔ Lungenerkrankungen bei Immunschwäche
✔ aktuelle Chemotherapie

Checkliste Kardiologie
Hochrein et al.

✔ Untersuchungsmethoden
✔ Krankheitsbilder
✔ Therapiemöglichkeiten

Checkliste Hämatologie
Pralle

✔ Untersuchungstechniken der Hämatologie/Hämostaseologie
✔ Krankheitsbilder
✔ Therapie

Checkliste Endokrinologie und Stoffwechsel
Reinwein/Benker

Der aktuelle Stand der endokrinologischen Funktionstests und Hormonuntersuchungen.

Checkliste Gefäßsysteme, Hypertonie
Sturm/Reidemeister

Indikation und Kontraindikation moderner Untersuchungstechniken. Die moderne internistische, chirurgische und interdisziplinäre Therapie wird für jedes Krankheitsbild besprochen.

Checkliste Rheumatologie
Schmidt

Checkliste Onkologie
Senn et al.

Ein vollständiger Überblick über die moderne Onkologie.
Ein praxisorientierter Berater.

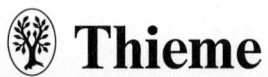

Thieme